医学教育理论与实践系列丛书

医学教育中的置信职业行为与置信决策

Entrustable Professional Activities and Entrustment Decision-Making in Health Professions Education

原 著 Olle ten Cate · Vanessa C. Burch · H. Carrie Chen · Fremen Chihchen Chou · Marije P. Hennus

主 审 王维民

主 译 齐 心 吴红斌

副主译（按所负责篇章排序）

周金懿 嵇 艳 陈韶华 李亚平

译 者（按姓名汉语拼音排序）

陈俊春（浙江大学医学院附属第一医院）
陈俊妍（浙江大学医学院附属第一医院）
陈蓬来（浙江大学医学院附属第一医院）
陈韶华（浙江大学医学院附属第一医院）
陈卫昌（苏州大学附属第一医院）
何 睿（北京大学第一医院）
黄 浩（南京医科大学附属无锡人民医院）
黄 华（南京医科大学第一临床医学院）
嵇 艳（南京医科大学护理学院）
姜 珊（北京大学第一医院）
李 珊（北京大学第一医院）
李亚平（中南大学湘雅医院）
林 毓（浙江大学医学院附属第一医院）
齐 心（北京大学第一医院）
苏文航（浙江大学医学院附属第一医院）
孙一心（北京大学第一医院）
王庭轩（南京医科大学护理学院）
王 雨（北京大学教育学院）
吴红斌（北京大学医学部/全国医学教育发展中心）
谢 昆（北京大学第一医院）
徐 岚（苏州大学附属第一医院）
袁勇翔（中南大学湘雅医院）
张勿扬（中南大学湘雅医院）
张 宇（浙江大学医学院附属浙江医院）
张正奎（北京大学第一医院）
周金懿（苏州大学附属第一医院）

北京大学医学出版社

YIXUE JIAOYU ZHONG DE ZHIXIN ZHIYE XINGWEI YU ZHIXIN JUECE

图书在版编目（CIP）数据

医学教育中的置信职业行为与置信决策 / （美）奥勒·腾·卡特（Olle ten Cate）等原著 ；齐心，吴红斌主译. 北京 ：北京大学医学出版社，2025. 5. -- ISBN 978-7-5659-3388-2

Ⅰ. R-4

中国国家版本馆CIP数据核字第202515QY24号

医学教育中的置信职业行为与置信决策

主　　译：齐　心　吴红斌
出版发行：北京大学医学出版社
地　　址：（100191）北京市海淀区学院路 38 号　北京大学医学部院内
电　　话：发行部 010-82802230；图书邮购 010-82802495
网　　址：http: //www.pumpress.com.cn
E-mail：booksale@bjmu.edu.cn
印　　刷：北京瑞达方舟印务有限公司
经　　销：新华书店
责任编辑：赵　欣　　**责任校对：**靳新强　　**责任印制：**李　啸
开　　本：787 mm × 1092 mm　1/16　　**印张：**18　　**字数：**456 千字
版　　次：2025 年 5 月第 1 版　2025 年 5 月第 1 次印刷
书　　号：ISBN 978-7-5659-3388-2
定　　价：85.00 元

原著主编为中文简体版所作序

当受邀为这本已经包含序言（由 Carol Carraccio 博士撰写）和前言（由编委会撰写）的中文简体翻译版书籍再写一篇序时，我略有迟疑，这是否会有些多余呢？

最终，我还是欣然接受了这个邀请，因为我感到支持这本书的翻译工作是有意义的，也是一种荣幸。但这篇序应该有所不同。与其重复现有的前言，我更想强调医学专业人士培训的国际性，以及本书如何能够帮助全球医学教育的发展。

医师、护士以及许多其他医学相关职业都是常用的概念。每个人都知道医师和护士是什么：当你遇到任何健康问题时，你会向他们寻求帮助。医师接受过专业训练，你必须能够信任他们，不仅因为他们具备相关知识和技能，还因为他们具备诚信、主动、可靠和谦逊的特质。

然而，不同国家和大洲的医师和其他医学专业人士的教育和培训存在很大差异。在许多欧洲和北美国家，医师在毕业后需要接受专科培训，而在世界上的许多其他国家，相当一部分医学毕业生直接开始从事初级保健工作，而且往往没有受到督导[1]。①从合作工作中我了解到，中国的医学教育正在向“5+3+X”模式转型，这是为了改善培训和医疗保健而做出的重大努力，但仍有部分执业医师没有接受毕业后培训[2]。②“值得信任的医师”这一概念可能并不像我们希望的那样具有普遍性。正因如此，关于教育和培训标准的国际信息交流是有用的，也是必要的。置信职业行为（EPAs）概念的使用，反映了只有经过良好培训、具备能力的专业人士才能被置信执行的医疗保健任务，是实现医学专业培训更普适标准的一种方式。在世界各地，越来越多的国家开始使用 EPAs。从我组织的关于 EPAs 和置信决策的国际课程的经验中，我了解到不同国家的教育是如何组织的。这些课程由高度国际化的团队领导，其目的并不是强加任何“西方”模式，甚至也不主张这种模式就是“最好”的。一个关键概念是“全球化与本土化相结合”（glocalization）[3]。③在任何地区或国家出现的教育体系都可以为其他国家提供借鉴，从而产生全球性影响，但必须根据当地习惯、法规和文化进行调整。然后，当地找到的解决方案又可以反过来启发其他国家。这正是我们在 EPAs 课程中热烈讨论时发生的情况。这种国际交流增加了理解和信任，这是本书贯穿始终的核心概念。在一个充满不信任的世界里，让教育和医疗保健成为跨越本地、区域和国际边界信任和置信的领域。

我希望这本书能够服务于提升教育的目的，使信任和置信成为医学专业发展的核心。

参考文献

[1] ten Cate O，Nel D，Hennus M P，et al. For which entrustable professional activities must medical students be prepared if unsupervised patient care without further training is an expectation? An international Global South

South study. BMJ Glob Health，2024，9（10）：e016090.
[2] Zhang X，Li C，Yue C，et al. Why clinical training in China should improve：a cross-sectional study of MD graduates. BMC Med Educ，2021，21（1）：266.
[3] Chou F C，Hsiao C-T，Yang C-W，et al. “Glocalization” in medical education：a framework underlying implementing CBME in a local context. J Formos Med Assoc，2022，121（8）：1523-1531.

Olle ten Cate 博士
荷兰乌特勒支大学医学中心医学教育名誉教授

中文版序

在当今医学教育快速发展的时代，*Entrustable Professional Activities and Entrustment Decision-Making in Health Professions Education* 为全球医学教育评价提供了新理论、新方法。该书中译本《医学教育中的置信职业行为与置信决策》的出版，无疑也是我国医学教育领域的一件盛事。基于此，也为促使我深入学习、理解置信职业行为（EPAs），我欣然答应为此书作序。

EPAs 的概念自 2005 年被提出以来，迅速在全球范围内得到了广泛的关注和应用。它与胜任力导向教育（CBE）理念紧密结合，通过将复杂的临床工作分解为具体的、可观察的行为单元，为医学生和住院医师的能力培养和评价提供了明确的框架和工具。这一理念的引入，标志着医学教育从传统的知识传授向能力培养转变，强调了在真实临床环境中对医学生和住院医师能力的评估与反馈，对医学教育实践具有深远的影响。

《医学教育中的置信职业行为与置信决策》的出版，恰逢我国医学教育改革不断深化的关键时期。近年来，我国医学教育在课程体系、教学内容和评价方法等方面都进行了积极的探索和改革。然而，面对全球医学教育的发展趋势和健康中国战略的需求，我们仍需不断学习和借鉴国际先进的教育理念和实践经验。EPAs 的系统性引入，为我国医学教育改革提供了新的思路和方法，有助于我们进一步完善医学教育体系，提高医学人才培养质量。

本书详细介绍了 EPAs 的定义、理论基础以及与传统胜任力框架的关系，并结合丰富的实践案例，展示了 EPAs 在本科医学教育、毕业后医学教育以及继续医学教育中的应用。这些内容不仅为医学教育工作者提供了系统的理论指导，也为实际教学和评价工作提供了可操作的参考。通过阅读本书，读者可以深入了解 EPAs 的核心理念和应用方法，从而更好地将其融入日常教学和评价工作中。

在翻译和出版过程中，齐心教授带领的翻译团队付出了巨大的努力，力求准确、完整地呈现原著的精髓。他们不仅在语言上进行了精心的翻译和润色，还在内容上进行了详细的注释和解读，使本书更加符合我国医学教育的实际需求。本书的出版，不仅是对 EPAs 理论和实践的一次系统性总结，也是我国医学教育领域与国际接轨的重要体现。

随着医学教育的不断发展，EPAs 的应用前景将更加广阔。在第四代医学教育改革的背景下，医学教育正朝着以健康为中心、跨学科融合、人工智能赋能的方向发展。EPAs 作为医学教育的重要工具，也将与时俱进，不断适应新的教育需求。我们相信，本书的出版将为我国医学教育工作者提供宝贵的参考和启示，推动我国医学教育的创新与发展。

最后，我衷心感谢齐心教授以及本书的译者和编辑团队为本书的出版所付出的辛勤努力。希望本书能够为广大医学教育工作者提供有益的帮助，共同推动我国医学教育事业的进步，培养更多能够迎接未来医疗挑战的高素质医学人才。

北京大学医学部副主任
全国医学教育发展中心常务副主任

原 著 序

当我被邀请为介绍置信职业行为和置信决策的这部综合性著作撰写序时，我为如此重要的内容即将面世而感到荣幸和兴奋。

多年前，我与主编 Olle ten Cate 博士的结识并非通过常规方式，比如同事介绍或参加专业会议。胜任力导向教育（CBE）点燃了我们持续的合作和长久的友谊。我清楚地记得，我曾与几位同事讨论过他 2007 年发表的开创性文章[a]，该文首次介绍了置信职业行为（EPAs）的概念。正是在那次讨论中，我意识到 EPAs 正是我们一直以来缺失的关键一环，它将使我们设想在所有医学专业中实施 CBE 的未来之路。

ten Cate 博士召集了一批国际作者，他们共同讲述这个故事，在推动 EPAs 的广泛应用方面发挥了重要的作用。本书是一部杰作，作者们邀请读者加入他们的“智囊团”，促进我们对已熟悉概念的更深入理解，鼓励我们以新的方式联通各种想法，并促使我们去想象一个未来，在那个未来中，患者结局成为衡量 CBE 质量的关键指标。从第 2 章的摘要开始，我就被其提出的规范能力、情境能力和个人能力概念框架与体现医师职业身份形成的“知、行、为”之间的统一所吸引。

虽然 EPAs 的一大贡献是能够对学员进行更稳健、可靠的评价，但作者提醒我们，这只是其更广泛影响的一个方面，即定义职业，并统一教育、培训和实践的目标。根据不同的职业和专业，“适合目的的 EPAs”这一术语完美地描述了 EPAs 的独特特征，即通过关键的职业行为捕捉到职业的“整体”，同时关注赋予其活力的胜任力和里程碑或“各个组成部分的总和”。

当我阅读关于信任和置信的内容时，我“感受”到了做出置信决策的重大责任。这些复杂的概念以一种清晰易懂的方式呈现出来，使读者能够深刻理解它们在教育、培训和实践的连续体中的基础作用。本书还关注将 EPAs 引入不同临床学习环境所需的实际步骤，例如纳入基于工作场所的评价，并最大限度地发挥临床胜任力委员会的作用。无论您是刚刚开始将 EPAs 纳入您的项目，还是已经朝着实现这一目标稳步前行，本书内容都将加深您的理解，并提高您在学习环境中实施胜任力导向医学教育（CBME）的能力。

回想起我在 2007 年的顿悟，我最初花了很多时间学习 EPAs，并研究如何将其与胜任力和里程碑相结合，以改进评价。2011 年，我接受了我们专业领域中的职位，使我能够与儿科项目主任和其他领导者合作，为我们的专业开发核心和亚专科 EPAs。如果

---

a ten Cate O，Scheele F. Competency-based postgraduate training：can we bridge the gap between theory and clinical practice? Acad Med，2007，82（6）：542-547．DOI：https://doi.org/10.1097/ACM.0b013e31805559c7

当时我能够拥有本书中的丰富知识该有多好！我有幸认识并与 ten Cate 博士以及为这本“必读”著作做出贡献的许多作者共事。在创新的传播过程中，他们是早期采用者，承担起定义前进道路的重担，以带领众人在地平线上目睹曙光。感谢分享你们的愿景，以及你们在努力实现这一愿景过程中所累积的智慧。

Carol Carraccio 医学博士、文学硕士

美国儿科学会副主席（负责胜任力导向医学教育）

原著前言

在过去数十年中，置信职业行为（EPAs）和置信决策的概念已逐渐融入医学教育文献和实践中。EPAs 和置信决策与胜任力导向教育密切相关，目前全球许多学校和项目都采用或探索和考虑这些概念。这些概念将继续影响课程创新和工作场所中的评价，并且在可预见的未来可能会继续发挥这些作用。

虽然可以用几句话来定义 EPAs 和置信决策，但其内涵可能比乍看之下更为深刻。它们的应用可能影响深远、复杂，有时甚至令人困惑。在不同的项目、学科、职业和环境中，如何构建 EPAs，它们与胜任力和胜任力框架的关系，它们在课程开发和评价中的作用，以及对学员进行临床任务置信决策后如何调整临床督导级别，对这些方面的理解并不容易，且不尽相同。目前，相关文献迅速增多，PubMed 中的参考文献已超过 1100 篇，其中包括许多 EPAs 指标构建研究，但也包括解读、指南和研究，以及概念探讨和对误解的担忧。早在 2013 年，一位教育工作者就感叹道，“EPAs 现在几乎被贴上了万金油样的标签”，这显示出其流行程度，也反映出人们对 EPAs 缺乏深入理解。

至今还没有一本标准的综合性参考书籍能够全面概述 EPAs 和置信决策的最新进展，以指导课程开发者和教育工作者。我们希望通过这本书来填补这一空白。

为了帮助教育工作者理解并运用 EPAs，在机构和国家层面提供了多项教师发展工作坊和项目。一项始于 2018 年的国际项目是一门为期多日的课程，名为“置信职业行为的内涵与外延”，现在每年多次在线开课，并开发出不同语言的远程课程。本书的许多作者都曾作为教师参与过这门课程，并且所有人都积极为这一研究和发展领域的文献做出了贡献。

本书的目的是全面介绍 EPAs 和置信决策的相关信息。这一领域充满活力，许多尚待解决的议题仍在持续探讨中，本书旨在成为 EPAs 和置信决策相关概念和理论最权威的参考书籍。同时，期望它能够作为一本实用手册，帮助教育工作者和机构在 EPAs 的基础上开发和实施课程以及评价程序的制定。它为教师发展课程提供了参考资料，任何感兴趣的读者都可以通过开放获取方式得到英文版原文。然而，它并不是一本刻板的指南。本书提供了许多建议，用于适配当地环境和文化，这是成功的关键。

我们深知医学教育的动态特征。毫无疑问，未来十年将会涌现出更多创新成果，其中一些将取代本书中的某些见解和指导原则。这是学术领域健康、活跃的标志，意味着提升其价值的持续追求。我们希望本书能够真正促进这种发展。

我们非常感谢众多作者和（内部和外部）审稿人，感谢他们的奉献精神以及为本书深思熟虑的贡献。我们的编写流程和设计，使每一章都可以作为一篇独立、经过同行评议的开放出版物，便于广大读者轻松获取。然而，这也不可避免地导致在相似主题的章节之间存在一些重复，这些章节在核心内容上保持统一，但可能采用不同的措辞进行阐释或描述。撰写本书激发了章节内和跨章节作者团队之间的深入讨论。在精练概念和定义的过程中，偶尔灵光一现，这些想法很可能在不久的将来植入相关文献中。我们设置了一个术语词汇表，可以作为课程开发、实施，有时甚至是为学术探讨提供参考。有时，写作过程导致章节和作者团队之间的定义和解释略有差异，这反映出该领域不断发展的美妙之处，并激发了持续的学术辩论。它类似于在国际胜任力导向医学教育者合作组织（以前称为 ICBME）中的学术氛围，其中许多作者也是该组织的成员。

EPAs 首先为在医学中实现有意义的教育奠定了基础，通过支持性和个性化的督导，促进专业技能、职业认同和职业责任的发展。这种督导以相互信任为特征，我们希望其成为不同背景学员、教师和专业人士的指导原则，从而实现安全和高质量的患者照护。

Olle ten Cate

Vanessa C. Burch

H. Carrie Chen

Fremen Chihchen Chou

Marije P. Hennus

目 录

第一篇 导言与理论背景

第二篇 置信职业行为的定义

第三篇 课程

第四篇 评价

第五篇 实施

第一篇

导言与理论背景

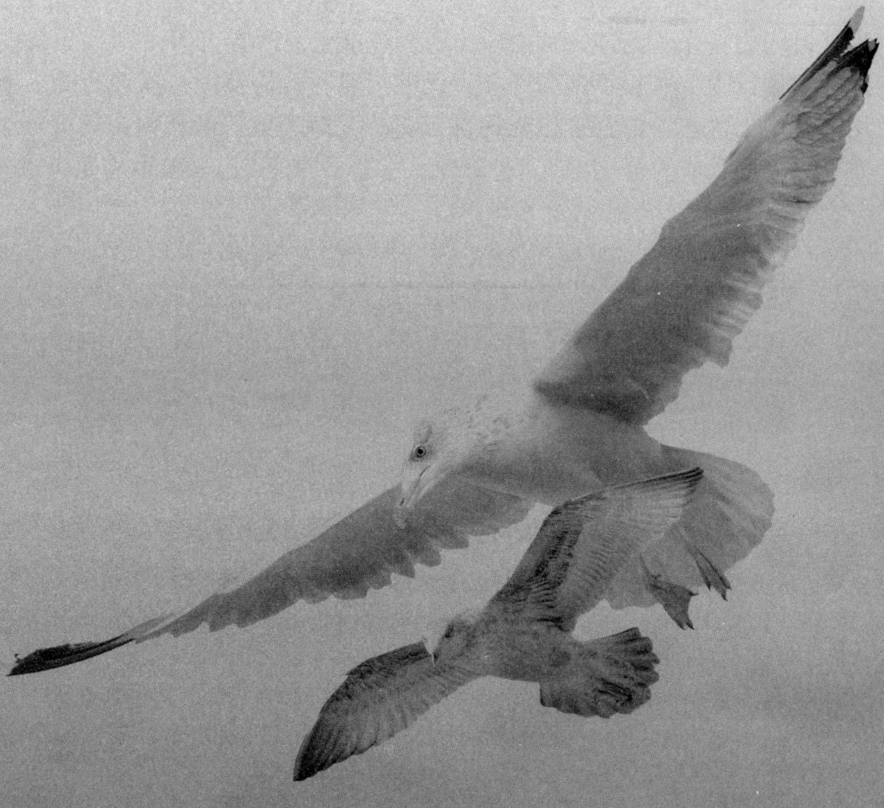

第 1 章

胜任力导向医学教育中的置信职业行为和置信决策：导言

Olle ten Cate，Marije P. Hennus
翻译：李 珊 校对：齐 心

摘 要

自千禧之交以来，胜任力导向教育（competency-based education，CBE）已成为许多国家医学培训的新标准。实施 CBE 的早期工作包括制定详细的胜任力框架，明确每名医师应展现的胜任力。然而，这些模型因未能直接转化为日常实践行为而广受批评。因此，2005 年引入了置信职业行为（entrustable professional activities，EPAs）的概念。EPAs 是专业实践单元，一旦学员展现出在无督导的情况下执行这些行为所需的胜任力，就可以授权他们独立执行。EPAs 在许多国家的胜任力导向项目中越来越受到欢迎，不仅在医学领域，而且在包括护理、兽医、药学、物理治疗、口腔医学等所有卫生领域中都有众多应用实例。本章概述了与 EPAs 相关的关键基础概念。首先，从历史背景开始，本章介绍了 EPAs 的定义和基本原理。胜任力是个人特质，而 EPAs 是工作单元。两者可以被视为矩阵的两个维度。几乎所有医疗卫生行为都有赖于多项胜任力（如沟通和合作技能、职业行为、专业知识等）的综合运用。接下来，本章解释了作为评价方法的置信决策，以及相关的督导级别框架，从“允许观察”到“准备成为督导者”。本章最后总结了构建 EPAs 项目需要考虑的重要事项。

作 者

- Olle ten Cate，PhD。荷兰乌特勒支大学医学中心；美国加州大学旧金山分校。邮箱：t.j.tencate@umcutrecht.nl
- Marije P. Hennus，MD，PhD，MSc Clin Ed。荷兰乌特勒支大学医学中心。

本章引用格式：

ten Cate O，Hennus MP. Entrustable professional activities and entrustment decision-making for competency-based education in the health professions：an introduction. In：ten Cate O，Burch VC，Chen HC，Chou FC，Hennus MP.（Eds）. Entrustable Professional Activities and Entrustment Decision-Making in *Health Professions Education*，Chapter 1，pp. 3-14. [2024] London：Ubiquity Press. DOI：https：//doi.org/10.5334/bdc.a

引　言

置信职业行为（EPAs）的概念于2005年在医学教育界中首次被提出[1]，随后引起了医学教育者的广泛关注。经过近20年的发展，已发表数百篇相关出版物，EPAs已经被引入许多国家的卫生专业项目中，并覆盖了全球各大洲。本章将介绍并解释EPAs的背景、性质及其应用。

胜任力导向教育是孕育EPAs的土壤：简要的历史概述

胜任力导向教育（CBE）源于卫生职业之外的一场运动[2-5]。Benjamin Bloom受到教育学者Tyler和Carroll的启发，提出了教育目标的概念[6]，并引入了掌握性学习（mastery learning）的概念[7]，即在给予足够的时间、机会和指导的情况下，大多数学习者都能够达到掌握程度。胜任力导向医学教育在1978年被首次提出[8]，但直到几十年后才广为接受[9]。

在卫生职业中，CBE的流行并不令人意外。法律规定，必须由达到高标准能力的专业人士开展医疗实践。达到这些标准需要经过长时间、高强度的学习，并且公众必须能够信任这些专业人士，以及信任教育和评价这些学员和新兴专业人士的系统，经过系统培训后他们能够达到结业标准。

早在19世纪，许多西方国家就开始在国家层面规范医疗行业，承担起保护公民免受不称职从业者伤害的责任[10]。这导致了胜任力概念的首次出现，并确定了医学课程中的核心组成部分。随着20世纪下半叶教育目标的普遍出现和毕业后教育的建立，结果导向教育（随后也称为CBE）逐渐成为医学教育的重要指导原则[11]。近几十年来，院校医学教育及其他卫生专业和学科，包括护理、兽医、药学、物理治疗等，也纷纷采用了这一原则。

多国已经采用了CBE，使用框架来描述该职业的胜任力范畴[12-14]。这些框架（如加拿大的CanMEDs和美国的ACGME胜任力模型）在全球各国被广泛应用，尤其在毕业后医学教育阶段，该领域在过去几十年中基本上缺乏相应规范。同时，文献中出现了批评的声音[15-19]。人们普遍认为，后续版本的国家框架中出现的越来越详细的胜任力，过于理论化、详细，与实践相脱节，难以转化为可行、可靠的评价程序。因此，需要将胜任力更好地转化为日常医疗工作中的实践。为了弥合精心设计的胜任力框架与患者照护中临床实践之间的差距，创造出了EPAs[20]。

EPAs在3个方面改变了CBE：①重新定义培训目标，将关注点从胜任力本身，扩展到医疗保健任务；②实现培训的个性化和时间可变性；③将评价的重点放在临床任务的置信决策上。

将置信职业行为定义为培训目标

EPAs是构成临床人员（医师、护士和其他医疗卫生人员）在日常患者照护工作中所做任务的专业实践单元，学员在培训中的某个时刻必须被信任执行这些任务[1]。这些任务可大可小。临床病房主治医师可能会被要求评估病情恶化的患者，并采取行动稳定患者的病情。

这可能是重症监护培训中高年资学员的典型 EPA 任务。同样，护理专业高年资学员，可能会被要求开始为患有复杂神经疾病和严重共病的老年患者提供照护。如果没有迹象表明可能出现并发症，兽医学员可能会被赋予信任去缝合狗爪上的浅表创面。医师助理学员可能会被要求检查和评估已知罹患慢性疾病的患者，根据需要安排诊断性检查，准备后续药物治疗，并完成仅能由临床工作人员审核的工作。这些任务都可以是 EPAs。一旦学员证明他们具备执行某项 EPA 所需胜任力，他们可能会被赋予信任去执行该任务。初级卫生专业学员可以从小而重要的任务开始，为医疗保健做出贡献，这些任务不再需要全面复核 [21]。通常情况下，EPAs 是有始有终的专业行为，其过程和结果都是可观察和可测量的，并且只有在经过充分评价后，才会置信给经过培训且合格的人员执行。置信决策需要综合判断，而不仅仅关注特定的知识或技能。

EPAs 如何与胜任力相关联?

EPAs 与胜任力之间的区别并不总被认为清晰明了 [22]。一种理解方式是，可以把 EPAs 视为临床病房的任务清单。行政助理可以在每周安排中将 EPAs 作为临床职责分配给每位专科医师。或者，EPAs 可以作为人事广告上的职责要求，也可以列入个别卫生专业人员日程表或笔记本中的待办事项清单；EPAs 是在规划时间内必须完成的具体事项。相比之下，胜任力描述的是个体。要成为胜任的专业人士，学员必须获取知识、技能和态度等胜任力。这些能力使他们能够执行 EPAs。专业人士具备胜任力，但他们永远不可能“拥有”EPAs。

在矩阵模型（表 1.1）中，EPAs 和胜任力（或胜任力领域）可以被描绘成 2 个相互垂直的维度。该表中，每个示例 EPA 被映射到最关键的胜任力领域，这些是学员置信前应该掌握的领域 [23]。显而易见，EPAs 需要多项胜任力，并且这些胜任力必须以综合方式加以应用。即使是一项明确的任务，如“采集患者病史”，也需要整合多个胜任力领域。职业素养和沟通技巧必不可少，但医学专业知识也是进行重点突出、高效且有效的病史采集所必需的。

表 1.1 EPAs 与胜任力作为 2 个维度

胜任力领域	EPA 1	EPA 2	EPA 3	EPA 4	EPA 5	EPA 6
医学专家	×××	×××	×××	×××	×	××
沟通者	×××	×××	×××	××	×××	×××
合作者	×	×××	×××	×××	×××	×
学者	×	×	××	×××	×	×
领导者	×	×	×	×××	×	×××
健康倡导者	×	×	××	×××	×××	×××
专业人士	××	×	×	×	×××	×××

注：EPA 1：执行静脉穿刺；EPA 2：执行阑尾切除术；EPA 3：夜班后的早交接；EPA 4：制定并实施患者管理计划；EPA 5：主持多学科会议；EPA 6：寻求器官捐赠。该领域中的胜任力是有帮助（×）、符合预期（××）或必不可少（×××）。

EPAs 是**专业**实践单元，它们并非为培训而**设计**，而是先被**确定**，然后针对培训目的进行详细阐述。综上所述，EPAs 并非为教育而创建，而教育可以为实现 EPAs 而设计。

置信决策

将职责赋予学员的决定被称为置信决策。此类决策可以进一步被描述为**临时性**或**终结性决策**的。在临床教学环境中，每天都会发生临时性决策。督导者必须评估学员当时的技能能否应对患者的复杂程度和涉及的风险[24]。终结性置信决策具有即刻起正式授予学员承担未来职责的资格认证性质。在包含 EPAs 的工作场所课程中，在教师充分信任学员能够承担该职责的情况下，终结性决策允许学员执行该 EPA[25]。评估学员能力，据此赋予他们参与患者临床服务的权利和职责[26]。虽然这种权利在培训结束时以文凭、执照或证书的形式正式授予，但在基于 EPA 的课程中，应该在项目的不同时间点，分别授予学员不同的 EPA，即一旦能够合理且有依据地信任学员已经达到该 EPA 的项目目标，就应予以置信。这样，基于 EPA 的项目才能真正做到胜任力导向，而不是仅仅基于时间。图 1.1 以图形方式展现出这一点。规则和法规可能会限制自主调整，即使学员已经具备胜任力，但也可以通过创新方式，通过减少督导奖励学员。

该图以时间为横轴，以熟练程度为纵轴，包含了 Dreyfus 提出的 5 个发展阶段，即从新手到专家[27]。"胜任"（competent）位于中央，可被视为无督导专业实践的阈值。该图显示，对于不同的 EPAs，**能力阈值**在不同时刻被跨越。

当教育团队确信学员已经满足了终结性置信的所有条件，即准备好在未来类似情况下能够独立执行时，就可以做出合理的置信决策。这就是信任变得重要之所在，因为没有任何 2 名患者和情境是相同的。信任学员能够承担未来的医疗保健任务，不仅仅意味着在测试中观察到他们具备足够的知识和技能。对于负责评价的督导者而言，一个可能的常见问题是：你现在会信任这名学员来管理你的家人吗？[28] 有时，当正式评价已经完成后，直觉可能仍然会告诉你不同的答案。直觉感受和隐性印象可能非常关键[29]，应该以某种方式纳入终结性置信决策。程序性评价[30] 将在其他章节中详细阐述，它提供了实现这一目标的可能性。将多项个体判断和各种观察结果结合起来，做出终结性置信决策，其中可以包括量化信息和更多叙述性的信息。

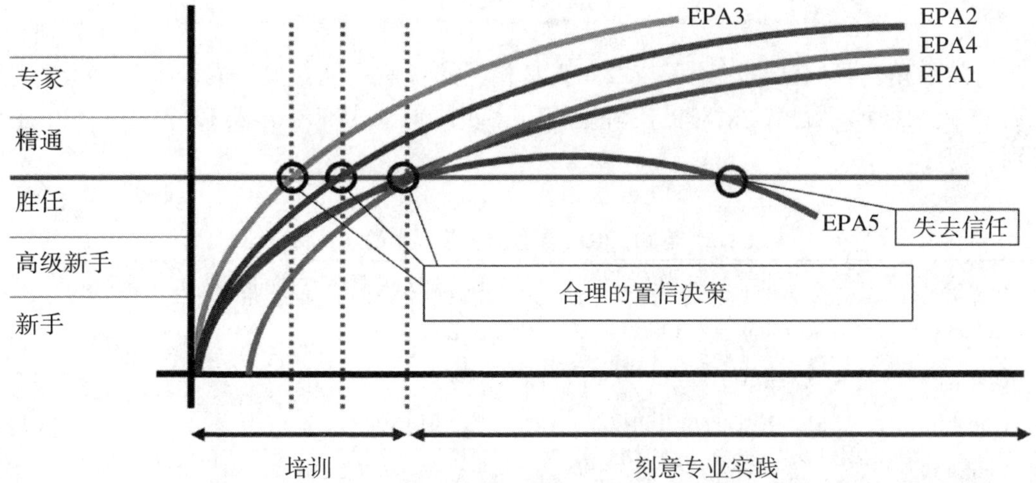

图 1.1　学员在不同 EPAs 中临床熟练程度的发展情况

“阈值”意味着现在可以给予学员足够的信任，使其在没有督导的情况下工作，但这并不等同于完美。高水平的熟练程度需要持续和有意识的专业实践。如果做不到这一点，能力衰退可能导致下降到实践标准之下（参见图 1.1 中的 EPA 5 所示），即使之前做出了合理的终结性置信决策，也需要再次接受督导。

置信需要什么？

督导者在特定时刻对学员做出**临时性置信决策**（“你为什么不独自处理这名患者呢？我在另一个病房，有需要随时叫我，否则 1 小时后向我报告”）。尽管这些决策经常发生，但其决定因素比人们最初想象的要多，包括一些在决策中并不总是有意识权衡的因素。这些因素可以分为 5 类，包括：①学员的认知特征；②督导者职责分配的倾向；③该 EPA 的复杂程度和风险；④情境因素，如时间和人员需求；⑤临床医师与学员的关系[31-36]。虽然督导者倾向、任务复杂程度、情境因素和关系都会影响临时性决策，但学员因素对于基于工作场所的评价尤为重要，以支持不受情境和评价者影响的终结性置信决策。ten Cate 和 Chen 总结了相关文献，并区分了 5 项特征[23]，将这些特征的首字母组合起来，称为“A RICH”置信决策要素（表 1.2）。

由于**终结性置信决策**具有资格认证性质，有时被称为**责任授予声明**（statement of awarded responsibility，STAR）[20]，因此它们应该是有效的，且基于证据的充分信任[25]。对于一项 EPA 的终结性置信，其基于证据的信任（grounded trust）必须建立在足够的评价次数和观察基础上。一个有效的终结性置信决策，不仅对学员有重要影响，也对患者安全有重要影响，需要来自多种来源的充分数据[33]。需要制定一个评价计划，使用多种信息来源，包括直接观察、长期监测、与学员的对话和结果评估。此外，知识和技能考试也可能纳入考量[37]。置信作为评价重点，为基于工作场所的评价带来了不同的维度，因为置信决策意味着需要承担对患者的风险，并间接承担对学员的风险[26,38]。本书中几个章节（第 4、17、18 章）将详细讨论这一现象。

督导级别

到目前为止，我们已经讨论了与二元决策相关的置信决策：置信或未予置信，或者督导或无需督导。然而，置信决策对促使督导级别逐步降低非常有益。表 1.3 描述了 5 个主要督导级别。

表 1.2　影响 A RICH 置信决策要素的学员特征

主动（agency）	充分自信，对工作、团队、安全和发展秉持积极主动的态度
可靠（reliability）	认真负责、可预期、有担当和责任心
诚信（integrity）	诚实守信、善意、以患者为中心
能力（capability）	EPA 特定的知识和技能、经验丰富、适应性专业知识
谦逊（humility）	察觉到自我局限性，愿意寻求帮助，乐于接受反馈

表 1.3　临床督导级别的标准框架

	督导级别	解释
1	只观察	学员仅被允许在场观察，不能执行该 EPA
2	直接督导	学员在直接或主动督导下被允许执行该 EPA，督导者必须在场
3	间接督导	督导者在学员需要时可迅速到场，学生在此情况下被允许执行该 EPA，即间接、反应性督导
4	无督导实践	学员被允许在无督导的情况下工作，督导者可能通过电话联系，但无法迅速到场
5	督导低年资学员	学员可在该 EPA 中担任低年资学员的督导者

这个标准框架已经被广泛推荐 [20,37]。最初，EPAs 的使用想法是为毕业后培训项目设计的，但院校教育也开始应用。这导致在该框架内，院校医学教育的督导级别更加细化 [39]。

在毕业后医学教育中，可能存在特定专业的督导级别。在大多数日常实践中，外科学员在手术室比内科学员接受更密切的督导（2 级）。对于麻醉学督导者而言，“我是否可以离开手术间？可以离开多久？”成为关键问题 [40]。

督导级别通常用于创建量表，以评价学员在其成长过程中当前所处位置或应该达到的位置；此类量表被称为置信 - 督导（entrustment-supervision，ES）量表。

ES 量表在用于评价时，可以分为回顾性或前瞻性 2 种形式 [34]。当 ES 量表用于评估或评价学员时，可以提出 2 种类型的问题。第一类反映在特定观察实例中学员所需帮助或督导的程度。用于这种用途的 ES 量表被称为“回顾性”量表，即“向后看”，其中，督导者需要回答的问题是“学员需要多少帮助？”。第二类问题反映在考虑置信时，未来对学员的督导需求。前瞻性量表，即“向前看”，用于建议在不久的将来，对学员应采取的督导级别：“基于我的观察，在该项 EPA 上，我建议这名学员已经准备好接受远程督导”。

与程序性评价一致，关于学员有效的终结性决策必须基于多个数据点，这些数据点最好收集在学员的档案袋中。临时性置信决策将与学员评估以及由此产生的对未来督导级别的建议随后一起被录入档案袋（图 1.2）。

EPAs 如何服务于个性化课程

以接受毕业后培训的学员为例，就 EPAs 而言，第 1 ～ 4 年毕业后教育课程可能类似于图 1.3 提供的课程地图。根据 CBE 原则 [41]，学员应在准备就绪时获得资格，而不能仅因为完成了固定时间的培训。这意味着，可以说不是每名学员都能以相同的速度与同伴一起进步。

一个合理的预期是，大多数学员在毕业前能够达到其项目所有核心 EPAs 规定的级别要求，从而做出终结性置信决策。但是，一些学员可能会更早达到这些要求，而另一些学员可能略晚。除了动机和能力差异外，组建家庭和学术休假可能会打乱预设的时间表。最后，并非所有开始参加培训的学员都有相同的背景。例如，在北美以外，大多数国家允许在经过不同时间获得认可的补充性临床经验后，进入毕业后医学培训。

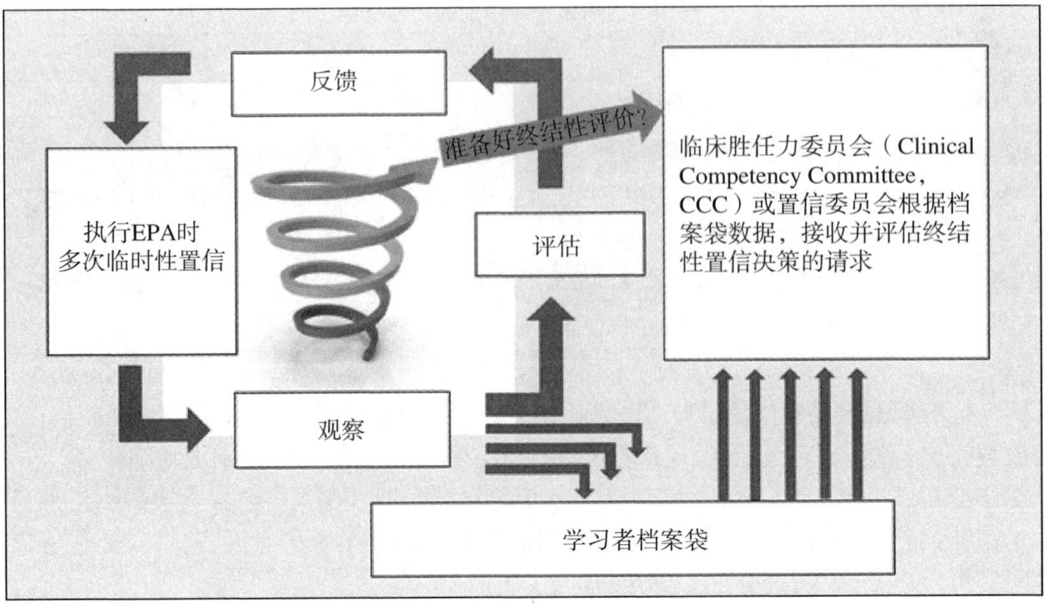

图 1.2 基于工作场所的观察数据支持终结性置信的流程图

根据课程的顺序（例如轮转），可以协商达成初步共识，明确预期的督导级别和时间，最重要的是，何时可以达到“4 级”（准备好进行无督导实践）。5 级是期望达到的级别，可能适用于少数高年资学员（例如住院总医师），且不适用于所有 EPAs。接下来，对学员的督导而言将非常重要，因为临床胜任力委员会（负责这些决策的团队）必须基于足够和有效的信息，公正地做出终结性置信决策。这可能导致偏离原始计划。

应用 EPAs 构建项目

在项目中引入 EPAs 和置信决策本身就需要精心规划。在考虑相关步骤时，应谨记不同职业、专业或国家可能存在不同的限制。以下是一些建议步骤的简要概述。

1．确定 EPAs。这需要特定专家团队和更广泛的利益相关者群体达成共识。初始 EPAs 的起草必须谨慎，需要采用多种工具评估其质量。详细内容可参见 Hennus 等的文献 [35]。

2．制定完整的 EPA 描述。一项 EPA 的完整描述由 8 个①部分构成，包括标题、具体说明和限制条件、失败所致的潜在风险、与胜任力框架的关联、支持终结性置信决策的信息来源、培训各阶段合理的预期督导级别，以及如果该 EPA 未被实践，其可能的失效期。Cate 和 Taylor 对此进行了详细描述 [36]。

3．创造个性化学习的机会。临床工作场所无法为学习而重现相关场景，但是学员和督导者应该在日常照护患者的过程中，有意识地寻找并利用这样的学习机会。

4．设计程序性评价的方法。这应该能够支持有效的终结性置信决策，并提高其透明度。不同项目的方案架构可能不同，但应该包含一种机制，将观察数据整合为信息，以支持做出晋升和终结性置信决策 [30]。

---

① 原文中缺少“终结性置信所需的知识、技能、态度和经验”。——译者注

	PGY 1		PGY 2		PGY 3		PGY 4	
EPA a	1	2	2	2	3	4	4	5
EPA b	1	1	2	2	2	3	3	4
EPA c	2	2	3	4	5	5	5	5
EPA d	2	3	4	4	4	4	5	5

图 1.3　毕业后培训中学员个性化的工作场所课程

5．应用档案袋模型支持个性化发展路径。档案袋越来越被视为基于工作场所的评价所必需的工具，已有多种基于 EPAs 的商业或自研的电子工具可供选择 [42]。

6．教师发展。有必要向不同层次的教师提供信息和培训，例如一线教师、项目主任，以及临床胜任力委员会或考试委员会的成员。

结　语

EPAs 是将 CBE 转化为医学教育实践的重要一步。自 2005 年首次提出以来，EPAs 已在医学和其他卫生专业的院校和毕业后教育项目中广受欢迎。在网络上，包括短视频、课程和其他信息来源中，也可以找到它们的应用实例。本章旨在为读者提供入门介绍，以帮助读者理解 EPAs 的目的和特征，以及置信决策的过程。

致　谢

本章内容主要借鉴了第一作者发表的论文 [43-45]。

利益冲突

作者声明没有任何利益冲突。

图表说明

表 1.1 改编自 2015 年 ten Cate 等所著 AMEE 第 99 号指南中的一幅表 [37]；图 1.3 改编自 2014 年 ten Cate 发表的一幅图 [46]。图 1.1 改编自 2010 年 ten Cate 等发表的一幅图 [47]。图 1.2 源自为国际在线课程“EPAs 的内涵与外延”所制作的演示文稿。

参考文献

1. ten Cate O. Entrustability of professional activities and competency-based training. *Med Educ.* 2005;39(12):1176–1177. DOI: https://doi.org/10.1111/j.1365–2929.2005.02341.x

2. ten Cate O. Competency-based medical education. In: Cockerham WC, Dingwall R, Quah S, eds. *The Wiley-Blackwell Encyclopedia of Health, Illness, Behavior, and Society*. John Wiley & Sons; 2014:1329–1335.
3. ten Cate O. Competency-based postgraduate medical education: past, present and future. *GMS J Med Educ*. 2017;34(5):Doc69. DOI: https://doi.org/10.3205/zma001146
4. Nodine TR. How did we get here? A brief history of competency-based higher education in the United States. *Competency-Based Education*. 2016;1(1):5–11. DOI: https://doi.org/10.1002/cbe2.1004
5. Vasquez JA, Marcotte K, Gruppen LD. The parallel evolution of competency-based education in medical and higher education. *Competency-Based Education*. 2021;6(2). DOI: https://doi.org/10.1002/cbe2.1234
6. Bloom BS, Engelhart MD, Furst EJ, Hill WH, Krathwohl DR. *Taxonomy of Educational Objectives: The Classification of Educational Goals; Handbook I: Cognitive Domain*. Longmans, Green; 1956.
7. Bloom BS. Learning for mastery. Instruction and curriculum. *Evaluation Comment UCLA*. 1968;1(2):1–11.
8. McGaghie WC, Miller GE, Sajid AW, Telder TV. Competency-based curriculum development in medical education: an introduction. WHO. *Public Health Pap*. 1978;(68):11–91.
9. Carraccio C, Wolfsthal SD, Englander R, Ferentz K, Martin C. Shifting paradigms: from Flexner to competencies. *Acad Med*. 2002;77(5):361–367. DOI: https://doi.org/10.1097/00001888-200205000-00003
10. Ludmerer KM. *Learning to Heal. The Development of American Medical Education*. Basic Books; 1985.
11. Harden RM. AMEE Guide No. 14: Outcome-based education: Part 1-An introduction to outcome-based education. *Med Teach*. 1999;21(1):7–14. DOI: https://doi.org/10.1080/01421599979969
12. CanMEDS 2000: Extract from the CanMEDS 2000 Project Societal Needs Working Group Report. *Med Teach*. 2000;22(6):549–554. DOI: https://doi.org/10.1080/01421590050175505
13. Swing SR. The ACGME outcome project: retrospective and prospective. *Med Teach*. 2007;29(7):648–654. DOI: https://doi.org/10.1080/01421590701392903
14. General Medical Council. *Tomorrow's Doctors. Outcomes and Standards for Undergraduate Medical Education*. (General Medical Council, ed.). General Medical Council; 2009:1–108.
15. Brooks MA. Medical education and the tyranny of competency. *Perspect Biol Med*. 2009;52(1):90–102. DOI: https://doi.org/10.1353/pbm.0.0068
16. Glass JM. Competency based training is a framework for incompetence. *BMJ*. 2014;348:g2909. DOI: https://doi.org/10.1136/bmj.g2909
17. Grant J. The incapacitating effects of competence: A critique. *Adv Health Sci Educ Theory Pract*. 1999;4(3):271–277. DOI: https://doi.org/10.1023/A:1009845202352
18. Hodges BD. A tea-steeping or i-Doc model for medical education? *Acad Med*. 2010;85(9 Suppl):S34-S44. DOI: https://doi.org/10.1097/ACM.0b013e3181f12f32
19. Whitehead CR, Kuper A. Faith-based medical education. *Adv in Health Sci Educ*. 2017;22(1):1–3. DOI: https://doi.org/10.1007/s10459-016-9748-8
20. ten Cate O, Scheele F. Competency-based postgraduate training: can we bridge the gap between theory and clinical practice? *Acad Med*. 2007;82(6):542–547. DOI: https://doi.org/10.1097/ACM.0b013e31805559c7
21. Chen HC, Sheu L, O'Sullivan P, ten Cate O, Teherani A. Legitimate workplace roles and activities for early learners. *Med Educ*. 2014;48(2):136–145. DOI: https://doi.org/10.1111/medu.12316
22. ten Cate O, Schumacher DJ. Entrustable professional activities versus competencies and skills: Exploring why different concepts are often conflated. *Adv Health Sci Educ Theory Pract*.

2022;27(2):491–499. DOI: https://doi.org/10.1007/s10459-022-10098-7
23. ten Cate O, Chen HC. The ingredients of a rich entrustment decision. *Med Teach.* 2020;42(12): 1413–1420. DOI: https://doi.org/10.1080/0142159X.2020.1817348
24. ten Cate O. Nuts and bolts of entrustable professional activities. *J Grad Med Educ.* 2013;5(1): 157–158. DOI: https://doi.org/10.4300/JGME-D-12-00380.1
25. ten Cate O, Hart D, Ankel F, et al. Entrustment decision-making in clinical training. *Acad Med.* 2016;91(2):191–198. DOI: https://doi.org/10.1097/ACM.0000000000001044
26. ten Cate O. Entrustment as assessment: recognizing the ability, the right, and the duty to act. *J Grad Med Educ.* 2016;8(2):261–262. DOI: https://doi.org/10.4300/JGME-D-16-00097.1
27. Dreyfus HL, Dreyfus SE. *Mind over Machine*. Free Press; 1986.
28. Jonker G, Ochtman A, Marty AP, Kalkman CJ, ten Cate O, Hoff RG. Would you trust your loved ones to this trainee? Certification decisions in postgraduate anaesthesia training. *Br J Anaesth.* 2020;125(5):e408-e410. DOI: https://doi.org/10.1016/j.bja.2020.07.009
29. van Enk A, ten Cate O. 'Languaging' tacit judgment in formal postgraduate assessment: the documentation of ad hoc and summative entrustment decisions. *Perspect Med Educ.* 2020;9(6):373–378. DOI: https://doi.org/10.1007/s40037-020-00616-x
30. Hauer KE, O'Sullivan PS, Fitzhenry K, Boscardin C. Translating theory into practice: implementing a program of assessment. *Acad Med.* 2018;93(3):444–450. DOI: https://doi.org/10.1097 /ACM.0000000000001995
31. Dijksterhuis MGK, Voorhuis M, Teunissen PW, et al. Assessment of competence and progressive independence in postgraduate clinical training. *Med Educ.* 2009;43(12):1156–1165. DOI: https://doi.org/10.1111/j.1365–2923.2009.03509.x
32. Hauer KE, ten Cate O, Boscardin C, Irby DM, Iobst W, O'Sullivan PS. Understanding trust as an essential element of trainee supervision and learning in the workplace. *Adv Health Sci Educ Theory Pract.* 2014;19(3):435–456. DOI: https://doi.org/10.1007/s10459-013-9474-4
33. Touchie C, Kinnear B, Schumacher D, et al. On the validity of summative entrustment decisions. *Med Teach.* 2021;43(7):780–787. DOI: https://doi.org/10.1080/0142159X.2021.1925642
34. ten Cate O, Schwartz A, Chen HC. Assessing trainees and making entrustment decisions: on the nature and use of entrustment-supervision scales. *Acad Med.* 2020;95(11):1662–1669. DOI: https://doi.org/10.1097/ACM.0000000000003427
35. Hennus MP, Jarrett JB, Taylor DR, ten Cate O. Twelve tips to develop entrustable professional activities. *Med Teach.* 2023;45(7):701–707. DOI: https://doi.org/10.1080/0142159X.2023.2197137
36. ten Cate O, Taylor DR. The recommended description of an entrustable professional activity: AMEE Guide No. 140. *Med Teach.* 2021;43(10):1106–1114. DOI: https://doi.org/10.1080/014 2159X.2020.1838465
37. ten Cate O, Chen HC, Hoff RG, Peters H, Bok H, van der Schaaf M. Curriculum development for the workplace using entrustable professional activities (EPAs): AMEE Guide No. 99. *Med Teach.* 2015;37(11):983–1002. DOI: https://doi.org/10.3109/0142159X.2015.1060308
38. ten Cate O. Entrustment decisions: bringing the patient into the assessment equation. *Acad Med.* 2017;92(6):736–738. DOI: https://doi.org/10.1097/ACM.0000000000001623
39. Chen HC, van den Broek WES, ten Cate O. The case for use of entrustable professional activities in undergraduate medical education. *Acad Med.* 2015;90(4):431–436. DOI: https://doi org/10.1097/ACM.0000000000000586
40. Weller JM, Misur M, Nicolson S, et al. Can I leave the theatre? A key to more reliable workplace-based assessment. *Br J Anaesth.* 2014;112(6):1083–1091. DOI: https://doi.org/10.1093 /bja/aeu052
41. Carraccio C, Lentz A, Schumacher DJ. Dismantling fixed time, variable outcome education: abandoning 'ready or not, here they come' is overdue. *Perspect Med Educ.* 2023;12(1):68–75. DOI: https://doi.org/10.5334/pme.10
42. Marty AP, Linsenmeyer M, George B, Young JQ, Breckwoldt J, ten Cate O. Mobile technologies

to support workplace-based assessment for entrustment decisions: Guidelines for programs and educators: AMEE Guide No. 154. *Med Teach.* 2023;45(11):1203–1213. DOI: https://doi.org/10.1080/0142159X.2023.2168527

43. ten Cate O. A primer on entrustable professional activities. *Fundation Education Medica.* 2017;20(3):95–101.
44. ten Cate O. A primer on entrustable professional activities. *Korean J Med Educ.* 2018;30(1):1–10. DOI: https://doi.org/10.3946/kjme.2018.76
45. ten Cate O. An updated primer on entrustable professional activities (EPAs). *Rev Bras Educ Med.* 2019;43(1 suppl 1):712–720. DOI: https://doi.org/10.1590/1981-5271v43suplemento1-20190238.ing
46. ten Cate O. AM last page: what entrustable professional activities add to a competency-based curriculum. *Acad Med.* 2014;89(4):691. DOI: https://doi.org/10.1097/ACM.0000000000000161
47. ten Cate O, Snell L, Carraccio C. Medical competence: the interplay between individual ability and the health care environment. *Med Teach.* 2010;32(8):669–675. DOI: https://doi.org/10.3109/0142159X.2010.500897

第 2 章

医学中的置信职业行为、置信和能力的概念化

Olle ten Cate，Marije P. Hennus，Natasha Khursigara-Slattery，María José López，Robert Sternszus

翻译：何　睿　校对：齐　心

摘　要

医学教育中，提出使用置信职业行为（EPAs）和置信决策来实施胜任力导向教育。为了奠定其应用基础，需要对“能力”的概念达成共识。基于认识论的理论概念（区分命题知识、程序性知识和经验知识），并受到 Vygotsky、Maslow、Billett 等理论见解的启发，作者详细阐述了一个三层模型，包括规范能力（每名专业人士应该掌握的能力，独立于情境）、情境能力（在相关情境中工作和应用规范能力的能力）和个人能力（高水平实践的个性化方法）。该模型与强调知、行、为（knowing，doing，and being）的课程非常契合，将基于胜任力的标准与职业认同形成结合起来。

EPAs 和置信决策通常考虑能力的情境层面。这是因为，为了支持学员在成长过程中逐渐获得职业自主权，置信决策发生在临床情境中，其中，规范、与情境无关的知识和技能是必不可少的，但这不足以支持学员应对所有情况。跨过临床职责的置信门槛，既需要规范能力，也需要在临床情境中工作的能力，以满足患者、合作者的需求，并遵循当地的规则和习惯开展工作。一旦学员被置信能够承担临床职责，并对前两层能力充满信心，个人能力就愈显突出，综合促进职业和个人身份认同的形成。

这三层能力共同构成像医学专业人士一样思考、行动和感受的条件：知、行、为。

作　者

- Olle ten Cate，PhD。荷兰乌特勒支大学医学中心；美国加州大学旧金山分校。邮箱：t.j.tencate@umcutrecht.nl

本章引用格式：

ten Cate O，Hennus MP，Khursigara-Slattery N，López MJ，Sternszus R．Entrustable professional activities，entrustment，and the conceptualization of competence in the health professions．In：ten Cate O，Burch VC，Chen HC，Chou FC，Hennus MP.（Eds）．*Entrustable Professional Activities and Entrustment Decision-Making in Health Professions Education*，Chapter 2，pp．15–24．[2024] London：Ubiquity Press．DOI：https：//doi.org/10.5334/bdc.b

- Marije P. Hennus，MD，PhD，MSc Clin Ed。荷兰乌特勒支大学医学中心。
- Natasha Khursigara-Slattery MD，MEHP。爱尔兰利默里克大学中西部实习网络。
- María José López MSc。阿根廷库约国立大学医学院。
- Robert Sternszus MDCM，MA（Ed）。加拿大麦吉尔大学儿科系及健康科学教育研究所。

引 言

置信职业行为（EPAs）是职业的核心组成部分，其成员享有执行这些行为的特定权限，通常是独自执行。尽管职业的形成不只涉及职业行为，但 EPAs 在指导学员成为专业人士的教育和评价过程中至关重要。专业人士必须具备执行这些任务的能力，并且这些能力必须在教育、专业培训和实践体验期间获得。完成培训的医学专业人士必须由其学校、项目认定，在许多国家还需由医疗和专业委员会认定其具备足够的能力，从而被认为有资格以无督导的方式执行其职业的所有 EPAs。因为医学实践仅限于经过培训、具备资格的专业人士，对其准备情况的评价可被视为一种置信决策。换言之，以教育机构和许可机构为代表的社会，决定完成适当教育的专业人士具备足够的能力从事实践，可以被置信独立照护人群健康。

EPAs 必须嵌入对医学[a]能力的概念框架中。为了使学校、项目和授权机构能够创建证明实践准备情况的评价，即置信决策，必须定义能力。然而，这并不容易。定义医学能力的众多尝试之一是“在日常实践中，习惯性、明智地使用沟通、知识、技术性技能、临床推理、情感、价值观和反思，以服务于个体和社区的利益”[1]。虽然这是一个广为人知且吸引人的整体定义，但它没有为评价提供实用的锚点。在胜任力框架中能够找到更详细的描述[2-4]，其中将医学能力分解为详细的胜任力（如“与患者及其家属分享医疗目标和计划的能力”），并归类到更大的胜任力领域（如医疗专业知识、沟通、协作、职业素养）[5,6]。

然而，这些框架也因其还原主义（reductionist）①本质而受到批评[7,8]。因此，能力的定义要么过于宽泛（不实用），要么过于狭窄且详细（而遗漏了一些本质）——这两个方向都有缺陷。然而，在医学教育中，对能力的深刻理解似乎至关重要，因为与许多其他教育机构不同，在这些机构中，只需回顾学习成果即可满足需求，而如果医学教育机构和认证机构没有对能力的深刻理解，就无法有效地确定能否给予前瞻性实践许可，即事实上的置信。

本章旨在为在医学教育中实际应用 EPAs 和置信决策提供理论基础[9]，该基础植根于深入理解医学能力之上。

关于医学能力认识论的注释

认识论是关于知识的哲学，它研究知识的本质、起源、来源、合理性和真理感的意义。在不同领域，采用不同的认识框架。在数学中，逻辑推理可以得出无可争议的真理。在社会科学中，“真理”则不那么明显，并不总由公认观念所决定。医疗领域介于两者之间，

---

a 本章中，“医学”涵盖卫生行业内所有专业。

① 其主要用于文学和哲学领域。还原主义和整体主义（holism）是研究复杂系统的两种相对的基本思想：还原主义将高层次还原为低层次、将整体还原为各组分加以研究，而整体主义则强调研究高层次本身和整体的重要性。——译者注

存在一些无可争议的知识（“食管和十二指肠之间的器官是胃”），但其他知识（“Y 房间的 X 患者病情很重”）可能存在争议或受到个人参考框架的影响。认识论区分了命题知识（propositional knowledge，知道是什么）、程序性知识（procedural knowledge，知道怎么做）以及亲知知识（knowledge by acquaintance，从个人经验中知道[b]）。“真理”可以从毫无争议、公认观念，到概率性、高度情境化的命题，各不相同。在医学领域，基于已发表证据的公认观念，会逐渐发展为“真理”，因为这些观念为必须采取的行动和决策（如“最佳”治疗、转诊、后续检查等）提供了正当合理性。它们基于研究结果，通常带有置信区间，使其具有合理性，而非绝对性。

当我们说学员必须获得能力后才能经过评价获得执照时，区分命题知识和程序性知识是很有用的。没有程序性知识（**如何**做的知识），仅靠命题知识不足以进行临床实践。知道做什么可能需要命题知识，但也需要程序性知识和经验知识（“我知道怎么做，因为我以前见过或做过”）。与命题知识相比，程序性知识更非绝对，受到情境、伦理、个人经历，有时甚至是政治因素的影响。例如，当一名危重症患者到达重症监护室，所有床位都被重症新冠肺炎患者占满时，该怎么办？**知道该做什么**属于医师应具备的知识基础，但并不意味着绝对正确，因为情境变化可以使情况变得不可预测。同样，在元层次上，教育者必须知道何时置信学员承担关键职责，“知道”学员将根据情况，知道做什么。置信决策涉及信任，即评估学员适应和管理不熟悉情境的能力。

医学能力为多层结构

胜任力导向医学教育的起源深深根植于行为主义思想。在 20 世纪 50—60 年代，教育领域行为目标的转变主要源自这样的理念，即教育必须产生预定目标的可测量结果[11,12]。Bloom 创建了一个知识、技能和态度模型，该模型影响了世界上大多数的教育[13,14]，当然也包括医学教育。此外，他的掌握性学习概念[15]极大影响了这一观点，即只要有足够的动机、时间和实践机会，刻意努力可以使所有学员达到预定的能力标准，这已被 Ericsson、McGaghie 等所证实[16-18]。然而，如果将足够的医学能力视为置信学员和专业人士承担特殊医疗任务的条件，那么能力的定义可能是比单纯通过刻意练习获得的技能更为广泛的概念。仅凭通过标准化测试，难以做出置信决策。在临床工作场所观察学员，可以发现一些在书面考试中无法察觉到的能力要素[19]，例如学员如何与患者交流，如何探索和解读他们的病史，以及需要哪些专业判断[20]。这种对工作场所中的能力进行更全面评价的方法相对较新[21]。实际上，职业身份认同形成的过程，即学员像医师[22]（或其他卫生专业人士）一样思考、行动和感受的过程，很难纳入胜任力框架中[23]。

2024 年，ten Cate 等提出了具有三层结构的医学能力概念，每一层对标准和评价都有不同的含义：规范层面、情境层面和个人层面[9]。在下面的概览中，我们将阐释如何将 EPAs

b Bertrand Russell 将亲知知识作为认识论的一个组成部分，定义为“我们直接意识到的知识，无需任何推理过程或对其他真理的了解作为中介”。严格来说，它并不能完全等同于经验知识（experiential knowledge，经验知识可能包含了推理），但两者语义足够接近，可以与命题知识和程序性知识相区别。在医学教育中，经验知识（有时甚至在没有完全意识到的情况下）是一个更常用的概念，本章我们将使用这个概念。如需更深入的讨论，请参见 Dings（2023）的著作[10]。

和置信决策定位于能力的情境层面。

能力的规范层面。医学和其他卫生专业的实践至少离不开对解剖学、生理学和病理学的深入了解，即在当前的知识体系中，这种情况无可置疑且普遍适用于各种情境、文化和国家的患者照护中。这些知识可以通过阅读、倾听、讨论和其他教育方法获得，并且可以通过书面或在线方法进行测试。这主要是命题知识，但部分程序性知识也属于规范，例如临床推理中知识的应用。基本的体格检查技能，包括对患者的检查，甚至伦理和职业行为的基础原则都可被视为规范，即“从事该职业的每个人都应该知道或能够做到”，而不受情境影响。在这个层面上，可以定义预期的能力标准，并且评价可以达到既定的心理测量质量标准，以确保通过评价的考生确实具备所需的规范能力。换言之，这对应米勒金字塔的“知道”“理解”和“展示”层面[24]。

能力的情境层面。仅具备规范能力不足以从事医疗工作。虽然课堂不是获取规范能力的唯一场所，但医学生将知识应用于实践的步骤一直被认为是重要且困难的转变[25]。这需要一种不同的思维方式（以问题和行动为导向，而不是以系统和复制为导向），因为临床情境具有独特且各不相同的复杂性。这也需要适应性能力[26]，为因应外部压力或医疗需求的变化，临床环境生态本身也在不断变化，这进一步增加了复杂性[27]。因此，在临床情境下工作需要一种不同类型的能力，包括在各种情况下应用规范能力的能力。这一重要的能力层面，比规范能力更难以设定标准和评价过程。仅凭通过所有考试，没有人会置信一名从未接触过患者的医学毕业生去照护患者。临床体验阶段不可或缺，并且需要更有经验的同事（主治医师、高级顾问医师、督导者等）确认他们是否准备好进行无督导实践。在评估情境能力时，置信是核心概念。如果一组熟悉情境、可信的医疗人员确认，在最小督导下能够置信学员执行基本的患者照护，就可以认为已经达到标准。这一概念需要采用不同的标准设定和评价方法，因为公平有效的置信决策需要基于观察数据。然而，置信意味着承担由未来情况的不确定性所致的风险。这反过来又意味着，绝对的能力标准并不适用于这一能力层面。标准必须符合当地的规则、约定、文化和患者群体，必须使用当地的信息来源评价学员，包括进行判断的专家。

能力的个人层面。遵循 Billett 的观点[28]，我们认识到，专业人士的能力不仅体现在其掌握规范知识和技能，以及按照标准进行医学实践的能力，还包括风格、洞察力、特定技能、兴趣、习惯和信念，这些构成了专业人士的独特性。虽然必须实现规范能力和情境能力才能允许无督导实践，但专业人士可以在这些标准之上，以个性化方式展现出不同的能力。建构主义的教育和发展观点认为，人类在现有知识的基础上积极构建新观点。他们通过自身发展（即通过他们的过往），在感官、神经和认知系统的调节下，与社会环境相互作用，从学习和个人体验中形成知识[28]。俄罗斯发展心理学家 Vygotsky（1896—1934），提出了“最近发展区”（zone of proximal development）的概念，并为文化历史活动理论做出贡献，还详细阐述了“*perezhivanie*”的概念，很好地解释了个人发展的理念。在此背景下，“*perezhivanie*”最贴切的翻译是使个体在创造性表现中独树一帜的主观性，是个人一生中认知和情感体验相结合的结果，被整合入长期记忆中，并影响了个人看待世界的参考框架[9,29,30]。

这听起来非常理论化，但举例可能有助于理解。临床医师以富有同情心的方式与患者沟通非常重要。虽然富有同情心的沟通具备“关键要素”（例如倾听、坐姿、眼神交流），但临床医师与患者互动的方式因人而异，并受到他们的个人声音、风格、经验和身份的影响。医师有效且真实地传达他们同情心的能力会影响患者满意度，在某些情况下还会影响治疗结果。相反，一名知识基础扎实的临床医师可能会在临床实践中遇到负面事件[31]，从而产生强烈的情绪，这些情绪会影响他们在后续临床判断和实践中的个人风格和信念。正如 Vygotsky 在研究艺术卓越性时所主张的，一个人的“*perezhivanie*”永远无法被其他人完全理解[30]。临床能力的个人层面增添为临床实践艺术性的组成部分，即专业人士的个人触感。这也将我们带回到认识论。个体的“认识论框架”（epistemic framework）是一个人的知识和思想体系，很少被明确表述。Barreiro 和 Castorina 区分了认识论框架的“割裂”和“关系”视角[32]，并认为割裂视角（即认为个人知识与社会环境相脱节）忽略了社会心理学家（包括 Vygotsky 和 Piaget）关于自然、社会和文化在持续互动中影响个人认识论框架的强有力论点。

为个人能力层面设定评价标准是没有意义的，因为专业人士个体之间存在合理的多样性和差异是这一层面的特征。然而，个人对这一层面能力扩展的**追求**值得重视和奖励。这在一定程度上反映了美国毕业后医学教育认证委员会（Accreditation Council for Graduation Medical Education）的“基于实践的学习与改进”能力领域，该能力领域被定义为“调查和评估自己的患者照护能力、评估和理解科学证据的能力、基于持续的自我评价和终身学习不断改进患者照护的能力”[6]。这些努力值得重视，但预期结果无法标准化。

分层模型，但并非完全循序发展

如图 2.1 所示，该模型本质上是分层结构，但并非完全循序发展。也就是说，情境能力需要以规范能力为基础，因为在特定情境中，必须在已有基础上应用。同样，个人实践风格需要经过一段时间的历练方能发展起来，这需要一定的自信水平，这种自信通常在正式培训后的前几年中获得。这些年非常具有挑战性，低年资主治医师或顾问医师被需要满足所有职业期望的渴望和冲动所占据，同时还要面对新挑战的情况[33]。随后是一个更放松的“自我实现”或个人潜力发挥的阶段，正如 Maslow 所提议的，在其他需求（生理、安全、爱与归属、尊重、能力以及审美需求）得到满足之后，这种状态才会达到[34]。这种情况发生在一个人感到自己掌握了实践领域的时候。爵士乐的类比可以帮助说明。在足以熟练地即兴演奏旋律之前，音乐家必须首先掌握乐器，然后熟悉基本的旋律，并理解与之相关的和弦与和声，还要熟悉其他音乐家以及情境中的其他部分。然而，模型的分层性质并不意味着必须先掌握所有规范能力，然后才能获得情境能力，个人能力仅在最后才会出现。相反，医学课程中的垂直整合，即在基础科学规范持续教学的同时，早期接触临床情境，已经被证明对认知和动机有

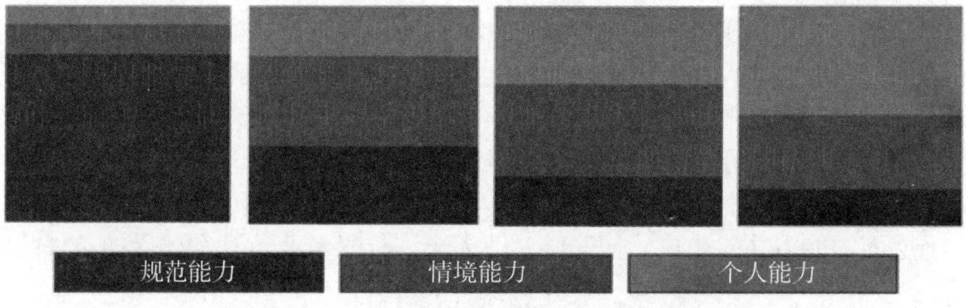

图 2.1　连续体中多层能力模型的可视化

益[35]。同样，个人能力的种子可以在早期播种，当学生探索和发现自己的个人优势和兴趣时，这些兴趣引导着他们的职业选择，并最终可能将个人身份与职业身份融合在一起。

因此，该模型解决了以下两方面的紧张关系：一方面，需要对能力进行标准化评价，以允许其开展医学实践；另一方面，承认专业人士具有独特性，其多样性不仅应该被容忍，而且应该真正得到重视和支持。它为胜任力导向教育中身份认同的形成提供了空间[23]，并与强调医学专业人士知、行、为的医学课程相契合[36]。

对 EPAs 和置信的影响

在这个模型中，置信决策通常与对能力情境层面的评价一致。对患者安全和学员成长都有关键影响的终结性置信决策，通常关注阈值，例如是否准备好进行无督导实践（毕业后教育阶段）或间接督导下实践（院校教育阶段）。虽然对规范能力的评价通常关注学员成长，但在对情境能力的评价中，保护患者也是至关重要的组成部分。因此，“高利害决策”在情境能力中具有更广泛的内涵。它们必须包括对患者安全风险的预估，这是一种前瞻性判断[37]。置信决策不应仅仅基于技术性技能（包括人际交流技巧）。ten Cate 和 Chen[19] 认为，除了能力（特定行为的知识、技能和经验，以及适应性专业知识）之外，还与 4 项基本特征相关：诚信（诚实、善意、以患者为中心）、可靠（认真负责、可预测、有担当和责任心）、谦逊（认知自我局限、愿意寻求帮助、乐于接受反馈）和主动（自信，对工作、团队、安全和自我调节秉持积极主动的态度）。这些特征需要观察者深思熟虑，与学员对话，并在临床教学团队内部进行协商，以得出主观判断和决策。这正是认识论理论发挥作用之处。认知谦逊是指认识到知识的局限性，并能够承认，在如患者照护的决策中并不总被证明是完全正确或错误的[38]。对于学员的置信决策，同样涉及（或大或小）基于信任的冒险，需要督导者和团队以一定的认知谦逊来考虑。对于患者照护任务的置信决策，需要比评定量表提供更全面的信息。二元置信决策（是或否）是结合了对能力评估、风险评估和自主权授予的整体决策，只能由了解学员并且在该情境中有权负责患者照护的评价者做出。因此，决定学员是否通过的信息结合了情境特征与学员特征。所有特征都会产生影响，但没有公式可以预测决策结果。

虽然规范层面的能力训练与评估基本上无法个性化，但是情境能力的训练和评价则是个性化的。用于获取情境能力的胜任力导向课程，需要为所有学员提供足够的灵活性和时间可变性，以便他们能够达到情境标准，即置信所有相关的 EPAs，无论所需时间多长（尽管有一定限制）[39]。

最后，个人能力与置信决策有何关系？虽然我们一直认为，为实践做好准备的决策需要规范能力和情境能力标准，而不是个人能力标准，但与个人能力存在两种关系。第一种关系与评价者或督导者有关。他们由自身经历所驱动的专业实践艺术和风格，不仅包括对患者照护的艺术，还包括对学员的观察和评价，并包括对评价实践质量的信念。然而，优秀的评价者在他们的判断中会表现出一些认知谦逊，意识到自己在判断何为“最佳”时的局限性。第二种关系与学员有关。允许学员在可接受的照护范围内偏离常规，并以此为出发点对他们进行评价，有助于学员发展个人能力。

这三个层面的能力共同构成了像医学专业人士一样思考、行动和感受的条件[40]，即知、行、为[36]。

致　谢

本章主要借鉴了发表在 *Medical Education* 上的一篇文章以及第一作者于 2023 年 8 月 31 日的一次公开演讲 [9,41]。

利益冲突

作者声明没有任何利益冲突。

图片说明

图 2.1 转载自 ten Cate 等 2024 年发表的著作，这是一部开放获取的出版物，版权归作者所有。

参考文献

1. Epstein RM, Hundert EM. Defining and assessing professional competence. *JAMA*. 2002;287(2):226–235. DOI: https://doi.org/10.1001/jama.287.2.226
2. Frank JR, Jabbour M. *Skills for the new millennium: report of the Societal Needs Working Group CanMEDS 2000 Project*. Royal College of Physicians and Surgeons of Canada.; 1996:1–21.
3. Frank JR, Snell L, Sherbino J. *CanMEDS 2015 Physician Competency Framework*. The Royal College of Physicians and Surgeons of Canada; 2015:36.
4. Swing SR, International CBME collaborators. Perspectives on competency-based medical education from the learning sciences. *Med Teach*. 2010;32(8):663–668. DOI: https://doi.org/10.3109/0142159X.2010.500705
5. Pangaro L, ten Cate O. Frameworks for learner assessment in medicine: AMEE Guide No. 78. *Med Teach*. 2013;35(6):e1197–1210. DOI: https://doi.org/10.3109/0142159X.2013.788789
6. Englander R, Cameron T, Ballard AJ, Dodge J, Bull J, Aschenbrener CA. Toward a common taxonomy of competency domains for the health professions and competencies for physicians. *Acad Med*. 2013;88(8):1088–1094. DOI: https://doi.org/10.1097/ACM.0b013e31829a3b2b
7. Grant J. The incapacitating effects of competence: A critique. *Adv Health Sci Educ Theory Pract*. 1999;4(3):271–277. DOI: https://doi.org/10.1023/A:1009845202352
8. Brooks MA. Medical education and the tyranny of competency. *Perspect Biol Med*. 2009;52(1):90–102. DOI: https://doi.org/10.1353/pbm.0.0068
9. ten Cate O, Khursigara-Slattery N, Cruess RL, Hamstra SJ, Steinert Y, Sternszus R. Medical competence as a multilayered construct. *Med Educ*. 2024;58(1):93–104. DOI: https://doi.org/10.1111/medu.15162
10. Dings R. Experiential knowledge: from philosophical debate to health care practice? *J Eval Clin Pract*. 2023;29(7):1119–1126. DOI: https://doi.org/10.1111/jep.13845
11. Tyler RW. *Basic Principles of Curriculum and Instruction*. University of Chicago Press; 1949.
12. Mager RF. *Preparing Educational Objectives*. 3rd ed. David S. Lake Publishers; 1984:1–136.
13. Bloom BS, Engelhart MD, Furst EJ, Hill WH, Krathwohl DR. *Taxonomy of Educational Objectives: The Classification of Educational Goals; Handbook I: Cognitive Domain*. Longmans, Green; 1956.

14. Krathwohl DR, Bloom BS, Masia BB. *Taxonomy of Educational Objectives: The Classification of Educational Goals; Handbook II: Affective Domain*. David McKay Co, Inc; 1973.
15. Bloom BS. *Learning for Mastery. Instruction and Curriculum*. Evaluation Comment UCLA. 1968.
16. McGaghie WC, Miller GE, Sajid AW, Telder TV. *Competency-based curriculum development in medical education: an introduction*. WHO. Public Health Pap. 1978;(68):11–91.
17. McGaghie WC. Mastery learning: it is time for medical education to join the 21st century. *Acad Med*. 2015;90(11):1438–1441. DOI: https://doi.org/10.1097/ACM.0000000000000911
18. Ericsson KA. Acquisition and maintenance of medical expertise: a perspective from the expert-performance approach with deliberate practice. *Acad Med*. 2015;90(11):1471–1486. DOI: https://doi.org/10.1097/ACM.0000000000000939
19. ten Cate O, Chen HC. The ingredients of a rich entrustment decision. *Med Teach*. 2020;42(12):1413–1420. DOI: https://doi.org/10.1080/0142159X.2020.1817348
20. ten Cate O, Regehr G. The power of subjectivity in the assessment of medical trainees. *Acad Med*. 2019;94(3):333–337. DOI: https://doi.org/10.1097/ACM.0000000000002495
21. Schuwirth LWT, van der Vleuten CPM. A history of assessment in medical education. *Adv Health Sci Educ Theory Pract*. 2020;25(5):1045–1056. DOI: https://doi.org/10.1007/s10459–020-10003–0
22. Cruess SR, Cruess RL, Steinert Y. Supporting the development of a professional identity: general principles. *Med Teach*. 2019;41(6):641–649. DOI: https://doi.org/10.1080/0142159X.2018.1536260
23. Sternszus R, Slattery NK, Cruess RL, ten Cate O, Hamstra SJ, Steinert Y. Contradictions and opportunities: reconciling professional identity formation and competency-based medical education. *Perspect Med Educ*. 2023;12(1):507–516. DOI: https://doi.org/10.5334/pme.1027
24. Miller GE. The assessment of clinical skills/competence/performance. *Acad Med*. 1990;65(9 Suppl):S63-S67. DOI: https://doi.org/10.1097/00001888-199009000-00045
25. O'Brien BC, Poncelet AN. Transition to clerkship courses: preparing students to enter the workplace. *Acad Med*. 2010;85(12):1862–1869. DOI: https://doi.org/10.1097/ACM.0b013e3181fa2353
26. Teunissen PW, Watling CJ, Schrewe B, et al. Contextual competence: how residents develop competent performance in new settings. *Med Educ*. 2021;55(9):1100–1109. DOI: https://doi.org/10.1111/medu.14517
27. Ellaway RH, Bates J, Teunissen PW. Ecological theories of systems and contextual change in medical education. *Med Educ*. 2017;51(12):1250–1259. DOI: https://doi.org/10.1111/medu.13406
28. Billett S. Developing domains of occupational competence: workplaces and learner agency. In: Mulder M, ed. *Competence-Based Vocational and Professional Education. Vol 23. Technical and Vocational Education and Training: Issues, Concerns and Prospects*. Springer International Publishing Switzerland; 2017:47–66.
29. Fleer M, González Rey F, Veresov N, eds. *Perezhivanie, Emotions and Subjectivity*; vol 1. Springer Singapore; 2017. DOI: https://doi.org/10.1007/978-981-10-4534-9
30. González Rey F. Vygotsky's concept of *Perezhivanie* in *The Psychology of Art* and at the final moment of his work: advancing his legacy. *Mind, Culture, and Activity*. 2016;23(4):305–314. DOI: https://doi.org/10.1080/10749039.2016.1186196
31. Helo S, Moulton C-AE. Complications: acknowledging, managing, and coping with human error. *Transl Androl Urol*. 2017;6(4):773–782. DOI: https://doi.org/10.21037/tau.2017.06.28
32. Barreiro A, Castorina JA. Dialectical inferences in the ontogenesis of social representations. *Theory Psychol*. 2017;27(1):34–49. DOI: https://doi.org/10.1177/0959354316681863
33. Teunissen PW, Westerman M. Junior doctors caught in the clash: the transition from learning to working explored. *Med Educ*. 2011;45(10):968–970. DOI: https://doi.org/10.1111/j.1365–2923.

2011.04052.x
34. Maslow AH. A theory of human motivation. *Psychol Rev*. 1943;50(4):370–396. DOI: https://doi.org/10.1037/h0054346
35. Wijnen-Meijer M, van den Broek S, Koens F, ten Cate O. Vertical integration in medical education: the broader perspective. *BMC Med Educ*. 2020;20(1):509. DOI: https://doi.org/10.1186/s12909-020-02433-6
36. Boland J, Offiah G. *Curriculum Framework for the Internship Programme in Ireland*. Health Service Executive; 2023.
37. ten Cate O. Entrustment as assessment: recognizing the ability, the right, and the duty to act. *J Grad Med Educ*. 2016;8(2):261–262. DOI: https://doi.org/10.4300/JGME-D-16-00097.1
38. Schwab A. Epistemic humility and medical practice: translating epistemic categories into ethical obligations. *J Med Philos*. 2012;37(1):28–48. DOI: https://doi.org/10.1093/jmp/jhr054
39. Schumacher DJ, Caretta-Weyer H, Busari J, et al. Competency-based time-variable training internationally: ensuring practical next steps in the wake of the COVID-19 pandemic. *Med Teach*. 2021;43(7):810–816. DOI: https://doi.org/10.1080/0142159X.2021.1925098
40. Merton RK, Reader RG, Kendall P. *The Student-Physician: Introductory Studies in the Sociology of Medical Education*. Harvard University Press; 1957:1–371.
41. ten Cate O. Health professions education: retrospective and prospective. Lecture at the Occasion of Completion of the Professoriate in Medical Education at Utrecht University, August 31, 2023; Utrecht University/UMC Utrecht, the Netherlands.

第 3 章

医学教育中的分级自主权和基于证据的自我决定

H. Carrie Chen，Roberta I. Ladenheim，Daniel J. Schumacher，Fremen Chihchen Chou，Olle ten Cate

翻译：姜　珊　校对：齐　心

摘　要

在医学教育中，一个关键目标是支持学员的发展，以准备进行无督导的临床实践。课程可以使用置信职业行为（EPAs）和置信决策来构建和优化这一成长过程。学员开始处于医疗共同体的边缘，随着他们逐渐参与共同体工作，分步掌握各项 EPAs，逐渐学会像专业人士一样思考、感受和行动。在课堂和临床工作场所的学习应该被视为一个整体，而非独立的阶段。课堂学习旨在为学员的临床实践做准备，而临床实践学习可以尽早开始，在全程督导下进行，随着时间的推移逐渐减少督导。临床督导者必须在保障患者安全与支持学员并给予他们自主权和临床实践职责之间找到平衡。督导不足或过度的督导不仅对患者安全有负面影响，对学员的学习和发展也有不利影响。各种理论和模型支持分级自主权的重要性，包括自我决定理论、认知学徒制理论和以学习为导向的教学。设计支持分级自主权的课程，通过课堂教育，暴露于工作场所，获取临床体验，逐步增加学员对患者照护的贡献，为学员开展工作场所的实践做好充分准备。置信是前瞻性决策。当学员在患者照护中达到置信水平时，这一成就不仅是学习阶段的结束，也是作为医疗团队成员承担更多责任的开始。

作　者

- H.Carrie Chen，MD，PhD。美国凯撒医疗集团伯纳德 · J · 泰森医学院。邮箱：H.Carrie.Chen@kp.org
- Roberta I. Ladenheim，MD。阿根廷布宜诺斯艾利斯意大利医院大学研究所。
- Daniel J. Schumacher，MD，PhD。美国辛辛那提儿童医院医学中心 / 辛辛那提大学医学院。

本章引用格式：

Chen HC，Ladenheim RI，Schumacher DJ，Chou FC，ten Cate O．Graded autonomy and grounded self-determination in health professions education．In：ten Cate O，Burch VC，Chen HC，Chou FC，Hennus MP.（Eds）．*Entrustable Professional Activities and Entrustment Decision-Making in Health Pro-fessions Education*，Chapter 3，pp.25-33．[2024] London：Ubiquity Press．DOI：https：//doi.org/10.5334/bdc.c

- Fremen Chihchen Chou，MD，PhD。中国台湾省“中国医药大学”医学院/“中国医药大学”医院教师发展中心主任。
- Olle ten Cate，PhD。荷兰乌特勒支大学医学中心；美国加州大学旧金山分校。

引　言

医学教育的目的是培养未来的医务人员，他们能够通过提供安全、有效、高质量的医疗服务来满足社会的健康需求。这种社会责任不仅是预期的结果，还需要融入医学教育过程中。提供患者照护和能力发展的学习需要实践。然而，这种实践必须在符合安全、有效、高质量患者照护标准的培训环境中进行。

在教育的各个方面，学员随着时间的推移会不断发展。医学课程不应仅仅关注学员知识和技能的获取，而应有意地关注学员作为新进专业人士的发展，以及他们为承担日益增加的临床责任所做的准备[1]。学员在开始接受医学教育时，就踏上了一段成为（即思考、行动和感受都像）医学专业人士的旅程，他们融入医疗实践中[2,3]。这在医疗工作场所环境中的学习中尤为重要，因为学习是通过参与患者照护进行的。

各种发展框架描述了学员能力的逐步发展过程。Dreyfus 和 Dreyfus 描述了一个技能习得的通用模型，新手经过 5 个阶段逐渐成长为专家[4]。在院校医学教育中，报告者 - 解释者 - 管理者 - 教育者（reporter-interpreter-manager-educator，RIME）提供了一个框架，描述了低年资学员在患者照护中的渐进角色和活动[5]。在这两个框架中，学员通过刻意练习来发展并最终获取必要的技能。在医学中，学员参与实际患者照护，并承担不断增大的责任和进行实践。由仍在学习、努力为无督导实践做准备的个人对患者照护做出贡献，但这本身就带来患者安全的潜在风险。然而，学员不是独自在工作场所实践。他们加入工作场所内的实践共同体，在那里他们被赋予与其发展水平相适应的有限角色和责任，并由被授予督导责任的共同体成员进行督导。随着学员在获得能力和进一步融入实践共同体的过程中不断进步，他们逐渐被授予更多的角色和责任，自主权增加，督导减少，从实践共同体的边缘逐渐移动到中心（图 3.1）。这个过程并非线性发展，它可能涉及不同学员在不同任务中的不同发展轨迹。

平衡自主权与督导

充分的督导是确保患者得到最佳照护的解决方案，同时也是培训下一代临床医生的关键[6]。临床督导者的职责在于决定将哪些行为和职责置信给学员，以及赋予何种程度的分级自主权和督导。自主权和督导并非位于同一量表的两端。提供自主权意味着允许个人按照自己的意愿和行为选择行事。因此，即使是正在接受督导的学员，也可以允许他们在临床决策和诊疗计划中起主导作用。这发生在机构情境下，学员被分配任务，并且留存记录，确定每个人可以执行什么行为，以及需要何种程度的督导。

理想状态下，分级自主权由临床督导者和学员之间随时间推移逐渐协商确定，用以平衡学员能力与其准备情况、学习需求、工作场所需求和患者安全。鼓励学员不仅对自己的学习负责，还要致力于患者照护工作，确保患者得到安全、有效的照护。即使学员获得了执照和监管机构的许可，开展无督导实践，随着医学发展，他们仍然面临持续职业发展的需求。他们必须能够认识到持续学习的必要性，并知道何时寻求外部专业知识。理想情况下，决定给予多少自主权和需要多大程度的督导，应基于学员的个人准备程度和在适当支持下所能完成的任务。提供不适当的督导级别，不仅对患者照护有影响，对学习也有影响。低估学员对额外责任的准备程度，威胁到他们的能力感、自主权和内在学习动力。高估学员的准备程度，将学员置于他们感到自己无法胜任或没有足够的督导或支持来行事的情况下，导致学习效果和患者照护不佳。因此，将督导和自主程度与能力水平相匹配，对于患者安全和激发学员的学习欲望至关重要。在胜任力导向教育中，置信职业行为（EPAs）试图通过将置信决策与学员在特定督导级别下执行给定职业行为的准备程度联系起来，以实现这种平衡。

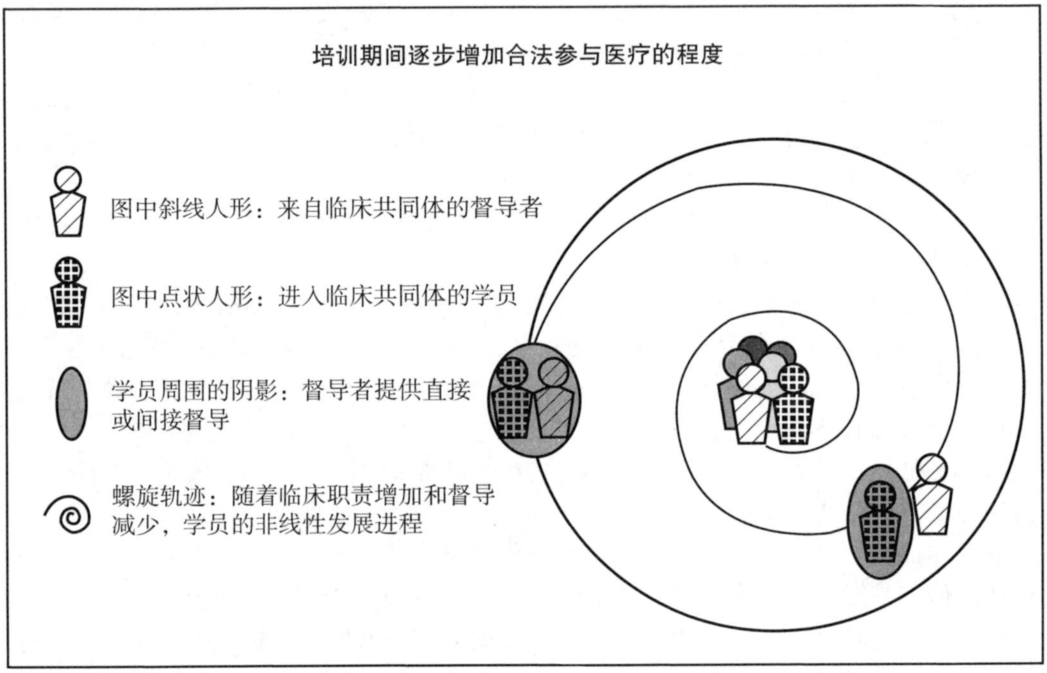

图 3.1 在专业实践共同体中的学员发展

在实践中，关于自主权和督导的决策也受到除学员准备程度之外其他因素的影响。临床督导者的特质和经验、他们与学员的关系、患者照护行为的复杂性或风险，以及临床和工作环境都会影响临床督导者的决策[7]。此外，学员发展和安全患者照护所需的自主权和督导级别可能并不总是与当地法规完全一致。当地规则和法规通常根据认证或固定的培训阶段（如学生、实习生、高年资住院医师）来确定自主权的限制，而不是为特定学员或特定行为量身定制。许多法规往往要求在整个培训期间持续进行高级别督导，即使学员已经证明为行使更大的自主权做好了准备，也会限制其自主权。除了上述对学习的负面影响外，这可能导致学员缺乏责任感体验，毕业时尚未准备好开展无督导实践。新毕业学员随后必须在无法始终确保适当督导级别的系统中进行无督导实践，这给毕业生带来压力，同时也威胁到患者安全。因此，医学教育的理想状态，应是确保提供充分督导，以安全、有效地保障患者照护，同时赋予学员足够的自主权，以促进学员发展并最终做好从业准备。

分级自主权的理论支撑

各种现有的理论视角，为理解随时间推移逐步增加自主权的重要性提供了支持和背景。其中的3个重要视角包括自我决定理论、情境学习理论和以学习为导向的教学模型（learning-oriented teaching model）[8]。自我决定理论（self-determination theory，SDT）由Deci和Ryan提出，认为同时满足3种内在心理需求即可驱动个体的自然学习倾向：归属感、胜任感和自主感[9,10]。归属性侧重于感受自己是共同体和职业的一部分。因此，允许学员作为医疗团队成员有意义地参与患者照护，这对于他们成为专业人士至关重要。Lave和Wenger使用情境学习理论（situated learning theory），提倡“合法的边缘性参与”（legitimate peripheral participation），即使是最新或最年轻的团队成员，也被赋予对团队重要的任务和角色，而不是仅仅作为观察者（参见图3.1）[11]。这不仅促进了归属感，也为学员提供了有意义的工作，以相关的方式促进他们的发展，促进SDT中第2种心理需求得到满足——胜任感，即感觉自己知道并能够做某事。虽然胜任感自然来源于经验和自身能力的提升，但值得注意的是，即使是处于发展早期的学员，当他们的工作与自身能力相匹配，并提供了适当的支持来推动他们持续发展时，他们也能体验到胜任感。此外，胜任感和自我效能感也来自反馈，即来自一个强化个人能力的环境[8]。置信决策是对效能和能力的有力隐性确认。最后，自主感强调了个人感觉自己是按照自己意愿行事的重要性。在SDT中定义的自主感不应与在没有团队或督导的情况下行事相混淆，因为即使作为团队成员或接受督导的状态下，学员也可以被允许按照自己的意愿行事，并对他们的临床行为负责[12]。相反，它主张临床督导者在学员有清晰、合理且证据充分支持的理由时，应允许以学员的计划或想法为主行事。

情境学习理论于20世纪80—90年代发展起来，它认为学习是由个体周围密不可分的环境、情况和文化所构建的[13]。学员作为医学专业人士的学徒，通过参与合法的工作活动和与专业人士互动，获得必要的技能，并融入职业的社会化过程中。情境学习理论中的**认知学徒制**（cognitive apprenticeship）是一个概念，它通过刻意关注从属于职业文化和情境的人那里学习职业的思维过程，构建学徒体验。在临床工作场所中对医学专业学员的培训通常符合这一模式，因为学员学习像医学专业人士一样思考、行动和感受。在这里，根据工作场所的需求以及学员的学习需求和准备情况，学员寻求而工作场所的督导者为他们选择适合的体验和任务。督导者根据学员的发展阶段安排任务，并提供指导和辅导，以支持学员对工作场所的贡献，并促进其持续发展。这种对工作场所学习体验和任务的定制化设计，已被确定为胜任力导向教育的核心原则[14]。

2004年，ten Cate等提出了一个以学习为导向的教学模型，该模型强调从教育项目（包括教师）的全面指导逐渐过渡到学员的完全内化指导；这是一个扎根于情境学习理论的模型。在此模型中，学习被定义为3个层面：认知层面（学习内容）、情感层面（学习动机）和元认知层面（学习方法）。教师的职责是从这3个层面支持学习，并提供**建设性摩擦**[15,16]。建设性摩擦发生在学员位于最近发展区①时。最近发展区是指学员尚无法独自完成某项任务，

① 最近发展区（zone of proximal development）是由苏联心理学家Vygotsky提出的概念。这个理论认为，学生在成人的指导或与能力更强的同伴合作下，可以完成那些他们单独工作时无法完成的任务。这个区域指的是学生当前独立解决问题的能力与在指导下能够达到的潜在能力之间的差距。——译者注

但在充分的指导和帮助下能够完成的发展空间[17]。建设性摩擦是学员体验到轻微不适，促使他们做出有意识的学习努力，进而达到最佳学习效果的状态[3]。过少的摩擦或过多的支持都不会促使学员努力学习和发展；过少的支持会导致过多的摩擦，当学员面临超出其能力范围的学习和发展挑战时，这种摩擦可能会产生破坏性影响。

置信既是结论，也是开始

在传统的课程哲学中，教师为每门课程、每次临床轮转或每个培训阶段设定学习目标。学员在教师和临床督导者的指导下，通过完成作业或任务来努力达到这些目标。反过来，教师和临床督导者评价学员如何展示他们的知识和技能，以及这些任务是否成功完成。学员评价的重点可以通过米勒金字塔来体现，它概述了从知识获取到在实际场景中应用知识的进程。预设的学习目标和评价聚焦于学员迄今为止的熟练程度，反映了对教学和能力确定的回顾性方法，其中，能力是结论[18]。

EPA 框架引入了一种前瞻性替代课程和评价模型。在这个模型中，课程的设计重点关注学员未来的职业责任。学员被赋予渐进式自主权，随着他们越来越接近成为无督导的医学专业人士，他们承担越来越多的患者照护职责。评价是前瞻性的，基于置信决策。评价者不是根据学员迄今为止展示的熟练程度回顾性评价其能力，而是与学员接触一段时间，一起**确定**他们是否**准备好**进入下一阶段的学习和承担更多的患者照护职责，能力成为起点。被认为准备好的学员会被赋予更多的职责，并被授予分级自主权，探索下一阶段的学习。这种职责的授予或置信，建基于预估在减少督导的情况下，学员能够管理相关风险，以及在减少对学员督导的情况下，他们的督导者是否能够承担由此带来的风险。

习惯于传统的任务完成和回顾性评价模式，学员和督导者可能会本能地将达到置信级别视为"终点"或任务的完成。然而，需要较少督导的置信级别表示从患者照护共同体的边缘向更中心位置的移动（参见图 3.1）。这代表了一扇门的开启，而不是关闭。对于相同的 EPA，更高的职责级别意味着更大的自主权和更少的督导，对应于不断提高的掌握程度。临床督导者的置信是对学员准备好承担更多患者照护职责的认可，这是学员成为无督导医学专业人士轨迹上的一个里程碑。

除督导者与学员以外，课程支持分级自主权

关于分级自主权的考量不仅局限于讨论督导者和学员之间的关系。它也是支持学员在成长为专业人士的道路上所设计课程的关键，既要为学员在患者照护中承担分级责任做好准备，也要在学员展现出准备就绪的状态时，实际赋予他们更多职责。医学专业课程并不总是将置信作为增加照护贡献或授予更大自主权的起点[19]。这种做法存在风险，可能导致采用 EPA 框架更多地成为行政负担，而非医学教育范式的真正变革。在医学教育的范例中，强调将达到置信级别作为学习的起点，而非终点，有助于将机构、课程、教师和学员的注意力集中在沿着学习连续体不断推进职责的重要性上。

有 3 种主要的教学活动类型有助于培养学员，并代表学习的连续过程和递增的职责：课堂教学、未涉及患者照护的临床教学，以及涉及患者照护的临床教学。课堂或非工作场所 / 非临床课程为学员提供参与患者照护行为所需的核心知识和技能（或规范能力）[20]。这主要包

括基础科学和临床知识、临床推理技能和职业素养习惯。未涉及患者照护的临床教学包括2个方面：①通过角色扮演、同伴练习和模拟等方式关注沟通和体格检查技能；②重点培养对临床工作场所、卫生系统以及各种专业角色和专科领域的理解。后者通常通过短期的观察或在医院和诊所的临床暴露来实现。课堂教育和未涉及患者照护的临床教育，旨在使学生具备进入临床工作场所作为患者照护参与者所需的知识、技能和情境意识。涉及患者照护的临床教学是最后一步，在这个阶段，学员将进行更长时间的临床轮转，理想情况下会被吸纳入医疗团队，并承担患者照护职责。在这里，学员将在实践中应用他们的规范能力，并发展情境能力[20]。临床轮转的设计应确保能够随着学员的发展和进步，逐渐增加他们的职责，赋予他们更大的自主权，对患者照护做出更大的贡献。

支持分级自主权的课程的理想设计是垂直整合或Z形课程。这与更传统的H形课程形成了对比（图3.2）。垂直整合并不仅仅意味着早期安排临床体验。相反，它着重培养学员承担越来越多临床职责所需的知识、技能和态度[1]。这种课程设计关注学员作为新进医学专业人士的需求，他们照护患者的能力、责任和权利不断增长[2,3]。这种Z形设计符合上述规范能力和情境能力的多层模型，以及置信原则的应用[20]。

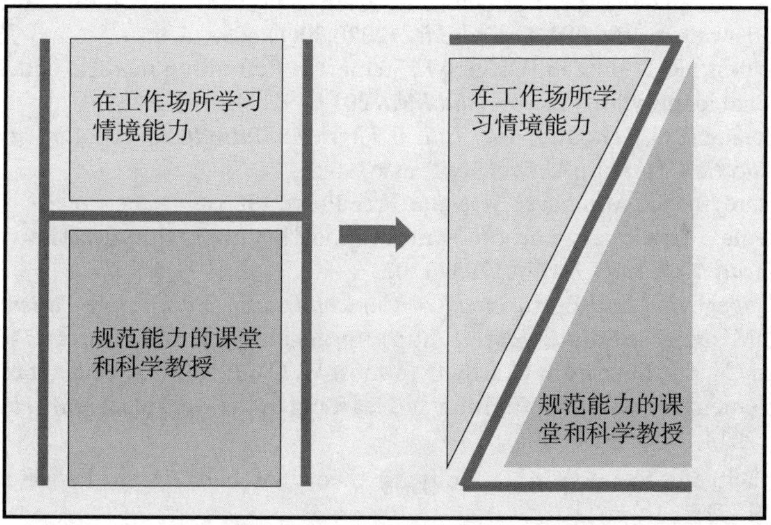

图3.2　以成为专业人士为重点，朝着垂直整合或Z形课程模式推进医学教育的现代化

结　语

医学教育旨在支持学员在职业实践共同体中逐步具备无督导临床实践的能力。理想情况下，一门综合课程应该尽早为学员的临床实践做好准备，并在督导逐渐减少的情况下支持这一实践过程。临床督导者应在确保患者安全和学员学习的同时，平衡学员日益增加的临床职责和对临床工作场所的贡献。这种分级增加自主权、责任感和职业认同的过程，不单单是一种教育方法或临床教学的不同途径。它是一种哲学上的范式转换，得到各种教育理论和模型的支持，也是医学职业培训使命的核心。EPAs和置信决策符合这一哲学理念，并提供了一个框架，可以明确地促进学员的自主权、患者照护职责，以及职业认同和融入职业共同体，构建并优化学员的发展。

图片说明

图 3.2 经许可摘自 Wijnen-Meijer M，ten Cate OThJ，Rademakers JJDJM，Van der Schaaf MF，Borleffs JCC．The influence of vertical integration in medical school on the transition to postgraduate training．*Med Teach*．2009；31：11：e528-e532.

利益冲突

作者声明没有任何利益冲突。

参考文献

1. Wijnen-Meijer M, van den Broek S, Koens F, ten Cate O. Vertical integration in medical education: the broader perspective. *BMC Med Educ.* 2020;20(1):509.
2. Cruess RL, Cruess SR, Boudreau JD, Snell L, Steinert Y. Reframing medical education to support professional identity formation. *Acad Med.* 2014;89(11):1446–1451.
3. Merton RK, Reader RG, Kendall P. *The Student-Physician: Introductory Studies in the Sociology of Medical Education.* Harvard University Press; 1957.
4. Dreyfus HL, Dreyfus SE. *Mind over Machine.* Free Press; 1986.
5. Pangaro L. A new vocabulary and other innovations for improving descriptive in-training evaluations. *Acad Med.* 1999;74(11):1203–1207.
6. ten Cate O. *Supervision and Entrustment in Clinical Training: Protecting Patients, Protecting Trainees.* WebM&M Case Studies; 2018;1. https://psnet.ahrq.gov/webmm/case/461
7. Hauer KE, ten Cate O, Boscardin C, Irby DM, Iobst W, O'Sullivan PS. Understanding trust as an essential element of trainee supervision and learning in the workplace. *Adv Health Sci Educ Theory Pract.* 2014;19(3):435–456.
8. Bandura A. Self efficacy: toward a unifying theory of behavioral change. *Psychol Rev.* 1977;84(2):191–215.
9. Ryan RM, Deci EL. Self-determination theory and the facilitation of intrinsic motivation, social development, and well-being. *Am Psychol.* 2000;55(1):68–78.
10. ten Cate TJ, Kusurkar RA, Williams GC. How self-determination theory can assist our understanding of the teaching and learning processes in medical education. AMEE guide No. 59. *Med Teach.* 2011;33(12):961–973.
11. Lave J, Wenger E. *Situated Learning: Legitimate Peripheral Participation (Learning in Doing: Social, Cognitive and Computational Perspectives).* 1st ed. Cambridge University Press; 1991.
12. Schumacher DJ, Bria C, Frohna JG. The quest toward unsupervised practice: promoting autonomy, not independence. *JAMA.* 2013;310(24):2613–2614.
13. Brown JS, Collins A, Duguid P. Situated cognition and the culture of learning. *Educational Researcher.* 1989;18(1):32–42.
14. Van Melle E, Frank JR, Holmboe ES, et al. A core components framework for evaluating implementation of competency-based medical education programs. *Acad Med.* 2019;94(7):1002–1009.
15. ten Cate O, Snell L, Mann K, Vermunt J. Orienting teaching toward the learning process. *Acad*

Med. 2004;79(3):219–228.

16. Vermunt JD, Verloop N. Congruence and friction between learning and teaching. *Learning and Instruction*. 1999;9(3):257–280.
17. Chaiklin S. The zone of proximal development in Vygotsky's analysis of learning and instruction. In: Kozulin A, Gindis B, Ageyev VS, Miller SM, eds. *Vygotsky's Educational Theory in Cultural Context*. Cambridge University Press; 2003:39–64.
18. Schumacher DJ, Cate OT, Damodaran A, et al. Clarifying essential terminology in entrustment. *Med Teach*. 2021;43(7):737–744.
19. ten Cate O, Jarrett JB. *Would* I trust or *will* I trust? The gap between entrustment determinations and entrustment decisions for trainees in pharmacy and other health professions. *Pharmacy (Basel)*. 2023;11(3).
20. ten Cate O, Khursigara-Slattery N, Cruess RL, Hamstra SJ, Steinert Y, Sternszus R. Medical competence as a multilayered construct. *Med Educ*. 2024;58(1):93–104.

第 4 章

医学教育中信任与置信的理论基础

Brian C.Gin，Ylva Holzhausen，Natasha Khursigara-Slattery，H.Carrie Chen，Daniel J.Schumacher，Olle ten Cate

翻译：孙一心　校对：齐　心

摘　要

本章目的是在临床教育的置信背景下，对信任进行概念化，以明确其目的、组成部分、决策过程以及与其他信任形式的关系。在一般情境中，信任是一种普遍存在且直观的构念，它在人际关系中，使个体能够合作及协作，完成他们可能无法单独完成的任务。置信中的特定信任，源自于患者照护和学员学习这两个相互依赖的目标，从而在督导者和学员之间建立起互惠关系。本章从 1995 年 Mayer 等提出的以风险评价为中心的信任定义开始，进一步补充细节，以概念化置信中的独特信任形式。考虑因素包括将临床学员的可信度与整体可信度进行对比，并整合影响置信决策的因素。在患者 - 督导者 - 学员三元素中，考虑了置信与其他形式的信任之间的联系：学员对他们督导者的信任，以及患者对学员的信任，包括置信在确保患者对学员的预设信任是在合理的基础上所起的作用。本章提出了一个统一的置信模型，该模型包含了这些信任维度及其理论概念化。

作　者

- Brian C.Gin，MD，PhD。美国加州大学旧金山分校。邮箱：brian.gin@ucsf.edu
- Ylva Holzhausen，PhD。德国柏林夏里特医科大学。
- Natasha Khursigara-Slattery，MD，MEHP。爱尔兰利默里克大学中西部实习网络。
- H．Carrie Chen，MD，PhD。美国凯撒医疗集团伯纳德 · J · 泰森医学院。

本章引用格式：

Brian CG，Holzhausen Y，Khursigara-Slattery N，Chen CH，Schumacher DJ，ten Cate O．Theoretical foundations of trust and entrustment in health professions education．In：ten Cate O，Burch VC，Chen HC，Chou FC，Hennus MP.（Eds）．*Entrustable Professional Activities and Entrustment Decision-Making in Health P-rofessions-Education*，Chapter 4，pp.35-50．[2024] London：Ubiquity Press．DOI：https://doi.org/10.5334/bdc.d

本章包含了对本书其他章节的交叉引用。对于将本章作为独立出版物阅读的读者，所有交叉引用列于以下链接：https://doi.org/10.5334/bdc

- Daniel J.Schumacher，MD，PhD，MEd。美国辛辛那提儿童医院医学中心 / 辛辛那提大学医学院。
- Olle ten Cate，PhD。荷兰乌特勒支大学医学中心；美国加州大学旧金山分校。

信任在置信概念中的目的

信任是一种直觉，每个人都知道信任是什么，然而要给信任下一个统一的定义却并非易事。信任的定义[1]似乎因情境和应用的不同而呈现出各种形式。正因如此，在置信[a]的背景下将信任进行概念化之前，必须首先明确信任的目的。

从广义上讲，信任是在特定情境和关系中为满足社会合作需求而生的。信任出现在各种关系中，从儿童依赖其看护者，到同事们为共同目标而合作，甚至陌生人在交通信号灯指挥下彼此擦身或驾驶而过。信任并非人类所独有；它似乎也出现在动物的关系和社会中，也许在所有相互依赖，或者至少对彼此有所期望的有感知能力生物[b]之间也是如此。信任似乎使个体能够合作或协作，以实现他们单独无法达到的更复杂目标[2,3]。它还似乎简化了个体在复杂环境中行事时所面临的复杂性，并应对无数他们无法直接控制的结果[4]。信任，无论是本能，还是后天习得，似乎都是发展过程中的基础部分，使个体能够在关系、社会群体和更大的系统中发挥作用[5]。在临床学习环境中，信任对于患者、督导者和学员而言至关重要，以便他们在提供安全、一致的患者照护与教育经验各异学员这两个有时相互矛盾的目标之间找到平衡[6]。

临床学习中信任的目的在于确保安全和基于标准的患者照护的同时，促进学员学习。督导者置信学员执行任务是一个多方面的决策过程，使他们能够将特定级别的患者照护责任委托给学员。置信概念将这种信任具象化，提供适用于形成性和终结性评价的框架。低利害置信包括督导者所谓的临时性置信决策，即在实际实践场景中日常决定向学员提供何种程度的督导。终结性决策则涉及培训项目对学员是否准备好承担更多临床职责所做的高利害决策。确实，信任和置信最近已成为医学教育与评价讨论的重要组成部分[6]。虽然置信决策在规模和范围上有所不同，但它们都有一个共同的要求：为了使基于督导者信任的评价有效，必须明确信任的定义以及如何确定学员的可信度。

信任与风险

信任相关定义存在差异，包括可信度是否与信任有所区别、可信度是什么，以及信任是否意味着互惠[7]。尽管存在这些差异，大多数信任的定义似乎都涉及委托方愿意承担风险或暴露于不利情况，受到或依赖于受托方未来行动的影响。与这一共同主题一致，置信文献（以及其他关于临床环境中信任的文献）似乎最常引用 Mayer 等的定义：“一方愿意基于对另一方将执行对委托方而言重要的特定行为的预期，而使自己暴露于另一方行为之下，且不考

---

a 效度框架主张，在评价设计之前，必须明确其目的、预期解释和结果[68]，这同样适用于将信任作为一种评价形式（即置信）具体实施。

b 有感知能力生物，他们必须能够（或不能）做出信任的决定。注意，这种决定不一定是有意识的。

虑其是否有能力监控或控制另一方”[1]，或者简言之，“愿意使自己暴露于无法监控或控制的另一方之下”[8]。

如果置信源于督导者对学员能够为患者执行临床任务的信任，那么督导者所承担风险或暴露于不利情况与学员执行任务的能力成反比。然而，信任不仅关乎风险和不利情况，毕竟，下注也涉及确定和承担风险，但押注某人并不等同于信任他们[c]。对于督导者而言，使其承担风险等同于信任，这还必须包括对学员可信度的具体信念，及其发生在与学员建立信任关系的环境中。

可信度

受托方可信度的具体要求将信任与简单的风险管理活动区分开来。委托方不仅需要评价将任务委托给受托方所带来的风险，还需要基于对受托方执行该任务的**可信度**的信念，有动力接受该风险。Mayer 等提出可信度的特征可以分为 3 个方面：**潜能**、**善意**和**诚信**[1,8]。委托方的**潜能**和**诚信**可以通过赌徒、投资者[d]或精算师进行评价，但善意似乎是将信任区别于其他风险管理形式的一种特征。对受托方善意的信念意味着委托方相信受托方会以最好的意图来处理任务。在置信的情况下，这是患者照护的共同（和主要）目标，次要目标是学习和自我提升。

在临床学习环境中考虑学员的可信度时，除了 Mayer 的 3 个因素外，还需要考虑其他特征。ten Cate 和 Chen 通过研究督导者如何评估学员特征来做出置信决策，开发出专门针对学员可信度的框架。综合实证研究的结果，他们描述了 5 个主题——**主动**、**可靠**、**诚信**、**能力**和**谦逊**，称为 A RICH 模型（表 4.1）。考虑到 Mayer 的整体可信度与 A RICH 模型的重叠，**潜能**和**诚信**直接对应**能力**和**诚信**。另外，**善意**在多个 A RICH 主题中体现出来，在**可靠**中，表现为对患者“责任感和义务感所驱动的认真行为”；在**诚信**中，表现为“决策……出于对患者的关心，并以患者的最大利益为出发点”；在**谦逊**中，表现为“对患者和同事见解的接受度”。

尽管两者有重叠之处，但将学员的可信度与整体可信度区分开来的一个关键特征是学员**谦逊**在置信中所起的关键作用。在置信中，督导者有权干预临床任务的执行（参见图 4.4 和文末讨论），这在所有形式的信任中通常不是普遍的情况。这要求学员了解自身局限，必要时主动寻求帮助，从而承担起一定的责任。学员的谦逊反映了他们愿意并有效地利用督导者的支持，以平衡患者安全与自身成长，反映了临床置信中固有的（隐性或显性）协议。事实上，Schumacher 等的实证研究表明，学员的谦逊是临床置信的一项基本特征[10.11]。

---

c 虽然风险和不利情况对于信任而言可能必不可少，但它们不足以构成信任。信任不能仅仅建立在不利情况和风险之上，即使它们与完成对委托方至关重要的任务有关。例如，投资者可以通过购买他们不信任实体的股票来承担风险，并希望获得正向回报。在这种情况下，投资者可能符合 Mayer 对信任的定义，即投资者虽然因为另一方处于不利位置，但“执行对委托方重要的特定行动”，投资者实际上是在下注，而不是信任这个实体。同样，在临床培训情境下，押注某人并不等同于信任他们。

d 虽然财务 / 投资顾问和投资组合经理可能负有“受托责任”，需以客户的最佳利益行事，但一般投资者并不受此约束。例如，当投资者参与“卖空”时，他们实际上是在押注某公司股票会下跌。

表 4.1　学员可信度的维度：A RICH 模型[9]

A 主动	R 可靠	I 诚信	C 能力	H 谦逊
对工作、团队、安全和个人发展采取积极主动的态度，这包括意识到并采取行动应对需求，即使这些需求超出了个人职责的严格定义范围以及适应性专业实践。主动可以在其他 4 个因素中的 1 个或多个背景下体现出来	由责任感和义务感所驱动的一致性、可预测和认真的行为	诚实、善意和以患者为中心，即利用专业知识使患者受益，基于关心和为患者最大利益着想做出决策	在各种情境和适当的时间框架内执行特定任务的能力，需要合理理解并全面看待临床情况，以及在系统内与他人有效沟通和工作的能力	辨认自己的局限性；需要帮助和反馈的意愿和能力；对患者和同事见解的接受能力；从差错、反馈和他人的专长中学习和发展的能力

信任关系

在置信的背景下，信任关系和相互信任源于患者照护和学习这两个配对的目标，这些目标不仅对委托方（督导者）重要，对受托方（学员）也同样重要。最佳信任水平需要在患者照护风险（这可能导致更多的督导）和对学员成长的机遇（这可能导致更少的督导）之间取得平衡。即使不考虑学习因素，患者照护的共同目标也足以要求双方互惠：学员在接受置信时也承担风险，即他们能否从督导者那里获得适当的支持以执行任务，以及督导者能否提供适合他们经验和能力的督导。因此，学员也必须信任他们的督导者，互惠似乎源自督导者和学员在患者照护和学习方面的相互依赖[12,13]。事实上，多项实证研究支持这一发现，表明信任关系也是督导者和学员之间信任的关键特征[14,15]。在临床置信的背景下，信任关系的形成似乎反映了双方相互依赖以实现这些共同目标的过程中所固有的互惠性。

置信决策

除了学员的可信度以及督导者与学员之间的关系外，影响置信决策的其他因素还包括督导者的信任倾向、置信的背景以及所考虑任务的特征[16-20]。督导者的信任倾向与其个人风险承受能力和对风险的个人评估有关。这种承受能力可能受到情绪的影响[21]，以及督导者根据个人经验和情绪对整体情况的主观评价，或称为 *perezhivanie*[22]（另见第 2 章）。督导者和学员之间的关系，可能会通过共同承担风险和责任以实现共同目标，进一步调节这种承受能力。关系因素还取决于关系的持续性[23]和共同经验的积累[24]。事实上，累积的互动可以使置信决策从基于初始印象或有限数据的初始（快速）信任，或者仅基于资质的推定信任，转向在可信度累积证据基础上基于证据的信任（grounded trust）[25]。

情境和任务因素通过考虑督导者和学员之外的因素来调节风险，例如医疗支持服务的后勤保障能力、患者数量，以及患者症状的复杂性和（或）严重程度。尽管如此，这些外部因素受到人们对它们主观体验的影响。例如，经验丰富的督导者和新学员对复杂性的感知可能会有所不同[26]。因此，所有因素可能相互作用，共同决定置信。将 Mayer 等的信任模型应用于置信，并将该模型与 Hauer 等[17] 和 Cianciolo 等[2] 的见解相结合，Holzhausen 等和 Conroy 等描述了这些因素如何相互关联，以及如何导致督导者和培训员之间的信任发展形成一个正反馈循环（图 4.1）[16,27]。最终，置信不仅可以是督导者心中的决定，也可以被视为督导者和学员及其所处环境之间的协调。

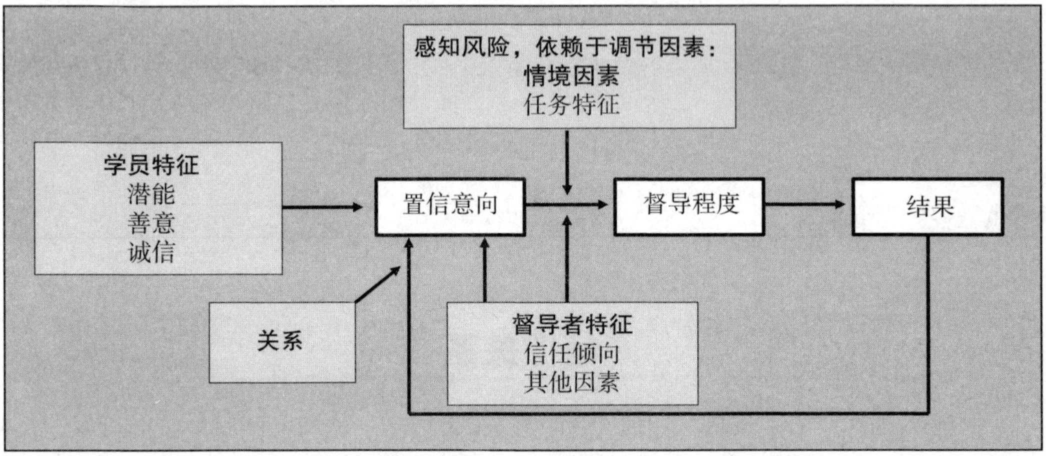

图 4.1　改编自扩展的 Holzhausen 信任模型[16]

督导者的信任和置信决策本质上包含了个人认知，因此具有主观成分。虽然主观性在专家判断和决策中无法避免，但可以区分合理的主观性和不必要的偏见[28]。无论在高利害还是低利害的置信中，都应该通过意识培训和共同决策来避免偏见和无关影响（参见第 17 章和第 21 章）[29]。

除督导外的临床学习环境中的信任三元素

置信并非发生在真空中，而是存在于临床学习环境中一系列相互关联的关系、动机和不利情况交织而成的网络中。虽然置信在督导者 - 学员二元关系中只代表了复杂情况的小部分内容（即督导者对学员的信任），但它与其他形式的信任相关联，并依赖于其他形式的信任。

将患者纳入督导者和学员二元关系中，形成了由不同形式的信任维系的三角关系，从而促进患者照护和学员学习。患者需要能够信任他们所依赖的人，包括学员，相信他们能够以安全、有效、关怀和诚实的方式提供所需的照护[30-32]。学员需要能够信任他们的督导者（以及整个培训计划），相信在安全照护患者时能够获得所需的支持[33-35]。最后，体现置信的是，督导者需要能够信任学员在适当的时刻无督导地执行临床任务，并在需要帮助时告知督导者[10]。

图 4.2 展示了学员、患者和督导者信任之间相互依赖的三角关系。箭头的宽度代表信任的强度，它可以向 6 个方向变化。偶尔，患者对学员的信任可能超过对督导者的信任，反之亦然。同样，学员可能对督导者在需要时给予支持和提供心理安全感的信任程度有所不同[36]。督导者可能知晓并信任患者愿意与学员合作，或者无意愿；最后，督导者可能对特定

学员在与这位患者和这项行为上的信任程度有所不同。所有这些动态因素共同影响督导者将某项行为置信给学员的临时性决策。

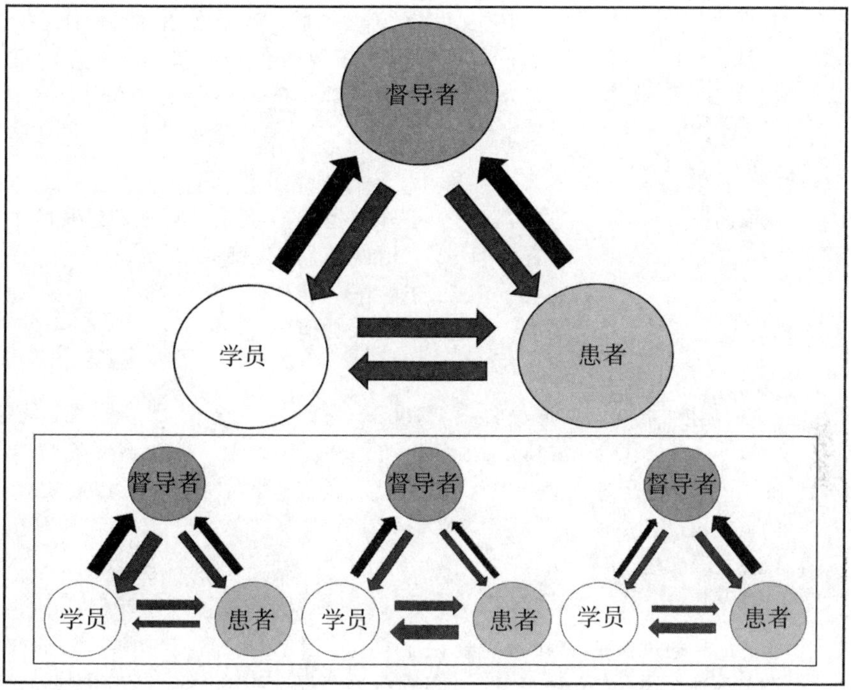

图 4.2　临床督导三元素之间信任关系的变化

这种三角关系中与置信相关的两个组成部分，包括学员对督导者的信任和患者对学员的信任，将在下面进一步探讨。表 4.2 还探讨了三角关系的其他方面。三角关系本身位于更广泛的跨专业和机构信任的领域之中 [37-40]。

表 4.2　学员 - 督导者 - 患者三角关系在临床学习环境中的不同信任方向

委托方	受托方	信任目标	委托方的假设，反映受托方的可信度	委托方的假设，反映他们的信任决定	参考文献
督导者	学员	置信临床任务	“这名学员似乎已经准备好承担这一职责”	“我可以离开房间”“我将推荐终结性置信决策为 4 级”	17，20，25，55 56，57 15，24，48，58
学员	患者	接受反馈	“这是位富有思想的患者，其观点很有价值”	“我会向患者寻求反馈”“我会采纳这些反馈，并与督导者分享”	53
患者	督导者	获取高质量照护	“这名医师知道他们在做什么”“之前的决定是正确的”	“我会按照他们的建议去做”“我可以坦诚相待，并透露私密信息”	59，60

续表

委托方	受托方	信任目标	委托方的假设，反映受托方的可信度	委托方的假设，反映他们的信任决定	参考文献
督导者	患者	期待诚实、合作	“这名患者非常合作”“理解我的问题”“给出明智和诚实的回答”“会做他们承诺做的事情”	“我会提出并讨论所有合理的诊断和治疗方案”“我会与患者就治疗依从性达成一致，并要求患者向我报告任何问题”	61
患者	学员	获取高质量照护	“这名学员似乎知道他们正在做什么”“坦诚他们还无法做到的事情”“若需要，知道何时以及如何寻求帮助”	“我会认可他们是我的主管医师”	31，32，40，62
学员	督导者	获取高质量指导/教授、公平公正地评级/评价、足够的自主权，必要时获得督导者的及时支持	“这位督导者拥有令人印象深刻的专业知识和经验”“对我和患者很有善意”“不会欺骗我”“信守诺言”	“我会按照督导者的要求去做，即使我不是完全信服”“我会请求诚实的反馈”“我会报告我刚刚犯的那个粗心的错误”	33，34，41，44，47
学员	学员	学习时，通过自我调节、独立执行与寻求帮助之间的平衡，确保患者安全	“我不需要说服自己，我是一名合格的医疗服务提供者，但同时我知道，我不需要知道所有事情”	“我知道我能够在没有督导者帮助的情况下完成这项任务，但一旦超出了我的能力范围，我会寻求帮助”	63，64 26，65，66 67

学员对其督导者的信任

虽然分配临床责任的决定可能由督导者决定，但学员对督导者的信任可能会影响他们全身心投入这些责任的积极性，以及他们从中学习的能力。学员需要相信，他们的督导者会支持他们安全地照护患者，并以一种促进学习而不是拒绝或责备的方式评估他们的不足[33,34,42]。学员认知自身局限是其可信度的关键组成部分[10]，但是这种坦诚必须伴随一种预期，即督导者对学员展现出的脆弱性做出积极回应。这并不是默认的情况，因为学员可能会在渴望表现良好与希望收到关于自己真实能力水平的反馈的张力之间挣扎[42]。学员和督导者之间的信任，以及共同理解评估的目的，可能有助于缓解这种张力。事实上，学员对其督导者的信任，以及他们对督导者善意的信念，是可信度中一个普遍存在的影响因素，有助于他们接受反馈[43-46]。Telio 等将这种互惠关系描述为一种“教育联盟”，类似于支持患者和照护提供者之间坦诚相待的“治疗联盟”[47]。

关于置信，学员也必须信任督导者能够做出适当的置信决策，使他们既能学习，又能照护患者。实证研究表明，那些认为督导者的信任与他们自我感知的可信度相匹配的学员，他们主观上会更好地学习以及与患者和医疗团队互动[48]。当学员认为自己得到的信任少于应得的时，他们经常会疏离患者，学习动力下降，并感觉受到过度管理[15]。而另一个极端，

Klasen 等最近探讨了允许学员失败的概念。虽然学员可能认为这些情况代表缺乏支持，但他们也认为这些情景可能是潜在有价值的学习机会，这取决于他们对督导者意图的感知，这些意图可能又受到学员对督导者信任的影响[35]。

患者对学员作为照护提供者的信任

虽然督导者可以根据基于证据的信任（即有充分记录的既往行为表现和互动）来决定是否信任学员，但患者并无法获取同样的信息[e]和选择权。由于患者无法直接监督学员，培训机构有责任确保患者对学员的预设信任，乃至必然信任，而这类信任是有依据的。尽管对患者负有这种责任，但项目督导者有时仍会决定让一些他们并不完全信任能够照护其家人的学员毕业[49]。在 2022 年和 2023 年的各种工作坊和会议中，ten Cate 针对不同听众进行了非正式投票，提出了这样的问题："你是否曾经**亲自**批准学员完成某个项目或轮转，但并不完全有信心学员已经达到了关键目标？" 在 329 名受访者中，许多人表示他们记得有过这样的情况（图 4.3）。置信概念旨在通过提供学员信任的透明度来解决这一问题，即"教育学员成为值得"患者信任的人。

患者对医疗服务提供者的信任在文献中是被广泛研究的领域，有多种工具被设计用来测量这一构念。在这些研究中，患者对医疗服务提供者的信任通常被解释为患者对他们可信度的主观感受。Mayer 等的模型也被应用于这一情境中，因为许多模型都以某种形式包含了潜能、善意和诚信 3 个因素[11]。例如，Greene 等描述了能力、照护和沟通 3 个维度[30]。尽管这些因素在性质上各有不同，但定量研究表明患者信任是一个单维构念，这些因素之间密不可分地重叠着[39,50]。

关于患者对学员作为医疗服务提供者的信任的相关文献子集似乎尚不够丰富。Bonds 等研究了在初级保健环境中与信任住院医生相关的因素，发现患者对学员的信任也强烈依赖于患者对学员所属的医院系统的信任[40]。机构信任的作用也体现在一项关于学员对他们与患者互动的反思研究中，这也暗示了患者和学员之间的相互信任，有助于患者愿意展现自己脆弱的一面[51]。Tiyyagura 等探讨了父母对学员缺乏经验的持续担忧，如何限制了督导者允许学员在儿科急诊室执行操作的意愿，尽管已保证有足够的操作督导[52]。El-Haddad 等研究了让患者参与置信决策的方法，并考虑了患者对学员在执行患者照护任务时的期望[31,32]。

统一的置信模型

我们在本章结尾提出统一的置信模型（图 4.4），总结本章讨论的关键要素。Mayer 等将信任定义为接受关系中的风险[1]，应用于置信时指的是督导者对学员的信任。患者照护和学习的双重目标[7]在督导者和学员之间的信任中产生了互惠性。督导者不仅会评价学员的可信度（通过评价学员的主动、可靠、诚信、能力和谦逊特征）[9]，而且学员也会接受（或拒绝）来自督导者的信任（通过评价督导者的可信度、提供支持的能力和善意）[33,34,53]。这个初始

e 此外，学员通常无法像获得执照的专业人士那样被在线评论（而且这类评价的可靠性也是一个有争议的问题）。

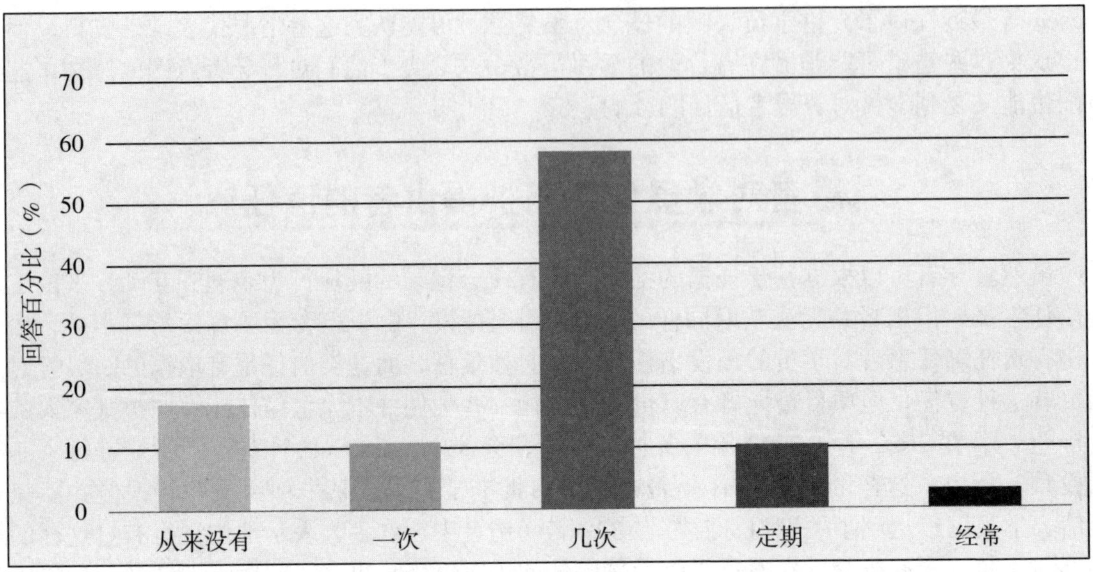

图 4.3 临床教育工作者回答以下问题的百分比："你是否曾经亲自批准学员完成某个项目或轮转，但并不完全有信心学员已经达到了关键目标？"（$N=329$，在 10 个场合）

步骤代表了"置信意向"[7,16]，它是根据患者、督导者和学员三角关系中利益相关者感知的风险和获益来确定的。这些风险和获益本身会受到情境和任务的影响，这与资源的可用性和患者表现的复杂性有关[17]。

"置信意向"之后是"置信决策"[7]，这表现为置信 - 督导级别[54]。这一决策在患者照护任务中，以"实施置信"的形式体现[7]，在此过程中，它会调整督导者提供的支持度和学员体验到的自主程度。督导者能够干预任务完成，并决定何时支持学员，这是置信与广义信任相区别的特征（在后者，委托方愿意"在无法督导或控制另一方的情况下，使其处于不利境况"[8]）。当督导者在其提供的支持程度与学员先前的自主权经验（或期望）之间设置差距时，学员可能会在这个所谓的"最近发展区"[25,54]中推动自主实践，从而历练成长[25,54]。"实施置信"的结果会反馈到三角关系（如图 4.2 所示，影响每名成员），同时也影响未来的置信决策。

希望本章对置信的阐述与讨论，能够清晰地说明置信所依托的对信任的独特认知、情境和形式，同时提出一个研究议程，以进一步阐明置信的多个方面[f]。通过探索这些依赖关系，置信不仅可以被视为督导者对学员的信任，还可以被视为在互惠关系背景下，以患者为中心的三角关系中发生的一种复杂的社会互动。

f 大部分关于置信决策的实证支撑都集中在学员和任务特征上。因此，非常欢迎对这一模型的其他方面（包括督导者、关系、情境以及影响学员对督导者信任的因素）进行更多的研究。

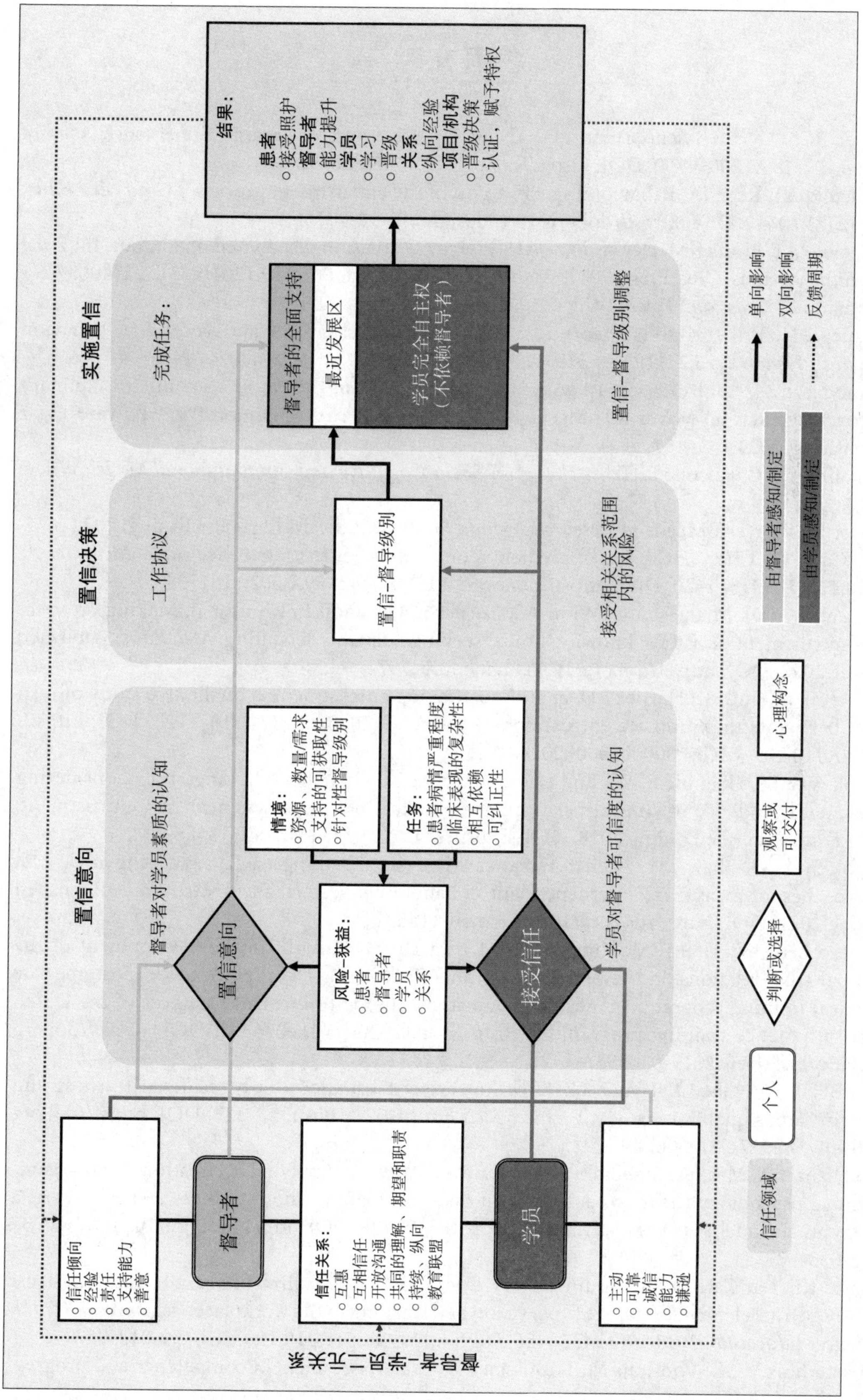

图 4.4 基于 Mayer 等[1]、Castelfranchi 等[7]、Holzhausen 等[16]、ten Cate 和 Chen[9] 等多个模型构建出统一的置信模型

参考文献

1. Mayer RC, Davis JH, Schoorman FD. An integrative model of organizational trust. *Acad of Manage R*. 1995;20(3):709. DOI: https://doi.org/10.2307/258792
2. Cianciolo AT, Kegg JA. Behavioral specification of the entrustment process. *J Grad Med Educ*. 2013;5(1):10–12. DOI: https://doi.org/10.4300/jgme-d-12-00158.1
3. Cianciolo AT, Evans KM, DeCostanza AH, Pierce LG. Trust in distributed operations. In: *Trust in Military Teams*. CRC Press; 2011:89–106. DOI: https://doi.org/10.1201/9781315549637-6
4. Luhmann N. *Trust and Power*. Wiley; 1979.
5. Munley PH. Erik Erikson's theory of psychosocial development and vocational behavior. *J Couns Psychol*. 1975;22(4):314–319. DOI: https://doi.org/10.1037/h0076749
6. Damodaran A, Shulruf B. Trust in healthcare professions' education: an interdisciplinary research agenda. In: Mayer RC, Mayer BM, eds. *A Research Agenda for Trust*. Edward Elgar Publishing; 2024:185–197.
7. Castelfranchi C, Falcone R. *Trust Theory: A Socio-Cognitive and Computational Model*. Wiley; 2010.
8. Mayer RC, Mayer BM, eds. *A Research Agenda for Trust*. Edward Elgar Publishing; 2024.
9. ten Cate O, Chen HC. The ingredients of a rich entrustment decision. *Med Teach*. 2020;42(12):1413–1420. DOI: https://doi.org/10.1080/0142159X.2020.1817348
10. Schumacher DJ, Michelson C, Winn AS, Turner DA, Elshoff E, Kinnear B. Making prospective entrustment decisions: knowing limits, seeking help and defaulting. *Med Educ*. Published online 2022. DOI: https://doi.org/10.1111/medu.14797
11. Pingree EW, Huth K, Harper BD, et al. Encouraging entrustment: a qualitative study of resident behaviors that promote entrustment. *Acad Med*. 2020;95(11):1718–1725. DOI: https://doi.org/10.1097/ACM.0000000000003487
12. Sebok-Syer SS, Chahine S, Watling CJ, Goldszmidt M, Cristancho S, Lingard L. Considering the interdependence of clinical performance: implications for assessment and entrustment. *Med Educ*. Published online 2018. DOI: https://doi.org/10.1111/medu.13588
13. Sebok-Syer SS, Shaw JM, Asghar F, Panza M, Syer MD, Lingard L. A scoping review of approaches for measuring 'interdependent' collaborative performances. *Med Educ*. Published online 2021. DOI: https://doi.org/10.1111/medu.14531
14. Bonnie LHA, Visser MRM, Kramer AWM, van Dijk N. Insight in the development of the mutual trust relationship between trainers and trainees in a workplace-based postgraduate medical training programme: a focus group study among trainers and trainees of the Dutch general practice training programme. *BMJ Open*. 2020;10(4):e036593. DOI: https://doi.org/10.1136/bmjopen-2019-036593
15. Gin BC, Tsoi S, Sheu L, Hauer KE. How supervisor trust affects early residents' learning and patient care: a qualitative study. *Perspect Med Educ*. 2021;10(6):327–333. DOI: https://doi.org/10.1007/S40037-021-00674-9
16. Holzhausen Y, Maaz A, Cianciolo AT, ten Cate O, Peters H. Applying occupational and organizational psychology theory to entrustment decision-making about trainees in health care: a conceptual model. *Perspect Med Educ*. 2017;6(2):119–126. DOI: https://doi.org/10.1007/s40037-017-0336-2
17. Hauer KE, ten Cate O, Boscardin C, Irby DM, Iobst W, O'Sullivan PS. Understanding trust as an essential element of trainee supervision and learning in the workplace. *Advances in Health Sciences Education*. 2013;19(3):435–456. DOI: https://doi.org/10.1007/s10459-013-9474-4
18. Dijksterhuis MGK, Voorhuis M, Teunissen PW, et al. Assessment of competence and progres-

sive independence in postgraduate clinical training. *Med Educ*. 2009;43(12):1156–1165. DOI: https://doi.org/10.1111/j.1365-2923.2009.03509.x

19. Kennedy TJT, Regehr G, Baker GR, Lingard L. Point-of-care assessment of medical trainee competence for independent clinical work. *Acad Med*. 2008;83(Supplement):S89-S92. DOI: https://doi.org/10.1097/ACM.0b013e318183c8b7
20. Sterkenburg A, Barach P, Kalkman C, Gielen M, ten Cate O. When do supervising physicians decide to entrust residents with unsupervised tasks? *Acad Med*. 2010;85:1408–1417. DOI: https://doi.org/10.1097/ACM.0b013e3181eab0ec
21. Gomez-Garibello C, Young M. Emotions and assessment: considerations for rater-based judgements of entrustment. *Med Educ*. 2018;52(3):254–262. DOI: https://doi.org/10.1111/medu.13476
22. ten Cate O, Khursigara-Slattery N, Cruess RL, Hamstra SJ, Steinert Y, Sternszus R. Medical competence as a multilayered construct. *Med Educ*. 2023;(June):1–12. DOI: https://doi.org/10.1111/medu.15162
23. Hirsh DA, Holmboe ES, ten Cate O. Time to trust: longitudinal integrated clerkships and entrustable professional activities. *Acad Med*. Published online 2014. DOI: https://doi.org/10.1097/ACM.0000000000000111
24. Caro Monroig AM, Chen HC, Carraccio C, Richards BF, ten Cate O, Balmer DF. Medical students' perspectives on entrustment decision making in an entrustable professional activity assessment framework: a secondary data analysis. *Acad Med*. 2021;96(8):1175–1181. DOI: https://doi.org/10.1097/ACM.0000000000003858
25. ten Cate O, Hart D, Ankel F, et al. Entrustment decision making in clinical training. *Acad Med*. 2016;91(2):191–198. DOI: https://doi.org/10.1097/ACM.0000000000001044
26. Marty A, Frick S, Bruderer Enzler H, Zundel S. An analysis of core EPAs reveals a gap between curricular expectations and medical school graduates' self-perceived level of competence. *BMC Med Educ*. 2021;21(1):105. DOI: https://doi.org/10.1186/s12909-021-02534-w
27. Conroy M, McCallister J, Gustin J. Entrustment decision making in the intensive care unit: it's about more than the learner. *ATS Sch*. Published online 2023:1–18. DOI: https://doi.org/10.34197/ats-scholar.2023-0060oc
28. Kleijer EFW, Schuurmans MJ, ten Cate O, Pool IA. Preceptors' considerations when entrusting professional activities to postgraduate nursing students: a qualitative study. *Nurse Educ Today*. Published online 2023. DOI: https://doi.org/10.1016/j.nedt.2023.105799
29. ten Cate O, Regehr G. The power of subjectivity in the assessment of medical trainees. *Acad Med*. Published online 2019. DOI: https://doi.org/10.1097/ACM.0000000000002495
30. Greene J, Ramos C. A mixed methods examination of health care provider behaviors that build patients' trust. *Patient Educ Couns*. 2021;104(5):1222–1228. DOI: https://doi.org/10.1016/j.pec.2020.09.003
31. El-Haddad C, Hegazi I, Hu W. A patient expectations questionnaire for determining criteria for entrustment decisions. *Med Teach*. 2021;43(9):1031–1038. DOI: https://doi.org/10.1080/0142159X.2021.1907324
32. El-Haddad C, Damodaran A, McNeil HP, Hu W. A patient-centered approach to developing entrustable professional activities. *Acad Med*. 2017;92(6):800–808. DOI: https://doi.org/10.1097/ACM.0000000000001616
33. Castanelli DJ, Weller JM, Molloy E, Bearman M. How trainees come to trust supervisors in workplace-based assessment: a grounded theory study. *Acad Med*. 2022;97(5):704–710. DOI: https://doi.org/10.1097/ACM.0000000000004501
34. Castanelli DJ, Weller JM, Molloy E, Bearman M. Trust, power and learning in workplace-based assessment: the trainee perspective. *Med Educ*. 2021;(August):1–12. DOI: https://doi.org/10.1111/medu.14631

35. Klasen JM, Teunissen PW, Driessen E, Lingard LA. Trainees' perceptions of being allowed to fail in clinical training: A sense-making model. *Med Educ.* 2023;57(5):430–439. DOI: https://doi.org/10.1111/medu.14966
36. McClintock AH, Fainstad T, Blau K, Jauregui J. Psychological safety in medical education: A scoping review and synthesis of the literature. *Med Teach.* Published online 2023. DOI: https://doi.org/10.1080/0142159X.2023.2216863
37. Muller-Juge V, Cullati S, Blondon KS, et al. Interprofessional collaboration between residents and nurses in general internal medicine: A qualitative study on behaviours enhancing teamwork quality. *PLoS One.* 2014;9(4):1–8. DOI: https://doi.org/10.1371/journal.pone.0096160
38. Thannhauser J, Russell-Mayhew S, Scott C. Measures of interprofessional education and collaboration. *J Interprof Care.* 2010;24(4):336–349. DOI: https://doi.org/10.3109/13561820903442903
39. Hall MA, Dugan E, Zheng B, Mishra AK. Trust in physicians and medical institutions: what is it, can it be measured, and does it matter? *Milbank Quarterly.* 2001;79(4):613–639. DOI: https://doi.org/10.1111/1468-0009.00223
40. Bonds DE, Foley KL, Dugan E, Hall MA, Extrom P. An exploration of patients' trust in physicians in training. *J Health Care Poor Underserved.* 2004;15(2):294–306. DOI: https://doi.org/10.1353/hpu.2004.0018
41. Molloy E, Bearman M. Embracing the tension between vulnerability and credibility: 'intellectual candour' in health professions education. *Med Educ.* 2019;53(1):32–41. DOI: https://doi.org/10.1111/medu.13649
42. Brand PLP, Jaarsma ADC, van der Vleuten CPM. Driving lesson or driving test? a metaphor to help faculty separate feedback from assessment. *Perspect Med Educ.* 2021;10(1):50–56. DOI: https://doi.org/10.1007/s40037-020-00617-w
43. Eva KW, Armson H, Holmboe E, et al. Factors influencing responsiveness to feedback: on the interplay between fear, confidence, and reasoning processes. *Advances in Health Sciences Education.* 2012;17(1):15–26. DOI: https://doi.org/10.1007/s10459-011-9290-7
44. van de Ridder JMM, Berk FCJ, Stokking KM, ten Cate OTJ. Feedback providers' credibility impacts students' satisfaction with feedback and delayed performance. *Med Teach.* 2015;37(8):767–774. DOI: https://doi.org/10.3109/0142159X.2014.970617
45. van de Ridder JMM, Peters CMM, Stokking KM, de Ru JA, ten Cate OTJ. Framing of feedback impacts student's satisfaction, self-efficacy and performance. *Advances in Health Sciences Education.* 2015;20(3):803–816. DOI: https://doi.org/10.1007/s10459-014-9567-8
46. Cordovani L, Tran C, Wong A, Jack SM, Monteiro S. Undergraduate learners' receptiveness to feedback in medical schools: a scoping review. *Med Sci Educ.* 2023;33(5):1253–1269. DOI: https://doi.org/10.1007/s40670-023-01858-0
47. Telio S, Ajjawi R, Regehr G. The 'educational alliance' as a framework for reconceptualizing feedback in medical education. *Acad Med.* 2015;90(5):609–614. DOI: https://doi.org/10.1097/ACM.0000000000000560
48. Karp NC, Hauer KE, Sheu L. Trusted to learn: a qualitative study of clerkship students' perspectives on trust in the clinical learning environment. *J Gen Intern Med.* 2019;34(5):662–668. DOI: https://doi.org/10.1007/s11606-019-04883-1
49. Jonker G, Ochtman A, Marty AP, Kalkman CJ, ten Cate O, Hoff RG. Would you trust your loved ones to this trainee? Certification decisions in postgraduate anaesthesia training. *Br J Anaesth.* Published online 2020. DOI: https://doi.org/10.1016/j.bja.2020.07.009
50. Hall MA, Zheng B, Dugan E, et al. Measuring patients' trust in their primary care providers. *Medical Care Research and Review.* 2002;59(3):293–318. DOI: https://doi.org/10.1177/1077558702059003004

51. Shaughnessy AF, Vicini, SJ A, Zgurzynski M, O'Reilly-Jacob M, Duggan AP. Indicators of the dimensions of trust (and mistrust) in early primary care practice: a qualitative study. *BMC Primary Care*. 2023;24(1):150. DOI: https://doi.org/10.1186/s12875-023-02098-2
52. Tiyyagura G, Balmer D, Chaudoin L, et al. The greater good: how supervising physicians make entrustment decisions in the pediatric emergency department. *Acad Pediatr*. 2014;14(6): 597–602. DOI: https://doi.org/10.1016/j.acap.2014.06.001
53. Eijkelboom MCL, De Kleijn RAM, Van diemen WJM, Maljaars CDN, Van Der Schaaf MF, Frenkel J. Patients as feedback providers: exploring medical students' credibility judgments. *Perspect Med Educ*. 2023;12(1):129–140. DOI: https://doi.org/10.5334/pme.842
54. ten Cate O, Schwartz A, Chen HC. Assessing trainees and making entrustment decisions: on the nature and use of entrustment-supervision scales. *Acad Med*. Published online 2020: 1662–1669. DOI: https://doi.org/10.1097/ACM.0000000000003427
55. Gingerich A, Daniels V, Farrell L, Olsen SR, Kennedy T, Hatala R. Beyond hands-on and hands-off: supervisory approaches and entrustment on the inpatient ward. *Med Educ*. 2018;52(10):1028–1040. DOI: https://doi.org/10.1111/medu.13621
56. Sheu L, Kogan JR, Hauer KE. How supervisor experience influences trust, supervision, and trainee learning: a qualitative study. *Acad Med*. 2017;92(9):1320–1327. DOI: https://doi.org/10.1097/ACM.0000000000001560
57. Hatala R, Ginsburg S, Gauthier S, Melvin L, Taylor D, Gingerich A. Supervising the senior medical resident: entrusting the role, supporting the tasks. *Med Educ*. 2022;56(12):1194–1202. DOI: https://doi.org/10.1111/medu.14883
58. Duijn CCMA, Welink LS, Mandoki M, ten Cate OTJ, Kremer WDJ, Bok HGJ. Am I ready for it? Students' perceptions of meaningful feedback on entrustable professional activities. *Perspect Med Educ*. 2017;6(4):256–264. DOI: https://doi.org/10.1007/s40037-017-0361-1
59. Taylor LA, Nong P, Platt J. Fifty years of trust research in health care: a synthetic review. *Milbank Quarterly*. 2023;101(1):126–178. DOI: https://doi.org/10.1111/1468-0009.12598
60. Pokhilenko I, van Esch TEM, Brabers AEM, de Jong JD. Relationship between trust and patient involvement in medical decision-making: a cross-sectional study. *PLoS One*. 2021;16 (8 August). DOI: https://doi.org/10.1371/journal.pone.0256698
61. Grob R, Darien G, Meyers D. Why physicians should trust in patients. *JAMA*. Published online 2019. DOI: https://doi.org/10.1001/jama.2019.1500
62. Crossley J, Eiser C, Davies HA. Children and their parents assessing the doctor-patient interaction: a rating system for doctors' communication skills. *Med Educ*. 2005;39(8):820–828. DOI: https://doi.org/10.1111/j.1365-2929.2005.02230.x
63. Sagasser MH, Kramer AWM, Fluit CRMG, van Weel C, van der Vleuten CPM. Self-entrustment: how trainees' self-regulated learning supports participation in the workplace. *Advances in Health Sciences Education*. 2017;22(4):931–949. DOI: https://doi.org/10.1007/s10459-016-9723-4
64. Sturman N, Parker M, Jorm C. Clinical supervision in general practice training: the interweaving of supervisor, trainee and patient entrustment with clinical oversight, patient safety and trainee learning. *Advances in Health Sciences Education*. 2021;26(1):297–311. DOI: https://doi.org/10.1007/s10459-020-09986-7
65. Padilla EP, Stahl CC, Jung SA, et al. Gender differences in entrustable professional activity evaluations of general surgery residents. *Ann Surg*. 2022;275(2):222–229. DOI: https://doi.org/10.1097/SLA.0000000000004905
66. Marty AP, Schmelzer S, Thomasin RA, et al. Agreement between trainees and supervisors on first-year entrustable professional activities for anaesthesia training. *Br J Anaesth*. 2020;125(1):98–103. DOI: https://doi.org/10.1016/j.bja.2020.04.009

67. Klassen RM, Klassen JRL. Self-efficacy beliefs of medical students: a critical review. *Perspect Med Educ*. 2018;7(2):76–82. DOI: https://doi.org/10.1007/s40037-018-0411-3
68. Yaneva V, von Davier M. *Advancing Natural Language Processing in Educational Assessment*. Routledge; 2023. DOI: https://doi.org/10.4324/9781003278658

第 5 章

将作为评价方法的效度理论应用于置信

Claire Touchie，Olle ten Cate，Yoon Soo Park，Benjamin Kinnear，David R. Taylor

翻译：王　雨　校对：齐　心

摘　要

在采用基于置信的评价时，评价的构建已经从评价学习者提供适当照护的能力，转为评价他们是否准备好承担起患者福祉的责任，以及是否获得适当的自主权，执行临床照护的许可。负责做出决策的能力委员会必须确保基于置信的决策有效、适合目的，并得到正确的解释。然而，置信作为一个构念，具有复杂性，有必要讨论它与效度的关系。

在置信职业行为（EPAs）的背景下，虽然可能会提出许多不同的效度问题，但本章将重点关注我们认为基于 EPA 的项目中最显著和新颖的特征，即引入置信决策作为评价在培医学专业人士的一种方法。在置信的背景下，参考 Messick 和 Kane 的模型，讨论效度理论。这引发了一些反思：关于效度的假设如何重新概念化？如何利用证据来源和效度论证支持合理决策？以及如何考虑效度的威胁并将其最小化？

作　者

- Claire Touchie，MD，MHPE。加拿大渥太华大学。邮箱：ctouchie@toh.ca
- Olle ten Cate，PhD。荷兰乌特勒支大学医学中心。
- Yoon Soo Park，PhD。美国伊利诺伊大学医学院。
- Benjamin Kinnear，MD，MEd。美国辛辛那提儿童医院医学中心 / 辛辛那提大学医学院。
- David R．Taylor，MD，MHPE。加拿大女王大学。

本章引用格式：

Touchie C，ten Cate O，Park YS，Kinnear B，Taylor D.Validity theory applied to entrustment as an approach to assessment．In：ten Cate O，Burch VC，Chen HC，Chou FC，Hennus MP.（Eds）．*Entrustable Professional Activities and Entrustment Decision-Making in Health Professions Education*，Chapter 5，pp.51-63．[2024] London：Ubiquity Press．DOI：https：//doi.org/10.5334/bdc.e

本章包含了对本书其他章节的交叉引用。对于将本章作为独立出版物阅读的读者，所有交叉引用列于以下链接：https：//doi.org/10.5334/bdc

引 言

在胜任力导向的教育背景下，EPAs 和置信决策的出现引发了效度问题 [1,2]。许多学校和项目都有合理的疑问：改变项目或改进对学员的评价是否值得投入？这种改变是否会带来更好的项目、更好的医师或更安全的患者照护？与其他教育方法（如问题导向的学习）的重大转变一样，我们必须提供效度证据，证明这些新方法适合其目的。这意味着一种教育和（或）评价方法实现其目的或功能的程度 [3]。

框 5.1 列出了一些与 EPAs 相关的“适合目的”的效度问题。本章将重点关注我们认为基于 EPA 的项目中最显著和新颖的特点：引入**置信决策**作为评价在培医学专业人士的一种方法。我们将探讨如何将效度理论应用于这一方法 [4]。

置 信

医学教育中的置信是指将照护个体或执行任务的责任赋予学员 [4]。当学员被要求在没有直接督导的情况下照护患者或执行任务时，置信就发生了。置信决策可以在**此刻**做出，例如学员被要求接管患者照护（即临时性置信）时。在照护地点（point of care，POC）对学员的准备情况进行隐性评价（即观察 + 判断 ± 反馈），旨在指导学习和进步，并提供反馈以促进其作为新进专业人士的成长。这些 POC 评价应是旨在低利害、形成性目的，并且本身不应该用于做出晋级或资格认证的决策。然而，这些一线评价可以被记录下来，并与来自不同方法的其他数据点相结合，以对学员在较少督导下参与患者照护的能力和许可做出整体、高利害、终结性决策。这些终结性置信决策对学员和患者都具有内在的影响。确保这些置信决策的效度是将它们纳入评价策略的关键步骤 [30]。

框 5.1 关于 EPAs 和置信的“适合目的”效度问题的示例

“适合目的”效度问题的实例	转化为可能的操作性问题	研究实例
该 EPA 的有效性如何？	该特定 EPA 是否反映了相关任务？可以衡量学员的准备程度吗？	院校医学教育（UME）核心 EPA 5[5]
该 EPA 框架的有效性如何？	EPAs 的框架是否覆盖了这个职业行为的范围？该框架在实践中可行吗？这些 EPAs 是否符合雇主的期望，或遵循培训要求？	美国普通外科 [6]、药学 [7]、家庭医学 [8]、医学放射技术人员 [9] EPAs
基于置信的讨论（entrustment-based discussion，EBD）有效性如何？	与其他基于工作场所的评价相比，EBD 能否增强督导者对学员承担更高风险准备情况的洞察力？	这个程序已经被讨论过 [10]，但效度问题尚未得到研究

（待续）

框 5.1（续）

“适合目的”效度问题的实例	转化为可能的操作性问题	研究实例
实施置信决策的有效性如何？	对于某项 EPA，那些被认定已经准备好接受远程督导的学员，能否真正承担得了相应职责？	一项基于调查的皮肤科研究关注了该点[11]
置信-督导（entrustment-supervision，ES）量表在测量学员成长方面的有效性如何？	经验越丰富的学员，在置信-督导量表上是否需要越少的督导（或成绩越高）？	ES 量表应用于麻醉科[12,13]、外科[14,15]、儿科[16,17,18]、护理[19]、内科[20,21]、急诊医学[22]以及院校医学教育（UME）[23]项目
ES 量表与其他测量方法相比，其有效性如何？	测量学员成长的不同量表成绩是否与其他量表成绩相关？	比较 UME 中的 ES 量表[24,25] 比较 ES 量表与里程碑量表[26]
如何生成有效的置信决策？	哪些学员特征决定了置信决策的有效性？	督导者[27]或项目主任[28]的意见[29]

效度与置信

教育中的效度是指“证据和理论对评价或测试成绩的解释和使用的支持程度”[31]。拟采用的评价解释包括明确预期测量的构念。采用置信概念时，构念已经从评价学员提供适当照护的**能力**，转为评价其执行 EPA 时，在较少或无督导的情况下学员是否准备好承担患者福祉**责任**的能力。置信是一个比能力更复杂的构念，它需要考虑其他学员品质（例如认真负责、诚信、谦逊）及与学员无关的因素（例如患者病情严重程度和复杂性，以及督导者对学员的信任倾向）（参见第 4 章）[29,32]。虽然置信对于决定授予临床责任和自主权方面更有意义，但从结构效度的角度来看，其复杂性也带来了一定的挑战。

此外，在收集效度证据时，经常涉及评价的客观性。在基于工作场所的评价（WBA）中，对客观性（或测量精度）的追求一直非常普遍；缺乏客观性经常被视为使用胜任力导向的框架（包括 EPAs）进行评价时缺乏效度证据[2,33,34]。然而，WBA 中客观性的必要性已经受到挑战[35,36,37]。ten Cate 和 Regehr 提出了“共享主观性”的概念，即社会建构的观点趋于一致，而不是专注于客观性[38]。构建医学中的评价方法通常依赖于在测试项目选择、标准设定、评估工具使用，以及在关于学员熟练程度的判断方面达成共识。承认专家判断不可或缺，以及专家在独特和主观判断上存在差异，主观性及其对测量变异性的贡献不应被视为不必要的误差。

相反，利用不同的视角，通过共识达成连贯的“丰富画面”，而不是假设“唯一真理”，这意味着接受甚至拥抱主观性或者所谓的“相关差异”[35,39,40,41]。然而，为了支持评价的目的，必须收集效度证据，用以支持或反驳教育者对学员是否值得信任执行临床任务和照护患者的解释。学员在培训后是否准备好进行无督导实践是文献关注的问题，而对于授予无督导行动许可决策的效度重要性再怎么强调也不为过[42,43]。

在置信决策背景下理解效度：Messick 和 Kane 框架

在医学教育中，已经应用了 2 个主要的效度框架[30,44]：Messick 效度证据来源和 Kane 基于论证的方法[45,46]。在 Messick 的方法中，通过收集多方面证据来支持对评价数据的解释和使用。这些包括基于以下方面的证据：①测试内容（被评估的是什么构念？）；②反应过程（评价者或受试者如何实施评价？）；③内部结构（工具或项目是否一致地测量了预期的构念？）；④与其他变量的关系［是否有其他三角测量信息支持（或不支持）该解释？］；⑤测试的结果（是否有证据表明评价决策的预期和意外影响是可以接受的？）。表 5.1 解释了使用 EPAs 作为 WBA 时 Messick 效度证据的来源。

表 5.1　用于指导获取 Messick 的 5 个效度证据来源的问题

来源	询问的问题	
	评价者个体	胜任力委员会
内容	是否观察或讨论和评价了正确的行为？它是否准确地反映出预期的 EPA？	EPA 的各个方面是否在各种观察和讨论中得到了充分体现？
反应过程	评价者是否清楚观察什么以及如何使用评价工具？置信决策时考虑了哪些因素？	委员会所有成员是否都接受过如何使用这些数据的培训？他们是否审核并理解关于学员的现有信息？评价者在评价学员时，是否考虑过他们所持的视角？
内部结构	置信决策是否得到评价工具所提供信息的支持？评价工具是否提供了足够的信息，从而为置信准备情况提供有意义的反馈？	是否有多名不同的观察者参与评价学员？他们的判断如何趋于一致？
与其他变量的关系	是否存在支持（或反驳）现有信息的证据来源？	与学员其他已完成评价的结果相比，EPA 置信决策的结果如何？
结果	观察者是否在提出建议后跟进观察？该决定是否产生了意料之外的后果？对认定为可置信的学员与仍需额外培训和补救的学员的影响各是什么？	委员会是否对置信决策和学员的行为进行了持续关注，以证明其决策的合理性？这些决策是否公平？是否存在偏见或公平性问题（如性别、种族）的证据？

Kane 采用一种基于论证的验证方法，其中，证据被优先考虑并用于支持或反驳一系列推论，这些推论将评价瞬间与评价的结果决定或使用联系起来，这种情况即是置信决策。收集证据是为了支持多种不同类型的推理：评分、概化、外推和意义（图 5.1）。

在效度论证中，推论是基于现有信息中得出的结论[47]。这些信息用于支持置信决策。在 Kane 模型中，每个循序推论都需要额外的信息来支持这些主张，从而构成支持决策的论据。

2 个效度框架可以通过信息相互支持，这些信息通过 Messick 证据来源收集，用以支持 Kane 推论，如表 5.2 所示。

教育中的大多数传统评价使用支持性证据来评分并进行概化推论，从而判断学生的知识和技能水平，并对学生的进步情况做出决定，通常表现为测试的通过或未通过，以及获得相应的成绩。终结性的置信决策带来了深思熟虑的可操作性决定，这些会影响患者照护，因此与 Messick 模型中的**结果**和 Kane 的**意义推论**有关。在后者的模型中，通过外推来确定置信和自主权的准备程度是使用 EPAs 的许多项目中采用的步骤：这一决定反映了对学员的信任，或“置信决策”。然而，这并不是最终步骤。真正的考验是实际的终结性置信，这反映了是否愿意安排学员在接受较少督导或无督导的情况下提供临床服务。在基于 EPA 的教育哲学中，这一步骤对学员具有重要意义，强调通过评价来引导渐进式赋予自主权和置信决策。它对患者也有影响，因为它与患者照护责任直接相关。实际上，至少到目前为止，规则和法规常常限制了真正的置信，这可能解释了为什么意义推论和结果证据尚未被普遍报道[11,48,49,50]。

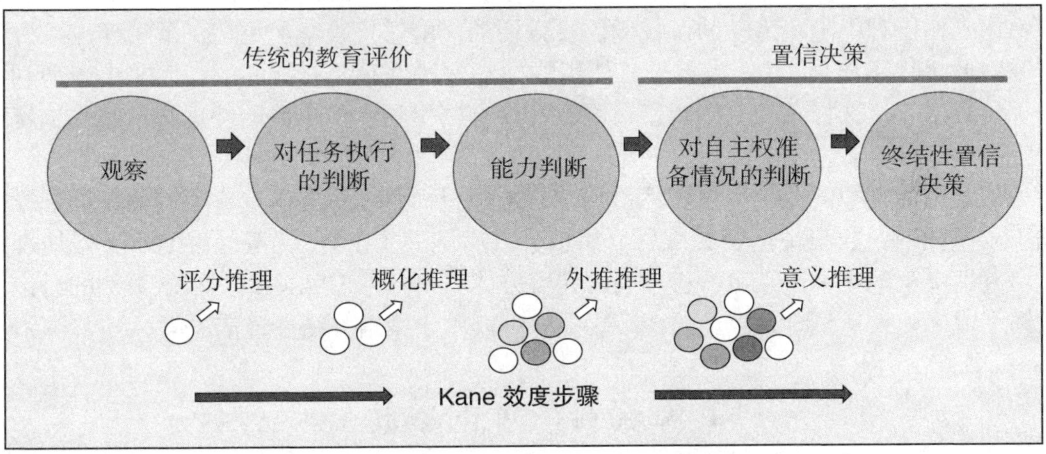

图 5.1　使用 Kane 效度论证的置信决策

表 5.2　Messick 和 Kane 的效度融合模型

		Kane 效度推论			
		评分	概化	外推	意义
Messick 效度证据来源	内容	●	●	●	
	反应过程	●			
	内部结构		●	●	
	与其他变量相关			●	●
	结果				●

合理的终结性置信决策

优化置信决策依赖于抽取和收集正确的信息。这看似简单，但实际并非如此。基于置信的 WBAs 发生在真实的临床环境中。临床工作场所是复杂的、自适应的环境，存在许多变量，无法为了评价学员的目的而进行控制或标准化。因此，评价在多个方面有所不同，例如评估的时间、关注的患者或病例、负责的评价者等。与书面或模拟评估相比，这种评价方式的规范性和可控性至少要低得多。因此，在 WBAs 背景下，需要进一步探索置信的效度。

抽 样

大多数评价采用书面或模拟模式，通过一系列标准化的题目或场景评价学员，这些题目或场景是对所有可能项目的抽样。这个样本是具有代表性的，是一种方便抽样，并且在标准化条件下对一组被评价的个体而言情况类似。项目按照既定方式进行评分，并使用可靠、经过验证的方法对数据进行分析和审核，以确保其信度。定量方法可用于描述 Messick 和 Kane 方法中每一步的效度证据水平。

一般而言，基于 EPA 的数据收集被认为是对学员行为表现的方便抽样。EPA 评价是在日常临床工作流程中随机启动的。我们假设方便抽样能够代表学员更广泛的工作成果。最近的研究对此提出了质疑 [51,52,53]。首先，使用的抽样方法似乎是有目的的，而非出于便利，产生的评价数据有意选择了特定的观察，因此，没有产生具有代表性的数据集。其次，特定接诊评价的启动目的，因做出启动的决定者的动机而异，可能导致偏倚或代表性不足。

为了避免抽样中的偏见和代表性不足，对于项目而言，拟定出一个明确的预期抽样蓝图至关重要。同时，收集情境相关信息（如患者或病例的复杂性），可能有助于更好地理解用以做出置信决策的样本。最后，将不同的评价方式（例如，EPA 观察、基于案例的讨论、多源反馈、成果评估）整合到学员的档案袋中，可以用于做出终结性置信决策。

减轻对效度的威胁

当评价测量内容与预期不符时，就会威胁到效度。威胁效度的 2 类不同问题是构念代表性不足和构念无关误差。构念代表性不足（construct underrepresentation，CU）指的是评价未能完全代表预期构念。例如，如果有关成人患者照护的构念，只选择男性患者对学员进行评价，那么就存在女性患者代表性不足（或者，该例中完全没有代表性）的问题。构念无关误差（construct-irrelevant variance，CIV）是一种系统误差，其中，评价成绩受到与评价预期目的无关的变量影响 [31,54]。CU 和 CIV 可能会影响决策过程中提出的效度论据。如果问题足够严重，这些可以负面影响决策并反驳该论证。忽视这些问题可能影响患者和学员的安全。表 5.3 提供了威胁效度的示例和减轻这些威胁的措施。

重构信度

为了做出整体决定，有必要综合考虑学员档案袋中的不同评价结果。基于这些数据，胜任力委员会（Competence Committee，CC）考虑学员是否准备好在较少督导下执行。为了确保决策的可靠性和可重复性，应该明确规定将纳入哪些评价结果，以及如何解释和使用这些数据 [55,56]。

建立学员评价信度需要证明评级在多个评价场合中的可重复性 [57]。评价评级对学员外部因素的依赖程度越大，建立这种可重复性就越困难。置信有意地将学员无法控制的因素，如真实的临床环境和不同的患者严重程度 / 复杂性纳入评级结构本身。此外，可重复性的概念也存在问题，因为每次观察后通常会提供反馈以改进下一次的行为表现，从而改变了重复的条件。因此，当观察学员在一段时间内某项 EPA 置信情况时，我们关注的是成长或进步，而非表现的稳定性。因此，对于长时间执行同一项 EPA 的学员，使用增长率信度和增长曲线信度可能更合适。Park 等使用这类信度计算方法来估算里程碑评级的纵向一致性 [58]。这提供了可靠的纵向数据，以一种可能适用于 EPA 的方式跟踪个人进展。

表 5.3　与 Messick 效度证据来源相关的效度威胁及其示例

效度证据来源	对效度的威胁	需要考虑的措施
抽样 / 内容	• 观察的病例相对简单 • 学员选择了过多有利的观察时刻	• 在观察评价中纳入“病例复杂度”评分 • 纳入不预先通知的观察
	• 学员在患者照护方面缺乏关键性经验	• 在个人档案袋中纳入患者接诊记录以评估既往经历 • 精心设计日程安排和轮转体验 • 纳入基于置信的讨论（包括“如果……会怎样”的探讨）
反应过程	• 给予无理由的正面评价	• 教师发展和参照框架培训 • 促使评价者前瞻性思考（你是否愿意将下一位患者交给这名学员照护？）
	• 意识到观察者在场，学员调整行为	• 更加重视纵向［如多源反馈（MSF）］信息
	• CC 成员尚未有效整合相关学员数据	• 要求为 CC 会议做好准备 • 以高度易于理解（视觉化）的方式呈现汇总的学员数据
内部结构	• CC 会议上出现矛盾数据 • 可用数据种类缺乏多样性	• 仅在数据充分时讨论学员 • 探讨矛盾数据的来源
与其他数据的关系	• CC 成员对个别学员的个人认知存在差异 • 推测信任的间接信息与直接观察数据存在偏差	• 根据整体框架（如 A RICH 框架）评价学员数据 • 分析和理解数据的外部来源
结果	• 终结性决策后报告学员事件	• 在终结性决策后继续评估学员 • 分析事件，以区分能力与异常复杂病例

在评估用于终结性评价的学员档案袋的信度时，例如向实践过渡期，可以考虑其他形式的信度计算方法。为了提高基于多次评价的决策信度，可以考虑多个数据源或评价系统的综合信度 [59]，也可以使用定性方法。当查看学员的全部数据集时，可以使用数据的可信度以及不同评价之间的数据三角互证 [60]。此外，可以通过决策一致性探讨 CC 的决策信度，以及调查不同 CC 在使用相同学员数据时做出相似决策的程度。此类研究尚有待进行。无论采用何种方法，CC 中的专家基于多个数据点做出的集体判断，都应该能够促成有效决策 [61,62]。

构建合理决策的论证

WBAs 中，案例、情境和评价者的多样性无法避免。抽样可以有目的性，但作用毕竟有限，评价需要共享主观性或经过论证的“主体间判断”，而不是绝对客观性的证明。决策必须在数据本质上不完整的情况下做出，而且无法预测学员在终结性置信后绝对不会犯错。在一篇批判性综述中，Kinnear 等建议，论证理论可以帮助构建关于选择 Messick 框架、Kane 框架或两者兼用的效度论证[47]。那些构建论证者和目标受众，需要产生对效度论证过程及其标准的共享理解。论证应该根据受众（无论是学员、教师、项目，还是认证机构）的需求量身定制，并确保受众能够清楚理解。论证的力度和说服力应该决定解释和推论，从而做出尽可能最佳的决策。

文献中提供了多种关于如何构建决策效度论证的实例。Touchie 等讨论了在使用了 Messick 和 Kane 方法的情况下终结性决策中的效度问题[30]。Rotthoff 等认为评价不一定是分析性或整体性的，而可能处于一个连续体上[63]。Kinnear 等在两个不同的研究中使用了 Messick 和 Kane 方法，提供了一份效度地图，用以支持住院医师培训中的决策，并使用理论来支持时间可变的培训和关于实践准备情况的决策[64,65]。这些实例的一致之处在于，都依赖既定专家来审核各种数据来源，得出结论，并做出终结性决策。在这种情况下，信度证据表明，另一组独立的专家可能会对数据的充分性和所做决策得出类似的判断。

结　语

置信决策对学员和患者照护均有影响。置信作为一种构念是复杂的，在收集效度证据时面临诸多挑战。它具有与其他评价形式不同的效度含义。使用 Messick 和 Kane 的效度框架，我们可以运用理论来收集合理决策所需的证据。这些框架提供了一个平台，对抽样、信度和决策制定的基本假设重新进行概念化，并知晓如何减少对效度的威胁。

利益冲突

作者声明没有任何利益冲突。

参考文献

1. Guralnick S, Yedowitz-Freeman J. Core entrustable professional activities for entry into residency: curricular gap or unrealistic expectations. *J Grad Med Educ*. 2017;9(5):593–594. DOI: https://doi.org/10.4300/JGME-D-17-00559.1
2. Krupat E. Critical thoughts about the core entrustable professional activities in undergraduate medical education. *Acad Med*. 2018;93(3):371–376. DOI: https://doi.org/10.1097/ACM.0000000000001865
3. Dijkstra J, Galbraith R, Hodges BD, et al. Expert validation of fit-for-purpose guidelines for redesigning programmes of assessment. *BMC Med Educ*. 2012;12:20. DOI: https://doi.org/10.1186/1472-6920-12-20
4. ten Cate O, Hart D, Ankel F, et al. Entrustment decision-making in clinical training. *Acad Med*. 2016:91(2):191–198. DOI: https://doi.org/10.1097/ACM.0000000000001044
5. Aulet TH, Moore JS, Callas PW, Nicholas C, Hulme M. (En)trust me: validating an assessment rubric for documenting clinical encounters during a surgery clerkship clinical skills exam. *Am*

J Surg. 2020;219(2):258–262. DOI: https://doi.org/10.1016/j.amjsurg.2018.12.055

6. Brasel KJ, Lindeman B, Jones A, et al. Implementation of entrustable professional activities in general surgery: results of a national pilot study. *Ann Surg*. 2023;278(4):578–586. DOI: https://doi.org/10.1097/SLA.0000000000005991
7. McDowell L, Hamrick J, Fetterman J, Brooks K. Preceptors' perceptions of an entrustable professional activities-based community introductory pharmacy practice experience curriculum. *Curr Pharm Teach Learn*. 2024;16(2):109–118. DOI: https://doi.org/10.1016/j.cptl.2023.12.026
8. Newton WP, Magill M, Barr W, Hoekzema G, Karuppiah S, Stutzman K. Implementing competency based ABFM board eligibility. *J Am Board Fam Med*. 2023;36(4):703–707. DOI: https://doi.org/10.3122/jabfm.2023.230201R0
9. Tu CY, Huang KM, Cheng CH, Lin WJ, Liu CH, Yang CW. Development, implementation, and evaluation of entrustable professional activities (EPAs) for medical radiation technologists in Taiwan: a nationwide experience. *BMC Med Educ*. 2024;24:95. DOI: https://doi.org/10.1186/s12909-024-05088-9
10. ten Cate O, Hoff RG. From case-based to entrustment-based discussions. *Clin Teach*. 2017;14(6):385–389. DOI: https://doi.org/10.1111/tct.12710
11. Sigurdsson V, ten Cate O. Do summative entrustment decisions actually lead to entrustment? *Clin Teach*. October 10, 2023:e13668. DOI: https://doi.org/10.1111/tct.13668
12. Dubois DG, Lingley AJ, Ghatalia J, McConnell MM. Validity of entrustment scales within anesthesiology residency training. *Can J Anaesth*. 2021;68(1):53–63. DOI: https://doi.org/10.1007/s12630-020-01823-0
13. Weller JM, Castanelli DJ, Chen Y, Jolly B. Making robust assessments of specialist trainees' workplace performance. *Br J Anaesth*. 2017;118(2):207–214. DOI: https://doi.org/10.1093/bja/aew412
14. Sandhu G, Nikolian VC, Magas CP, et al. Optrust: validity of a tool assessing intraoperative entrustment behaviors. *Ann Surg*. 2018;267(4):670–676. DOI: https://doi.org/10.1097/SLA.0000000000002235
15. Liebert CA, Melcer EF, Keehl O, et al. Validity Evidence for ENTRUST as an assessment of surgical decision-making for the inguinal hernia entrustable professional activity (EPA). *J Surg Educ*. 2022;79(6):e202-e212. DOI: https://doi.org/10.1016/j.jsurg.2022.07.008
16. Li S, Qi X, Li H, Zhou W, Jiang Z, Qi J. Exploration of validity evidence for core residency entrustable professional activities in Chinese pediatric residency. *Front Med (Lausanne)*. 2023;10:1301356. DOI: https://doi.org/10.3389/fmed.2023.1301356
17. Pitts S, Schwartz A, Carraccio CL, et al. Fellow entrustment for the common pediatric subspecialty entrustable professional activities across subspecialties. *Acad Pediatr*. 2022;22(6):881–886. DOI: https://doi.org/10.1016/j.acap.2021.12.019
18. Mink RB, Schwartz A, Herman BE, et al. Validity of level of supervision scales for assessing pediatric fellows on the common pediatric subspecialty entrustable professional activities. *Acad Med*. 2018;93(2):283–291. DOI: https://doi.org/10.1097/ACM.0000000000001820
19. Lau ST, Ang E, Shorey S, Lau Y. Entrustable professional activity assessment tool for clinical procedures: a psychometric study. *J Clin Nurs*. 2021;30(19–20):2822–2831. DOI: https://doi.org/10.1111/jocn.15788
20. Colbert-Getz JM, Lappe K, Gerstenberger J, Milne CK, Raaum S. Capturing growth curves of medical students' clinical skills performance. *Clin Teach*. 2023;20(6):e13623. DOI: https://doi.org/10.1111/tct.13623
21. Warm EJ, Held JD, Hellmann M, et al. Entrusting observable practice activities and milestones over the 36 months of an internal medicine residency. *Acad Med*. 2016;91(10):1398–1405. DOI: https://doi.org/10.1097/ACM.0000000000001292

22. Dewhirst S, Wood TJ, Cheung WJ, Frank JR. Assessing the utility of a novel entrustment-supervision assessment tool. *Med Educ*. 2023;57(10):949–957. DOI: https://doi.org/10.1111/medu.15156
23. Violato C, Cullen MJ, Englander R, et al. Validity evidence for assessing entrustable professional activities during undergraduate medical education. *Acad Med*. 2021;96(7S):S70-S75. DOI: https://doi.org/10.1097/ACM.0000000000004090
24. Ryan MS, Khan AR, Park YS, et al. Workplace-based entrustment scales for the core EPAs: a multisite comparison of validity evidence for two proposed instruments using structured vignettes and trained raters. *Acad Med*. 2022;97(4):544–551. DOI: https://doi.org/10.1097/ACM.0000000000004222
25. Ryan MS, Gielissen KA, Shin D, et al. How well do workplace-based assessments support summative entrustment decisions? A multi-institutional generalisability study. *Med Educ*. January 2, 2024. DOI: https://doi.org/10.1111/medu.15291
26. Brazelle M, Zmijewski P, McLeod C, Corey B, Porterfield JR, Lindeman B. Concurrent validity evidence for entrustable professional activities in general surgery residents. *J Am Coll Surg*. 2022;234(5):938–946. DOI: https://doi.org/10.1097/XCS.0000000000000168
27. Kennedy TJT, Regehr G, Baker GR, Lingard L. Point-of-care assessment of medical trainee competence for independent clinical work. *Acad Med*. 2008;83(10 Suppl):S89-S92. DOI: https://doi.org/10.1097/ACM.0b013e318183c8b7
28. Yoon MH, Kurzweil DM, Durning SJ, et al. It's a matter of trust: exploring the basis of program directors' decisions about whether to trust a resident to care for a loved one. *Adv Health Sci Educ Theory Pract*. 2020;25(3):691–709. DOI: https://doi.org/10.1007/s10459-019-09953-x
29. ten Cate O, Chen HC. The ingredients of a rich entrustment decision. *Med Teach*. 2020;42(12):1413–1420. DOI: https://doi.org/10.1080/0142159X.2020.1817348
30. Touchie C, Kinnear B, Schumacher D, et al. On the validity of summative entrustment decisions. *Med Teach*. 2021;43(7):780–787. DOI: https://doi.org/10.1080/0142159X.2021.1925642
31. American Educational Research Association, American Psychological Association, National Council on Measurement in Education (AERA). *Standards for Educational and Psychological Testing*. American Educational Research Association; 2014.
32. Hauer K, ten Cate O, Boscardin C, et al. Understanding trust as an essential element of trainee supervision and learning in the workplace. *Adv Health Sci Educ*. 2014;19(3):435–456. DOI: https://doi.org/10.1007/s10459-013-9474-4
33. Lurie S. History and practice of competency-based assessment. *Med Educ*. 2012;46:49–57. DOI: https://doi.org/10.1111/j.1365-2923.2011.04142.x
34. Norman G, Norcini J, Bordage G. Competency-based education: milestones or millstones? *J Grad Med Educ*. 2014;6(1):1–16. DOI: https://doi.org/10.4300/JGME-D-13-00445.1
35. Hodges B. Assessment in the post-psychometric era: learning to love the subjective and collective. *Med Teach*. 2013;35(7):564–568. DOI: https://doi.org/10.3109/0142159X.2013.789134
36. Gingerich A, Kogan J, Yeates P, Govaerts M, Holmboe E. Seeing the 'black box' differently: assessor cognition from three research perspectives. *Med Educ*. 2014;48(11):1055–1068. DOI: https://doi.org/10.1111/medu.12546
37. Valentine N, Durning SJ, Shanahan EM, Schuwirth L. Fairness in assessment: identifying a complex adaptive system. *Perspect Med Educ*. 2023;12(1):315–326. DOI: https://doi.org/10.5334/pme.993
38. ten Cate O, Regehr G. The power of subjectivity in the assessment of medical trainees. *Acad Med*. 2019;94(3):333–337. DOI: https://doi.org/10.1097/ACM.0000000000002495

39. Crossley J. Validity and truth in assessment. *Med Educ.* 2013;47(12):1152–1154. DOI: https://doi.org/10.1111/medu.12317
40. Virk A, Joshi A, Mahajan R, Singh T. The power of subjectivity in competency-based assessment. *J Postgrad Med.* 2020;66(4):200–205. DOI: https://doi.org/10.4103/jpgm.JPGM_591_20
41. Tavares W, Kinnear B, Schumacher DJ, Forte M. 'Rater training' re-imagined for work-based assessment in medical education. *Adv Health Sci Educ.* 2023;28(5):1697–1709. DOI: https://doi.org/10.4103/jpgm.JPGM_591_20
42. Jonker G, Ochtman A, Marty AP, et al. Would you trust your loved ones to this trainee? Certification decisions in postgraduate anaesthesia training. *Brit J of Anaesth.* 2020;125(5):e408-e410. DOI: https://doi.org/10.1016/j.bja.2020.07.009
43. Fletcher KE, O'Connor AB, Kisielewski M, Willett LL. Why do residency program directors consider resigning? A mixed-methods analysis of a national program director survey. *Amer J Med.* 2020;133(6):761–767. DOI: https://doi.org/10.1016/j.amjmed.2020.02.016
44. Schuwirth L, van der Vleuten C. Programmatic assessment and Kane's validity perspective. *Med Educ.* 2012;46(1):38–48. DOI: https://doi.org/10.1097/ACM.0000000000002495
45. Messick S. Validity. In: Linn RL, ed. *Educational Measurement.* 3rd ed. Macmillan; 1989:13–103.
46. Kane MT. Validating the interpretations and uses of test scores. *J Educ Measur.* 2013;50(1):1–73.
47. Kinnear B, Schumacher DJ, Driessen EW, Varpio L. How argumentation theory can inform assessment validity: a critical review. *Med Educ.* 2022;56:1064–1075. DOI: https://doi.org/10.1111/medu.14882
48. Beckman TJ, Cook DA, Mandrekar JN. What is the validity evidence for assessments of clinical teaching? *J Gen Int Med.* 2005;20:1159–1164. DOI: https://doi.org/10.1111/j.1525-1497.2005.0258.x
49. Cook DA, Zendejas B, Hamstra SJ, Hatala R, Brydges R. What counts as validity evidence? Examples and prevalence in a systematic review of simulation-based assessment. *Adv Health Sci Educ.* 2014;19(2):233–250. DOI: https://doi.org/10.1007/s10459-013-9458-4
50. ten Cate O, Jarrett JB, *Would* I trust or *will* I trust? The gap between entrustment determinations and entrustment decisions for trainees in pharmacy and other health professions. *Pharmacy (Basel).* 2023;11(3):107. DOI: https://doi.org/10.3390/pharmacy11030107
51. Teunissen PW, Stapel DA, van der Vleuten C, Scherpbier A, Boor K, Scheele F. Who wants feedback? An investigation of the variables influencing residents' feedback-seeking behavior in relation to night shifts. *Acad Med.* 2009;84(7):910–917. DOI: https://doi.org/10.1097/ACM.0b013e3181a858ad
52. Gaunt A, Patel A, Rusius V, Royle TJ, Markham DH, Pawlikowska T. 'Playing the game': how do surgical trainees seek feedback using workplace-based assessment? *Med Educ.* 2017;51(9):953–962. DOI: https://doi.org/10.1111/medu.13380
53. Gauthier S, Braund H, Dalgarno N, Taylor D. Assessment-seeking strategies: navigating the decision to initiate workplace-based assessment. *Teach Learn Med.* 2023, June 29:1–10. DOI: https://doi.org/10.1080/10401334.2023.2229803
54. Downing SM, Haladyna TM. Validity threats: overcoming interference with proposed interpretations of assessment data. *Med Educ.* 2004;38(3):327–333. DOI: https://doi.org/10.1046/j.1365-2923.2004.01777.x
55. Lineberry M, Park YS, Cook DA, Yudkowski R. Making the case for mastery learning assessments: key issues validation and justification. *Acad Med.* 2015;90(11):1445–1450. DOI: https://doi.org/10.1097/ACM.0000000000000860
56. Hu WCY, Dillon HCB, Wilkinson TJ. Educators as judges: applying judicial decision-making principles to high-stakes education assessment decision. *Teach Learn Med.* 2023;35(2):168–179. DOI: https://doi.org/10.1080/10401334.2022.2038176
57. Downing SM. Reliability: on the reproducibility of assessment data. *Med Educ.* 2004;38(9):1006–

1012. DOI: https://doi.org/10.1111/j.1365-2929.2004.01932.x
58. Park YS, Hamstra SJ, Yamakazi K, Holmboe E. Longitudinal reliability of milestones-based learning trajectories in family medicine residents. *JAMA Network Open*. 2021;4(12):e2137179. DOI: https://doi.org/10.1001/jamanetworkopen.2021.3717
59. Park YS, Lineberry M, Hyderi A, Bordage G, Xing K, Yudkowski R. Differential weighting for sub-component measures of integrated clinical encounter scores based on the USMLE Step-2 CS examination: effects on composite score reliability and pass-fail decisions. *Acad Med*. 2016;91(10):S24-S30. DOI: https://doi.org/10.1097/ACM.0000000000001359
60. Cook DA, Brydges R, Ginsburg S, Hatala R. A contemporary approach to validity arguments: a practical guide to Kane's framework. *Med Educ*. 2015;49:560–575. DOI: https://doi.org/10.1111/medu.12678
61. Kinnear B, Warm EJ, Hauer KE. Twelve tips to maximize the value of a clinical competency committee in postgraduate medical education. *Med Teach*. 2018;40(11):1110–1115. DOI: https://doi.org/10.1080/0142159X.2018.1474191
62. Hauer KE, ten Cate O, Boscardin CK, et al. Ensuring resident competence: a narrative review of the literature on group decision-making to inform the work of clinical competence committees. *J Grad Med Educ*. 2016;8(2):156–164. DOI: https://doi.org/10.4300/JGME-D-15-00144.1
63. Rotthoff T, Kadmon M, Harendza S. It does not have to be either or! Assessing competence in medicine should be a continuum between an analytic and a holistic approach. *Adv Health Sci Educ*. 2021;26:1659–1673. DOI: https://doi.org/10.1007/s10459-021-10043-0
64. Kinnear B, Kelleher M, May B, et al. Constructing a validity map for a workplace-based assessment system: cross-walking Messick and Kane. *Acad Med*. 2021;96:S64-S69. DOI: https://doi.org/10.1097/ACM.0000000000004112
65. Kinnear B, Martini A, Varpio L, et al. How do validity experts conceptualise argumentation? It's a rhetorical question. *Med Educ*. 2024, January 18. DOI: https://doi.org/10.1111/medu.15311

第 6 章

在基于工作场所的评价中整合关键概念：置信职业行为、程序性评价和里程碑

Harold G. J. Bok, Gersten Jonker, Stanley J. Hamstra, Christy K. Boscardin，Olle ten Cate，Marije P. Hennus

翻译：谢　昆　校对：齐　心

摘　要

尽管其起源各自独立，但在胜任力导向教育领域中，置信职业行为、里程碑和程序性评价是相互关联的概念。虽然一些机构优先使用置信职业行为，但其他机构更倾向于使用里程碑。同时，胜任力导向医学教育已经将程序性评价作为核心概念。人们经常提出的一个问题是，这 3 个概念之间有何关系，以及在设计评价系统时，能否将它们结合起来使用。本章旨在提供这 3 个概念的定义，并探讨它们之间的相互促进关系，以提高医学教育的质量，并最终惠及患者照护。为了促进医学专业学员在教育路径上的成长，并通过置信特定的临床任务以增强他们的自主权，每门课程都需要一项评价计划。本章展示了这 3 个概念的对应关系，并提供实例说明它们如何在评价计划中结合使用。总之，这些看似不同的概念之间，其实存在比既往认知中更多的共通之处。通过整合这些概念，可以培养学员从新手到专家过程中，提高情境相关的行为表现，同时促进学习和高利害置信决策。

作　者

- Harold G. J．Bok，DVM，PhD。荷兰乌特勒支大学兽医学院。邮箱：g.j.bok@uu.nl
- Gersten Jonker，MD，PhD。荷兰乌特勒支大学医学中心。
- Stanley J. Hamstra，PhD。加拿大多伦多大学和桑尼布鲁克研究所。
- Christy K. Boscardin，PhD。美国加州大学旧金山分校。

本章引用格式：

Bok HGJ，Jonker G，Hamstra SJ，Boscardin CK，ten Cate O，Hennus MP．Integrating key concepts in work-place-based assessment：entrustable professional activities，programmatic assessment，and milestones．In：ten Cate O，Burch VC，Chen HC，Chou FC，Hennus MP.（Eds）．*Entrustable Professional Activities and Entrustment Decision-Making in Health Professions Education*，Chapter 6，pp.65-73．[2024] London：Ubiquity Press．DOI：https://doi.org/10.5334/bdc.f

本章包含了对本书其他章节的交叉引用。对于将本章作为独立出版物阅读的读者，所有交叉引用列于以下链接：https://doi.org/10.5334/bdc

• Olle ten Cate，PhD。荷兰乌特勒支大学医学中心；美国加州大学旧金山分校。
• Marije P. Hennus，MD，PhD，MSc Clin Ed。荷兰乌特勒支大学医学中心。

引　言

在胜任力框架[4-6]和基于工作场所的评价（WBA）[7,8]越来越受到关注的时代，引入了置信职业行为（EPAs）[1]、里程碑（milestones）[a]和程序性评价（programmatic assessment，PA）[2,3]。这 3 个概念都与胜任力导向教育（CBE）有关，但它们独立地起源于不同的领域。CBE 的核心理念是确保学员掌握提供高质量患者照护所必需的胜任力。EPAs、里程碑和 PA 强调成长路径和持续反馈，对于实施 CBE 至关重要。这 3 个相互关联的概念有助于确保对学员的发展进行全面和持续的评估，以判断是否达到所需的胜任力标准。评价计划（program of assessment，PofA）是 CBE 不可或缺的一部分，因为它为医学专业学员提供了框架，使他们能够顺利地沿着教学路径前进，并通过置信具体的临床工作任务，获得越来越大的自主权。作为 PofA 的基础，一些机构要求使用里程碑，而其他机构则要求使用 EPAs，以指导学员的成长路径。CBE 在医学中已将 PA 作为核心组成部分[9]。认证机构通常认可这 3 个概念，但缺乏明确的指南，说明如何将它们有机地结合起来。考虑到 WBAs 是医学教育中 PA 的基石，也是其核心概念在实践中的具体呈现，我们的讨论将在 WBAs 背景下具体开展。WBAs 的一般原则包括：

1．情境相关：需要将评价融入医学专业的实际表现和工作当中。

2．针对成长的持续反馈：信息丰富、频繁、持续和纵向的反馈是 WBA 的关键。

3．体现专业标准：与该专业的胜任力相契合[9]。

本章旨在明确界定 EPA、里程碑和 PA 的概念，并探讨这三者如何相互补充，以提高临床教育质量，并最终惠及患者照护。我们将展示这些概念如何协调，并在医学教育中的 WBA 背景下提供一些实例。

置信职业行为与置信

EPAs 是临床医师日常工作的职业实践单元。它们可以被视为在患者照护中必须完成的职责或任务，即学员开始进行无督导的患者照护实践时必须准备好承担的工作。学员必须在医学职业培训的工作场所阶段积累经验，并逐渐成长为专业人士。关于专业任务的置信决策一直是临床培训的一部分。EPAs 概念所增加的是构建课程和实施 PofA 的框架，它允许逐渐和安全地增加职责。EPAs 聚焦于向自主和无督导照护发展，在医学教育中提供了概念化的发展路径。这要求评价同时关注熟练程度和风险。置信评价**主要**关注的并非晋级决策，而是关于照护质量和安全的决策，**间接**关注学员的成长。

掌握 EPAs 的过程可以被视为迈向全面承担职业职责的“里程碑”。虽然这些“里程碑”并非如 ACGME 等认证机构所定义的特定里程碑，但 EPAs 与里程碑的目的是一致的。同

a 本章中我们使用了美国毕业后医学项目定义的里程碑（milestones）。美国毕业后医学教育认证委员会（ACGME）要求各项目每 6 个月报告一次全部住院医师所有胜任力的里程碑进展。

样，关于 PA 的文献可能并未详细阐述 EPAs，但这两个概念在目的上也高度契合，即直观呈现并支持学员的成长和晋级。

程序性评价原则

自 2005 年首次提出医学教育中的 PA[2] 以来，已经发展出一系列原则 [10,11]。当我们解读这些原则时，3 个核心要素凸显出来：

1．基于工作场所中任何单一时刻（一个“数据点”）对临床能力的评价是不可靠的。在 PA 中，每个评价数据点应该能够提供有意义的反馈，以促进与学习者的对话或学习交流（即信息丰富且低利害程度）。

2．基于使用该评价方法的教育合理性，并根据每个数据点的权重，记录并综合来自多个场合、评价者和评价方法的多个评价数据点，以提供高利害决策的信息。通过将重点转向多次评价，基于 PA 原则的 PofA 可以在不牺牲信度的前提下，增加真实性和结构效度。

3．关于学员晋级或执业许可的高利害决策，应由一个团队或委员会基于充分的数据，通过合理的专家共识过程，做出公平和可信的决策 [12,13]。

在 PA 中，传统的形成性评价和终结性评价之间的区别被一系列的利害程度连续体所取代。在 WBA 中，单个数据点通常是低利害评价，不会直接导致通过 / 未通过的决定，这将数据收集与决策分开。基于评价的决策以及所需数据点数量应该与涉及的利害程度成比例：利害程度越高，所需的数据点越多。学员通常在电子档案袋中收集数据点，其中包括一个成果框架，通常包括胜任力或 EPAs 或两者兼有，以支持高利害决策。由于档案袋中包含定量和定性数据，决策不能仅仅基于数值；必须由专家团队做出整体决策，例如**胜任力委员会**或**置信委员会**。以下总结了用于支持高利害决策的工作场所信息来源。委员会负责督导汇总的数据，评价信息的充分性，权衡数据，并做出关于终结性置信和学员晋级的决定。EPAs 和里程碑提供了概念化的方法和实施的必要组成部分，用于围绕晋级和置信的整体决策。

里程碑

里程碑是具体的行为描述，遵循 Dreyfus 和 Dreyfus 提出的 5 个发展阶段（即新手、高级新手、胜任、熟练、专家），并被医学教育学者采用，以对达到胜任力标准的成长轨迹进行概念化 [14,15]。将晋级与达成特定里程碑和 EPAs 的置信联系起来，确保学习者基于其展示出能力，而不是达到培训时间后获得晋级。里程碑的核心是成长轨迹的概念，关注与 PA 关键原则一致的多次评价数据。在美国，ACGME 规定，每半年必须报告所有住院医师每项胜任力的里程碑情况 [16]。里程碑随后被加拿大住院医师培训项目 [17] 所采用，并在其他一些国家也被采用，旨在达到北美毕业后医学教育培训的标准。里程碑描绘了学员在毕业后达成无人督导实践所需能力的成长路径。随着越来越多的美国住院医师专业探索使用 EPAs，一些教育工作者提出了如何协调这两种方法，以及如何避免过度记录的问题。

受到 Warm 在辛辛那提大学内科学住院医师培训项目中使用的半年度 ACGME 报告的启发，该报告使用 5 级置信 - 督导（ES）量表，将其标准化为 9 级的下一代认证系统（NAS）里程碑评级表 [18]，并创建了图 6.1（改编自早期著作 [19]）。

图 6.1 展示了如何使用 Dreyfus 成长阶段来评估每项 EPA 的 ACGME 胜任力领域内的各项胜任力，并为这些阶段提供了行为描述作为支撑。每项里程碑的描述适用于所有美国住院医师项目中的全部 ACGME 胜任力。在图 6.1 中，胜任力和子胜任力以水平虚线标识；黑色箭头代表一项 EPA 完整描述的一部分：将胜任力映射到该 EPA[20]。这些发展中的里程碑与置信决策中使用的 5 级通用 ES 级别进行了一一对应。Mink 等最近在一项涉及 2000 余名儿科住院医师的研究中证实了这种相关性[21]。对于高利害的 EPA 置信决策，所有相关的胜任力都应该被评估。只有当所有可获得的观察数据符合预定标准（即一组里程碑达到特定的级别）时，才能得出合理的督导级别结论[b]。

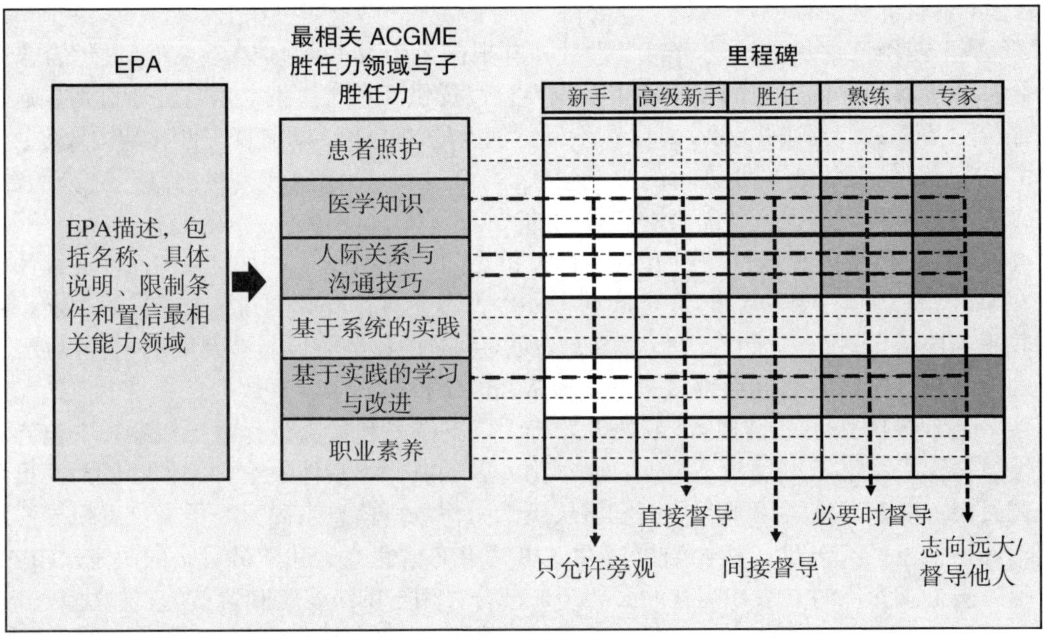

图 6.1 EPAs 与里程碑的组合

基于工作场所评价的信息来源

一份 PofA 需要定义所包括的数据点。合理总结 WBA 方法，将**信息来源**进行分类，为关于学员晋级和在患者照护任务中的高利害置信决策等重大决策奠定基础。这些来源可以归纳为以下 4 种类型：①直接观察；②访谈；③纵向观察；④成果评估（相关更详细的讨论，请参阅第 17 章）[22]。基于这 4 个来源，PofA 可被设计用于指导胜任力发展（即通过里程碑评估）和置信决策。为此，这些来源的数据被汇总成简洁且信息丰富的格式，以支持临床胜任力委员会做出决策。这 4 类 WBA 信息来源通常不是唯一可用的信息。在学员培训期间，

b 存在一处细节些许不一致之处。如第 1 章所述，“胜任”一词被建议用于表示学员具备无督导实践的资格。在图 6.1 中，这与间接督导相对应。我们更倾向于使用“胜任”来表示学员跨过阈值，允许其进行无督导实践。

可能需要他们参加书面测试和技能测试。虽然我们不考虑这些工作场所之外的信息来源①，但它们可以作为有意义的信息来源。

评价程序可视化的示例

图 6.2 是一个简化视窗的视觉效果实例，改编自兽医从业者的档案袋系统[c]。它展示了一位近期毕业兽医的监测和自我监测的可视化结果，该兽医在一家宠物急诊诊所开始毕业后培训。在此例中，1 年内个人记录中的“×”标记表示某项 EPA 相关的单次、低利害的 WBA 数据点，表示在特定时刻，其在该 EPA 上的置信 - 督导级别；“●”标记是同一 ES 级别的自我评级，“✡”代表一次高利害置信决策。这个决策是由委员会综合低利害数据点（即 × 和●标记）信息做出的。图 6.2 与强调 PA 中高利害决策委员会评价学习功能的图解相类似[13]。通过根据个人学习重点调整教育过程，并将 WBA 收集到的有意义、与行为表现相关信息可视化，PA 促进了自主权和责任感。当学员未能达到预期结果时，预设阈值和历史数据可指导确定针对性支持策略。这些干预措施可以通过负责高利害置信决策的胜任力委员会进行有效协调。

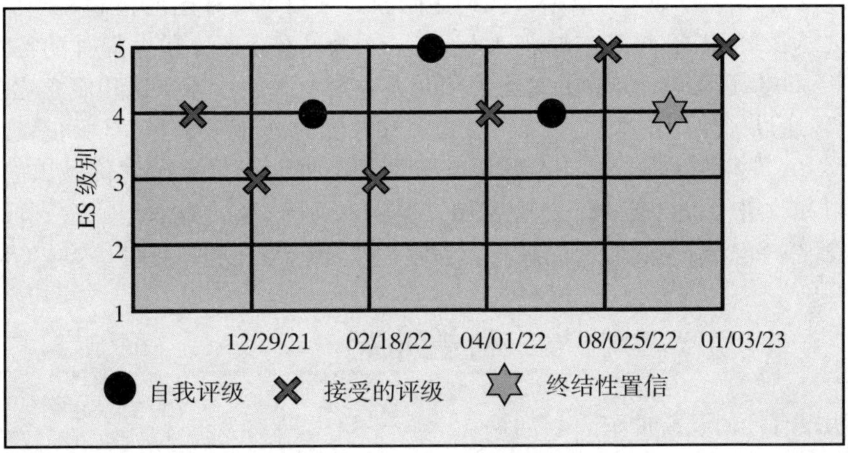

图 6.2 针对学员个人的简化数据视窗，包括 ES 量表中为期 1 年的多次个人数据点

图 6.3 展示了在 24 个月内，一组临床医学住院医师的 4 项 EPAs 进展数据汇总。这只是可视化如何帮助胜任力委员会审议项目和学员的实例。它提供了关于个体表现相对于队列的信息。该例改编自 Schumacher 等 2020 年的研究[23]。

结 语

总之，EPAs、里程碑和 PA 似乎能够相辅相成，其共同点比最初设想的要更多。这 3 个

---

① 该句原文直译为“虽然我们不考虑基于工作场所评价的信息来源”，但根据上文中笔试和技能测试，应为“工作场所之外的信息来源”。——译者注

c 征得荷兰 Evidensia 的 Robert Favier 博士和 Theo van den Herik 博士许可。

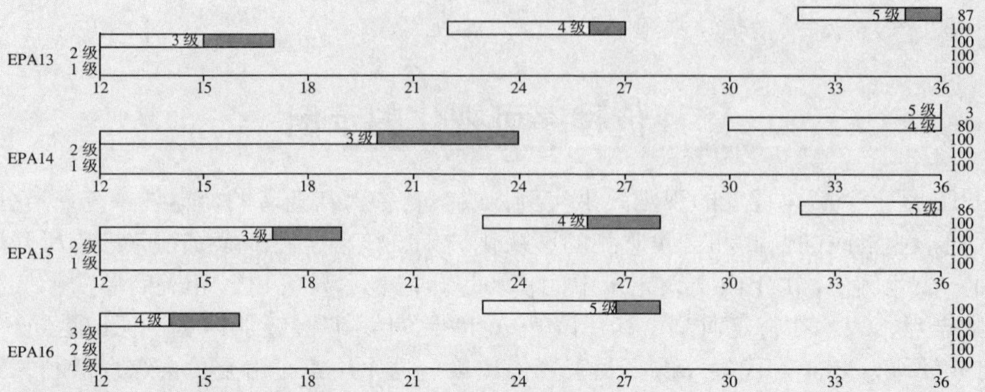

培训12～36个月后，达到置信级别3、4、5级的住院医师比例（右）。白色区域开始：25%；阴影区域开始：75%；阴影区域结束：90%（Schumacher et al.，2020）

图 6.3　经过 2 年培训后住院医师队列汇总数据的实例

概念都遵循相同的原则，即增加职责、持续反馈、使用结果框架作为课程基础，以及允许出于认证目的进行高利害决策。本章中，我们主张教育项目不必在这些概念之间做出选择，可以“集三者之所长”。以这些基本原则为起点，PA 为基于 EPAs 和里程碑的 CBE 提供了操作框架。EPAs 和里程碑是指引学员向置信和能力方面发展进行操作化和概念化评估的基础。EPAs 和里程碑通过确保评价频繁进行、形式多样并随时间相互整合，全面呈现学员的能力画像，从而将 PA 原则付诸实践。PA 确保基于累积证据而不是单次评价做出的决策，强调通过持续学习和改进而发展能力，这是 CBE 的核心。通过整合这 3 个概念，加速学员在情境相关行为表现方面从新手到专家的成长，旨在促进学习与高利害置信决策相结合。

利益冲突

作者声明没有任何利益冲突。

图表说明

图 6.3 改编自 Schumacher 等 2020 年的著作 [23]。

参考文献

1. ten Cate O. Entrustability of professional activities and competency-based training. *Med Educ*. 2005;39(12):1176–1177. DOI: https://doi.org/10.1111/j.1365-2929.2005.02341.x
2. van der Vleuten CPM, Schuwirth LWT. Assessing professional competence: from methods to programmes. *Med Educ*. 2005;39(3):309–317. DOI: https://doi.org/10.1111/j.1365-2929.2005.02094.x
3. van der Vleuten CPM, Schuwirth LWT, Driessen EW, et al. A model for programmatic assessment fit for purpose. *Med Teach*. 2012;34(3):205–214. DOI: https://doi.org/10.3109/01421

59X.2012.652239
4. Frank JR, Jabbour M. *Skills for the New Millennium: Report of the Societal Needs Working Group CanMEDS 2000 Project*. Royal College of Physicians and Surgeons of Canada.; 1996:1–21.
5. Batalden P, Leach D, Swing S, Dreyfus H, Dreyfus S. General competencies and accreditation in graduate medical education. *Health Aff (Millwood)*. 2002;21(5):103–111. DOI: https://doi.org/10.1377/hlthaff.21.5.103
6. ten Cate O. Competency-based medical education and its competency frameworks. In: Mulder M, ed. *Competence-Based Vocational and Professional Education. Bridging the Worlds of Work and Education*. 1st ed. Springer International Publishing Switzerland 2017; 2017:903–929.
7. Norcini JJ, Holmboe ES, Hawkins RE. Evaluation challenges in the era of outcomes-based education. In: Holmboe ES, Hawkins RE, eds. *Practical Guide to the Evaluation of Clinical Competence*. 1st ed. Mosby Elsevier; 2008:1–9.
8. Norcini J, Burch V. Workplace-based assessment as an educational tool: AMEE Guide No. 31. *Med Teach*. 2007;29(9):855–871. DOI: https://doi.org/10.1080/01421590701775453
9. Van Melle E, Frank JR, Holmboe ES, et al. A core components framework for evaluating implementation of competency-based medical education programs. *Acad Med*. 2019;94(7):1002–1009. DOI: https://doi.org/10.1097/ACM.0000000000002743
10. Torre D, Rice NE, Ryan A, et al. Ottawa 2020 consensus statements for programmatic assessment - 2. Implementation and practice. *Med Teach*. 2021;43(10):1149–1160. DOI: https://doi.org/10.1080/0142159X.2021.1956681
11. Heeneman S, de Jong LH, Dawson LJ, et al. Ottawa 2020 consensus statement for programmatic assessment – 1. Agreement on the principles. *Med Teach*. 2021;43(10):1139–1148. DOI: https://doi.org/10.1080/0142159X.2021.1957088
12. Hauer KE, Chesluk B, Iobst W, et al. Reviewing residents' competence: a qualitative study of the role of clinical competency committees in performance assessment. *Acad Med*. 2015;90(8):1084–1092. DOI: https://doi.org/10.1097/ACM.0000000000000736
13. Bok HGJ, van der Vleuten CPM, de Jong LH. 'Prevention is better than cure': a plea to emphasize the learning function of competence committees in programmatic assessment. *Front Vet Sci*. 2021;8:638455. DOI: https://doi.org/10.3389/fvets.2021.638455
14. Dreyfus HL, Dreyfus SE. *Mind over Machine*. Free Press; 1986.
15. Carraccio CL, Benson BJ, Nixon LJ, Derstine PL. From the educational bench to the clinical bedside: translating the Dreyfus clinical skills. *Academic Medicine*. 2008;83(8):761–767.
16. Nasca TJ, Philibert I, Brigham T, Flynn TC. The next GME accreditation system—rationale and benefits. *N Engl J Med*. 2012;366(11):1051–1056. DOI: https://doi.org/10.1056/NEJMsr1200117
17. Harris K, Frank J. *Competence by Design*. Royal College of Physicians and Surgeons of Canada; 2014.
18. Warm EJ, Mathis BR, Held JD, et al. Entrustment and mapping of observable practice activities for resident assessment. *J Gen Intern Med*. 2014;29(8):1177–1182. DOI: https://doi.org/10.1007/s11606-014-2801-5
19. Touchie C, ten Cate O. The promise, perils, problems and progress of competency-based medical education. *Med Educ*. 2016;50(1):93–100. DOI: https://doi.org/10.1111/medu.12839
20. ten Cate O, Taylor DR. The recommended description of an entrustable professional activity: AMEE Guide No. 140. *Med Teach*. 2021;43(10):1106–1114. DOI: https://doi.org/10.1080/0142159X.2020.1838465
21. Mink RB, Carraccio CL, Herman BE, et al. Relationship between EPA level of supervision with their associated subcompetency milestone levels in pediatric fellow assessment. *BMC Med Educ*. 2023;23(1):720. DOI: https://doi.org/10.1186/s12909-023-04689-0
22. ten Cate O, Chen HC, Hoff RG, Peters H, Bok H, van der Schaaf M. Curriculum development

for the workplace using entrustable professional activities (EPAs): AMEE Guide No. 99. *Med Teach*. 2015;37(11):983–1002. DOI: https://doi.org/10.3109/0142159X.2015.1060308

23. Schumacher DJ, West DC, Schwartz A, et al. Longitudinal assessment of resident performance using entrustable professional activities. *JAMA Netw Open*. 2020;3(1):e1919316. DOI: https://doi.org/10.1001/jamanetworkopen.2019.19316

第 7 章

置信职业行为：解决困惑与争议

Daniel J.Schumacher，Benjamin Kinnear，Natasha Khursigara-Slattery，Jennie B.Jarrett，Olle ten Cate
翻译：张正奎　校对：吴红斌

摘　要

本章中，我们探讨了与置信职业行为（EPAs）相关的常见困惑和争议。着眼于实用性，我们力求为这些争议提供解决方案或建议。我们详细描述了胜任力与 EPAs 之间的差异，并讨论了它们如何在医学教育中采用不同视角（胜任力关注个人，EPAs 关注行为）并互相补充。接下来，我们详细讨论了 EPAs 不应被视为一种"评价工具"，而应被视为一种教育方法，在胜任力导向的教育哲学理念下，有助于逐步减少督导。许多与 EPAs 和置信相关的术语常被混淆或误解。本章对这些术语进行了梳理，包括置信、督导、可信度、能力、自主权和独立实践。通过对这些术语的精确定义，我们清楚地认识到置信决策是面向未来的前瞻性决策，而不是对过去表现或提供督导的汇报。最后，我们探讨了如何利用 EPAs 和置信支持培训时间可变性，以及置信方法在不同情境和文化中的差异。

作　者

- Daniel J. Schumacher，MD，PhD，MEd。美国辛辛那提儿童医院医学中心 / 辛辛那提大学医学院。邮箱：Daniel.Schumacher@cchmc.org0000-
- Benjamin Kinnear，MD，MEd。美国辛辛那提儿童医院医学中心 / 辛辛那提大学医学院。0000-0003-0052-4130
- Natasha Khursigara-Slattery，MD，MEHP。爱尔兰利默里克大学中西部实习网络。
- Jennie B. Jarrett，PharmD，MHPE。美国伊利诺伊大学芝加哥分校药学院。

本章引用格式：

Schumacher DJ，Kinnear B，Khursigara-Slattery N，Jarrett JB，ten Cate O．Entrustable professional activities：addressing confusions and controversies．In：ten Cate O，Burch VC，Chen HC，Chou FC，Hennus MP.（Eds）．*Entrustable Professional Activities and Entrustment Decision-Making in Health Professions Education*，Chapter 7，pp.75-83．[2024] London：Ubiquity Press．DOI：https：//doi.org/10.5334/bdc.g

本章包含了对本书其他章节的交叉引用。对于将本章作为独立出版物阅读的读者，所有交叉引用列于以下链接：https：//doi.org/10.5334/bdc

- Olle ten Cate，PhD。荷兰乌特勒支大学医学中心；美国加州大学旧金山分校。

EPAs 和胜任力的对比

当前的胜任力导向教育方法建立在定义胜任力、置信职业行为（EPAs）或两者兼备的基础之上。虽然有些人可能认为胜任力和 EPAs 相似，或者择一而用、相互替代，但事实并非如此。胜任力定义了个人能力。胜任力整合了知识、技能和态度，具体、持久、注重行为表现，并且是可习得的[1,2]。然而，EPAs 是工作场所中的行为。如果胜任力是“成功做某事的能力”（《牛津词典》的定义），那么该行为就是那件“某事”。执行行为需要特定的胜任力，但该行为本身并不是胜任力。

有时，EPAs 被描绘为宽泛的能力领域，由来自这些领域中的特定胜任力所组成，同时对应每项特定胜任力的里程碑发展阶段（图 7.1 的左图）。然而，以这种方式描绘的 EPAs 和胜任力之间的关系可能导致混淆，因为 EPAs 似乎代表（多项）胜任力。EPAs 只是学员必须准备好承担的工作单元。医疗需求维度和专业人士所具备的胜任力维度，或许更应该被视为相互垂直。此外，EPAs 不必范围很广。低年级医学生可能对患者照护有所贡献，但贡献较小，并且在后期，这些贡献将被嵌套到高年级学生和住院医师更广泛的 EPAs 中。因此，与胜任力相关的 EPAs 可以更好地通过两个轴或维度进行可视化，一个轴或维度关注个体特征，另一个关注工作特征，即这些个体可以执行的行为（图 7.1 的右图）。根据定义，EPAs 是特定于情境的。例如，“跨专业合作”可以是一种预期的胜任力或技能，但不是 EPA，因为它不是一项有始有终的具体行为，无法在特定时间内分配给医学专业人士或学员[3]。然而，它是大多数 EPAs 所必需的技能。但是，如果能够提供情境说明（例如，主持跨专业会议或委员会），它就可能是一项符合 EPA 标准的行为[4]。最后，图 7.1（右图）还表明，允许学员承担某项 EPA 职责的要求可以具体说明，不仅包括特定的胜任力，还包括其他技能、态度和经验。

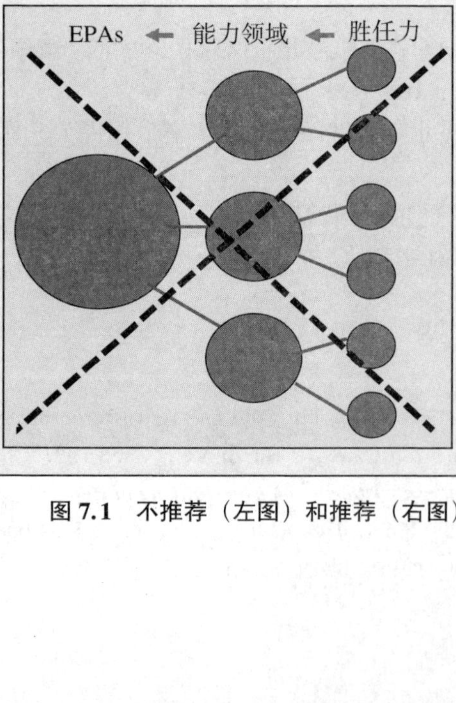

允许EPA置信的能力要求	EPA 1	EPA 2	EPA 3	EPA 4
胜任力A	×		×	
胜任力B		×		
胜任力C	×		×	×
技能A		×	×	
技能B				
技能C				
态度A	×	×	×	×
态度B		×	×	
经验A	×			×
经验B	×	×		×

图 7.1　不推荐（左图）和推荐（右图）的胜任力、技能和态度与 EPAs 对应示意图

术语“EPA”

作为专业实践的单元，引入 EPA 旨在促进学员在执行与其专业相关行为时，逐步减少督导。对这些行为的置信需要对学员进行评价，因此 EPAs 通常呈现为评价方法或框架。然而，它们并不是一种评价方法，而是一种医学教育的哲学方法，涵盖课程和评估。简单地将 EPA 视为一种评价方法，没有认识到它在定义职业工作中的重要性，以及由此确定必要的课程，就不能培养个体对执行 EPA 准备就绪，并随着时间的推移发展他们的职业认同。当学员被要求确保督导者观察他们在 EPA 中的行为表现时，他们可能会说类似这样的话：“如果我们没有进行足够的 EPAs，我们将无法通过考核。”[5] 当他们这么说时，学员实际上可能指的是观察次数，而不是 EPAs 本身，表达的是一种寻求大量评价的体验，而不是对 EPAs 本身的感受。

什么是“胜任”？

“胜任”这个词常常有多种解释。对一些人而言，该词定义的是医师不再需要督导即可达到令人安心的可接受水平。然而，对其他人而言，“胜任”被认为是勉强达到标准的水平（“我们所有的毕业生都应该出类拔萃，而不是仅仅是胜任”）。还有一些人会认为，医学生在某个领域**处于其培训阶段时**是“胜任”的，而具备相同技能的住院医师则可能被认为不胜任。Dreyfus 发展模型（新手 - 高级新手 - 胜任 - 熟练 - 专家）[6] 在医学职业培训中广泛应用，并将“胜任”置于这一发展轨迹的中部。为了避免这种混淆，大多数关于 EPAs 的文献将“胜任”定义为置信学员无需督导即可行事的发展过程中达到的阈值水平 [7]。这并非一个不断变化的目标，而是针对 EPAs 固定且明确的定义。它包含了“胜任”的主要含义，即“[具备]（做某事）所需的资格；适当资格”（《牛津词典》），从而被授权行事。这也意味着，一个人不可能全部胜任，而只能胜任特定的 EPA。

置信、可信度和信任

学者和教育工作者曾谈到学员是“可置信的”甚至是“可预置信的”（pre-entrustable）[8]。然而，置信从来都不是用于描述个人，而是用于描述行为。因此，当行为能被置信于某人时，该行为是可置信的。

相较于“置信”，我们更应该使用“可信度”描述个人。可信度本身是一个复杂的构念，在医学教育中已经被深入探讨。ten Cate 和 Chen 总结了在置信决策方面学员可信度的不同组成部分：主动（积极对待工作、团队协作、安全、个人发展）、可靠（认真负责、可预测、有担当和责任心）、诚信（诚实、善意、以患者为中心）、能力（具备特定知识、技能、经验、情境意识）和谦逊（认识到自身局限、寻求帮助、乐于接受反馈）[9]。尽管置信决策是依赖于具体情境（取决于评价者、情境、任务等）的，但学员的可信度是所有置信决策的核心要素 [10,11]。

在日常用语中，可信度被描述为一种道德品质（“我们可以永远相信那个人的话”）。然而，在涉及 EPAs 时，它应当被用于特定的置信决策。打个比方：一位父母可能会认为他们 15 岁的女儿比 19 岁的儿子更值得信赖，但是儿子有驾照，而女儿没有，所以他们允许儿子而不是女儿开他们的车。

可信度与信任不同。在医学教育中，信任被定义为“一方基于对另一方将采取特定行动的期望，而愿意使自己处于易受另一方行为影响的境地，无论委托方是否有能力督导或控制另一方”[12]。信任是当一个人认为另一个人值得信任时所产生的预期反应。然而，委托方在基本信任倾向方面存在差异[13]，因此，信任是根据以下情况确定的：①学员的可信度；②委托方的信任倾向；③当前任务的情境和风险[14]。

因为置信不仅仅取决于个人的可信度，我们认为最好避免使用可能造成伤害的措辞，如“不信任”学员。相反，我们建议使用诸如“尚未准备好”之类的语言，描述在特定情境下，在特定督导水平下执行任务的情况。这种措辞不仅避免了可能造成伤害的语言，还使与学员的对话聚焦于当前任务。一名值得信赖的学员可能只是还没有准备好执行特定任务。使用“尚未”这个词也暗示着他们在未来可能会准备好。

置信决策与置信决定

信任是面向未来的。一个人只能将（不确定）未来的任务（例如，接下来步入的患者是谁）置信给另一个人。学员过去的经历很重要，针对未来会发生什么的预测通常基于过去曾发生的事件[15]。因此，信任关注的是接下来可能发生的事情。然而，置信是对未来任务的前瞻性**决策**。

在实践中，医学教育中的置信通常仅被视为回顾性量表上的一个成绩。这个分值是根据已完成的行为表现，分配置信 - 督导级别，用以反映督导者当时实际选择允许的督导程度。这种对已发生行为表现的总结可以被称为置信**决定**[16]，但不应与置信**决策**[17]混淆。在置信的背景下，决策能够影响现实世界的决定，涉及学员的晋级或赋予更多职责。置信决策将分阶段、渐进式的自主权和责任付诸实践，使学员从患者照护的合法边缘参与[18]向专业团队中心迁移。在需要减少督导时未能做到这一点，就剥夺了学员在培训期间完全负责执行工作的机会，包括承担作为最终负责人的心理负担。这会阻碍学员的成长和发展，并可能在学员毕业时危及患者安全[19]。

厘清督导、自主权和独立实践之间的关系

被置信的个体在无督导情况下进行实践，需要进一步考虑“无督导”在自主权方面的内涵。督导和自主权通常被视为同一维度的两端，呈反比关系，即个体要么完全自主，要么需要完全督导。然而，我们更倾向于 Ryan 和 Deci 在自我决定理论中提出的自主权定义：“自我调节自身体验和行为的能力”[20]。从这个角度来看，自主权不仅仅是不受约束的自由行动能力。即使是需要完全督导的个人，也可以被允许自我调节。例如，在开始新临床轮转的第一天，医学生可以被允许选择照顾哪些患者或加入哪家诊所。

“无督导”和“独立”实践也经常被混淆。在现代医学中，真正的独立实践极为罕见，因此，“无督导”实践应该是更合适的术语。独立实践意味着个人在没有他人支持的情况下

工作。这与几乎所有医疗系统中的工作现实不符，在这些系统中，医学专业人士是团队的一部分，而且随时可以获得现场、电话或电子邮件的支持。

基于 EPA 的模型如何契合培训的灵活性和时间可变性

胜任力导向教育的基本原则是时间可变的理念 [21]，即从培训时间固定、但学员结果可变，转变为培训结果确定（即最低能力标准）、但培训时间可变 [22-24]。然而，时间可变的培训已被证明难以实施。许多医学教育者承认，一些学员在完成培训时没有达到所有的关键目标；然而，提供更多时间，或者相反，让另一些学员提前毕业，现实中经常会导致问题。令人担忧的原因之一是年中固定的过渡衔接点。北美每年进行的选拔或匹配程序（导致所有住院医师的入职日期为 7 月 1 日）与其他国家的情况大相径庭，其他国家医学院毕业和进入住院医师培训项目的时间安排较为灵活 [25]。重要的是，时间可变性不应导致培训结束时出现意外情况。项目应该提前几个月或几个学期告知学员培训时间的延长或缩短。

理论上，EPAs 可以使时间可变性更加精细化，因为对于那些尚未准备好实践的 EPAs，应该在培训的任何时间点都能够被定义。由于后勤或其他挑战，如果时间可变性不是潜在的选择，置信决策就存在其仅停留于理论构念层面的重大风险，例如仅仅因为他们经过 4 年培训，就假定第 4 年住院医师（PGY-4）能够胜任执行某项行为。

置信中的国际和文化差异

关于特定任务和环境，学员和教育工作者如何思考和行为，受到社会、文化和历史因素的影响 [26]。在国际讨论中，关于学员在医学中的置信和相应责任问题，可能会出现争议和困惑。置信实践的差异受到教育连续体性质（概述见第 16 章）、监管和立法差异、全球北方和南方国家医疗和培训资源的差异，以及历史上根深蒂固的文化和等级制度差异的影响。尽管我们认知到这些差异的存在，但我们未能找到有用的参考资料。为了准备本章内容，部分作者召集了一个由来自印度、菲律宾、中国大陆、中国台湾、马来西亚、爱尔兰、荷兰和加拿大的医学教育者组成的讨论小组，以了解这些差异的大致情况。在一些国家和地区（如印度、马来西亚），在主要为农村地区培养毕业生的公立医学院校中，实习生被赋予了一系列广泛的职责（如腰椎穿刺、胸管置入、心包穿刺术、无并发症的分娩）。在这种情况下，督导是通过在任务导向的实习手册中，复核签字确认实习生完成的病史采集和操作，而实现规范化的。相比之下，在私立医学院校，由于雇佣了大量督导教学的教师，实习生的职责受到更多限制，并接受更严格的督导。矛盾的是，尽管私立医学院校的毕业生接受的教学更多，但他们在实际患者照护职责方面的准备情况可能远不如政府资助的公立学术医院的毕业生，后者经常依靠实习生来满足广大农村地区的医疗保健需求。

获得执照的时间表也可能存在巨大差异。例如，菲律宾在获得执照之前允许一些无督导的实践，而中国则将这一实践推迟到获得执照之后。国家的政治历史发展也会影响自主权的分层许可。直到 1945 年，在日据时期，强大的普鲁士式等级制度（最初源自德国医学教育文化）决定了中国台湾教授、住院医师和学员的角色。由于社会对这一职业的高度尊重，医师在执行手术方面享有相当大的自主权。2003 年的非典疫情成为一个转折点，强调患者安全超过了对医生的文化尊重。结果，直接督导有所增加，北美地区的影响在医学教育中变得更占主导地位。

结 语

本章中，我们试图解决围绕置信和置信决策的困惑和争议，处理概念和实践问题。毫无疑问，此类争论将继续；然而，本书可以作为辅助资源，为教育创新的实施提供参考。教育改进需要持续不断的努力，通往创新和富有成效的进步之路往往充满了对话、争论、澄清和论证，旨在建立共享的心智模型和通用术语。

致 谢

我们衷心感谢以下资深医学教育专家，包括 Reshma Kini（印度圣父穆勒学院）、Patrick Tan（菲律宾，目前在中国汕头大学医学院工作）、周致丞（中国台湾省“中国医药大学”）、Sylvia Sushila Samuel（马来西亚皇家外科医学院和都柏林大学马来西亚校区）。他们在 2024 年 2 月就置信实践中的国际和文化差异进行了深入讨论。同时，我们也要感谢张忠芳（汕头大学医学院），她为 Patrick Tan 提供了更多关于中国大陆背景的信息。

利益冲突

作者声明没有任何利益冲突。

参考文献

1. ten Cate O. Competency-based medical education. In: Cockerham WC, Dingwall R, Quah S, eds. *The Wiley-Blackwell Encyclopedia of Health, Illness, Behavior, and Society*. John Wiley & Sons; 2014:1329–1335.
2. van Merriënboer JJG, van der Klink MR, Hendriks M. *Competencies: From Complications Toward Agreement (Dutch)*. Educational Council of The Netherlands; 2002.
3. ten Cate O, Pool IA. The viability of interprofessional entrustable professional activities. *Adv Health Sci Educ Theory Pract*. 2020;25(5):1255–1262. DOI: https://doi.org/10.1007/s10459-019-09950-0
4. ten Cate O, Taylor DR. The recommended description of an entrustable professional activity: AMEE Guide No. 140. *Med Teach*. 2020:1–9.
5. Ahn EA-O, LaDonna KA-O, Landreville JA-O, McHeimech R, Cheung WA-O. *Only as Strong as the Weakest Link: Resident Perspectives on Entrustable Professional Activities and Their Impact on Learning*. (1949–8357 (Electronic)).
6. Dreyfus SE. The five-stage model of adult skill acquisition. *B Sci Technol Soc*. 2004/06/01 2004;24(3):177–181. DOI: https://doi.org/10.1177/0270467604264992
7. ten Cate O SL, Carraccio C. Medical competence: The interplay between individual ability and the health care environment. *Med Teach*. 2010;32:669–675.
8. Curran VR, Deacon D, Schulz H, et al. Evaluation of the characteristics of a workplace assess-

ment form to assess entrustable professional activities (EPAs) in an undergraduate surgery core clerkship. *J Surg Educ*. 2018;75(5):1211–1222.

9. ten Cate O, Chen HC. The ingredients of a rich entrustment decision. *Med Teach*. 2020;42(12):1413–1420. DOI: https://doi.org/10.1080/0142159X.2020.1817348
10. Schumacher DJ, Michelson C, Winn AS, Turner DA, Martini A, Kinnear B. A realist synthesis of prospective entrustment decision making by entrustment or clinical competency committees. *Med Educ*. 2023; https://doi.org/doi:10.1111/medu.15296
11. Schumacher DJ, Michelson C, Winn AS, Turner DA, Elshoff E, Kinnear B. Making prospective entrustment decisions: knowing limits, seeking help and defaulting. *Med Educ*. 2022;56(9):892–900. DOI: https://doi.org/10.1111/medu.14797
12. Mayer RC, Davis JH, Schoorman FD. An integrative model of organizational trust. *Acad Manag Rev*. 1995;20(3):709–734.
13. ten Cate O. Entrustability of professional activities and competency-based training. *Med Educ*. 2005;39:1176–1177.
14. Hauer KE, ten Cate O, Boscardin C, Irby DM, Iobst W, O'Sullivan PS. Understanding trust as an essential element of trainee supervision and learning in the workplace. *Adv Health Sci Educ Theory Pract*. 2014;19(3):435–456. DOI: https://doi.org/10.1007/s10459-013-9474-4
15. Schumacher DJ, ten Cate O, Damodaran A, et al. Clarifying essential terminology in entrustment. *Med Teach*. 2021;43(7):737–744.
16. Brown DR, Moeller JJ, Grbic D, et al. Comparing entrustment decision-making outcomes of the Core Entrustable Professional Activities Pilot, 2019–2020. *JAMA Netw Open*. 2022;5(9):e2233342. DOI: https://doi.org/10.1001/jamanetworkopen.2022.33342
17. ten Cate O, Jarrett JB. *Would* I trust or *will* I trust? The gap between entrustment determinations and entrustment decisions for trainees in pharmacy and other health professions. *Pharmacy (Basel)*. 2023;11(3). DOI: https://doi.org/10.3390/pharmacy11030107
18. Lave J, Wenger E. *Situated Learning: Legitimate Peripheral Participation*. Cambridge University Press; 1991.
19. Dacey RG, Nasca TJ. Seniorization of tasks in the academic medical center: a worrisome trend. *J Am Coll Surg*. 2019;228(3):299–302. DOI: https://doi.org/10.1016/j.jamcollsurg.2018.11.009
20. Deci EL, Ryan RM, Williams GC. Need satisfaction and the self-regulation of learning. *Learn and Individ Differ*. 1996;8(3):165–183.
21. ten Cate O, Gruppen LD, Kogan JR, Lingard LA, Teunissen PW. Time-variable training in medicine: theoretical considerations. *Acad Med*. 2018;93(3S):S6-S11. DOI: https://doi.org/10.1097/ACM.0000000000002065
22. Carraccio C, Wolfsthal SD, Englander R, Ferentz K, Martin C. Shifting paradigms: from Flexner to competencies. *Acad Med*. 2002;77(5).
23. Lucey CR, Thibault GE, ten Cate O. Competency-based, time-variable education in the health professions: crossroads. *Acad Med*. 2018;93(3S):S1-S5. DOI: https://doi.org/10.1097/ACM.0000000000002080
24. Carraccio C, Lentz A, Schumacher DJ. Dismantling fixed time, variable outcome education: abandoning 'ready or not, here they come' is overdue. *Perspect Med Educ*. 2023;12(1):68–75. DOI: https://doi.org/10.5334/pme.10
25. Hoff RG, Frenkel J, Imhof SM, ten Cate O. Flexibility in postgraduate medical training in the Netherlands. *Acad Med*. Mar 2018;93(3S):S32-S36. DOI: https://doi.org/10.1097/ACM.0000000000002078
26. Cong-Lem N. Vygotsky's, Leontiev's and Engeström's cultural-historical (activity) theories: overview, clarifications and implications. *Integr Psychol Behav Sci*. 2022;56(4):1091–1112. DOI: https://doi.org/10.1007/s12124-022-09703-6

第二篇

置信职业行为的定义

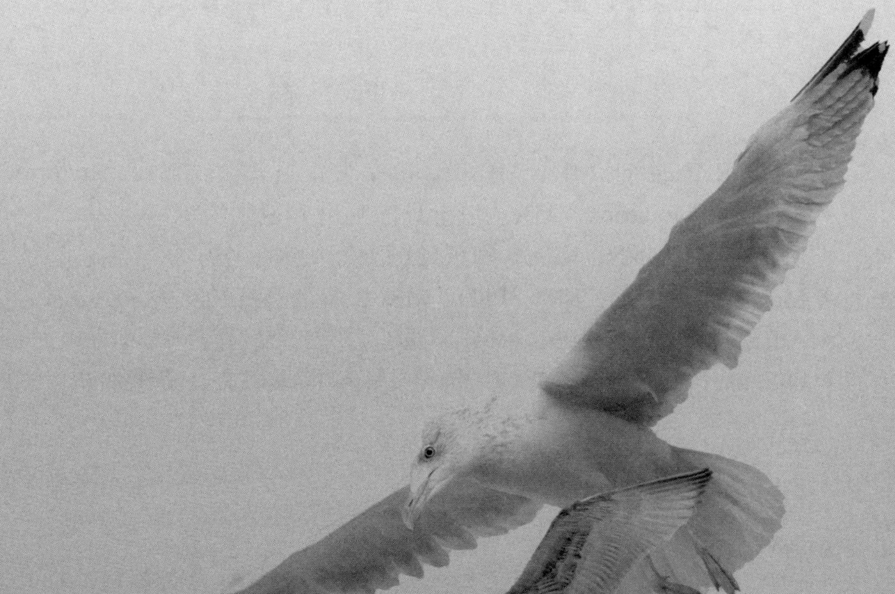

第8章 关于置信职业行为和EPA框架的定义

David R. Taylor，Siobhan Fitzpatrick，María José López，Marije P. Hennus，Adrian P. Marty，Olle ten Cate

翻译：周金懿　校对：陈卫昌

摘　要

置信职业行为（EPAs）在医学教育中发挥着重要的作用，包括支持课程的开发与实施、指导学员评价，以及为高利害决策（即允许学员“在无督导下实践”）提供依据。要达成这些目标，所需的远不止简洁明了的EPA标题所能表述的。为了充分发挥其效能，必须充分描述EPAs，提供实现上述每个目的所需的详细信息。详细阐述EPAs，还需清晰理解其他教育与专业构念之间的关系，例如知识与胜任力。本章讨论了知识、技能和态度（knowledge，skills，and attitudes，KSAs）、胜任力与EPAs之间的区别与联系，探讨完整阐述某项EPA所需的组成部分，以及这些组成部分对于在教学项目中实施EPAs的重要性，并研究了如何将EPAs整合到框架中以服务于某个专业或学科。本章最后简要讨论了跨学科EPAs。

作　者

- David R. Taylor，MD，MHPE。加拿大女王大学。邮箱：taylord@queensu.ca
- Siobhan Fitzpatrick，MA。瑞士日内瓦世界卫生组织。
- María José López，MSc。阿根廷国立库约大学医学科学院。
- Marije P. Hennus，MD，PhD，MSc。荷兰乌特勒支大学医学中心，临床教育。
- Adrian P. Marty，MD，MME。瑞士苏黎世大学。
- Olle ten Cate，PhD。荷兰乌特勒支大学医学中心；美国加州大学旧金山分校。

本章引用格式：

Taylor DR，Fitzpatrick S，López MJ，Hennus MP，Marty AP，ten Cate O．Entrustable professional activities and EPA frameworks defined．In：ten Cate O，Burch VC，Chen HC，Chou FC，Hennus MP.（Eds）．Entrustable Professional Activities and Entrustment Decision-Making in Health Professions Education，Chapter 8，pp．87–100．[2024] London：Ubiquity Press．DOI：https：//doi.org/10.5334/bdc.h

本章包含了对本书其他章节的交叉引用。对于将本章作为独立出版物阅读的读者，所有交叉引用列于以下链接：https：//doi.org/10.5334/bdc

引　言

目前，许多医学院校、项目、专业机构和课程委员会正致力于实施基于置信职业行为（EPA）的教育[1-4]，但并非所有概念化方式都同样有效[5]。新的教育课程概念和框架（例如 EPA 模型）存在一个风险，就是教育领导者容易将关注点从问**“为什么这个框架很重要？”**转变为**“我如何采用这个新框架？”**。开发 EPAs 和构建基于 EPA 的课程，要求课程领导者深刻理解课程改革的基本原理。这需要深入了解 EPAs 的构建及其在胜任力导向培训中的应用，以及了解 EPAs 在课程、评价和当地工作场所应用的局限性与机遇。本章首先描述 EPAs 的基本特征，然后讨论了在胜任力导向教育（CBE）中使用的 3 个相关但不同的构念——置信职业行为，知识、技能和态度（KSAs）以及胜任力。在这些概念的基础上，本章聚焦于设计条理清晰的 EPAs 框架。作为胜任力导向课程的一部分，该框架适用于评价决策，赋予学员基于证据的信任（grounded trust），反映其“在无督导专业实践中”的准备情况。

EPAs 的基本特征

正如前面章节所述，每项 EPA 都是**专业实践中的一个工作单元**——它可能是一系列的任务，或大或小，可以是早期行为，而后嵌套在一个更广泛的 EPA 中，但在所有情况下，它都应该是一项可被观察、独立的行为。例如，一个人具备运用第二语言的技能，那么担任翻译工作就是一项置信行为[6]。因此，EPAs 并不像知识或技能那样被学习者“掌握”，而是由该职业本身所“拥有”，并且可以“授权”或“赋予”从业者或被培训者去执行，这使该行为具备“可被置信”（entrustable）的特征。

以上借鉴了就业领域相关文献，其中通常使用专业实践行为来定义实践范围和角色职责[7,8]。在医疗领域，EPAs 则是指照护患者时从事的具体工作。它们构成了所需知识、技能、态度（KSAs）和胜任力的任务清单。

将 EPAs 理解为工作单元是重要的起点。那些着手开发 EPAs 的人士必须超越这一点，更应深刻理解开发和实施 EPAs 的目的[9]。工作描述的详细程度，通常取决于开发这些描述的预期目标[7]。对于 CBE 而言，识别和详细描述 EPAs，有助于支持与教育发展和专业认证相关的决策，也有助于项目内的课程规划。更具体而言，EPAs 是为了：

- 将胜任力转化为可观察的工作单元；
- 有助于判断学员是否准备好开展无督导实践，即予以置信决策及后续的职责移交；
- 指导教育项目内学习和评价的组织；
- 反映专业人士在实践中的工作内容。

基于上述 EPAs 的核心目的，相关医学专业文献定义了 EPAs 必备的 8 项标志性特征——这些特征被视为对实现目标至关重要的要素[9-11]（表 8.1）。

表 8.1　置信职业行为的特征

每项 EPA 标志性特征
• 特定情境下必不可少的专业工作
• 产生公认的专业劳动成果
• 需要足够的知识、技能和态度，通常经过培训方能获得，并能成功完成工作
• 仅限于具备资质人员执行
• 执行时明显独立于其他 EPAs
• 在规定的时间范围内完成
• 过程和结果（执行得好或不好）可被观察、可被测量
• 需要整合多项胜任力

因此，医学教育开发的 EPAs 需符合上述特征，以实现其目的。这听起来简单明了，但实际上先前已开发的一些 EPAs 并未遵循这些特征 [12-15]。问题可能源于开发过程中的各种错误，包括在区分学习目标、知识、技能和态度（KSAs）、胜任力以及 EPAs 之间的概念差异时发生混淆，或者项目团队成员之间未能形成健全的共享心智模型 [15]。为了帮助 EPA 开发团队评估 EPA 质量、确保符合重要特征，Taylor 等开发了 EQual 评价量表，用以评估 EPA 的质量（详见第 11 章）[16]。该评价工具将这些标志性特征分为 3 个使用类别，以结构化评估 EPAs：①独立的工作单元；②可置信且专业必需；③以符合教育原则的方式进行描述。此外，与评价工具相关的教师发展视频，除了可以用于评价工具使用前的准备，还可以用于教育目的 [17]。为了深入理解 EPAs 及其在 CBE 中的应用，建议读者还应熟悉一些有益的文献 [9,11,15]。

KSAs、胜任力和置信职业行为

要理解 EPAs 的标志性特征，首先需要理解 KSAs、胜任力和 EPAs 之间的区别和联系。尽管这些概念之间的界限常常略显模糊 [6,18-20]，但用以区分它们的基本原则是至关重要的。在尚未充分理解这些既相关又不同的概念之前，就急于尝试开展 CBE，将损害胜任力导向课程设计的目标和获益 [6,15,21]。图 8.1 改编自澳大利亚皇家医师学会和世界卫生组织，采用“知、行、为”（knowing，doing，being）的课程模型展示了 KSAs、胜任力和 EPAs 之间的关系。箭头表示这些领域之间的依赖关系 [22,23]，突出了通过临床工作照护患者的最终目标。

KSAs 是课程构建的基石，这些课程是为专业实践所准备的。尽管有时范围较广，但它们通常是更具体、跨情境和场合通用的能力。KSAs 的示例包括：心电图检查并识别心率、节律、电轴和间期的能力；非语言沟通技能；了解骨筋膜室综合征的并发症。重要的是，KSAs 是学员进入临床时已具备或尚未具备的能力。

与 KSAs 一样，胜任力也是学员所应具备的，但胜任力代表的是整合了多个 KSAs 的更高层次的能力。基于上述示例，胜任力可能包括：解读心电图以用于临床决策；在情绪激动情境下的沟通；检查肢体是否合并神经血管损伤。与单一的 KSAs 不同，胜任力需要整合多个基础 KSAs，形成临床有用的、专业或学科内可识别的能力。仅仅通过观察学员，无法辨识出他们所具备的胜任力。相反，当学员在特定情境下运用这些胜任力来执行患者照护**任务**

时，可以观察到这些胜任力的**应用**情况。

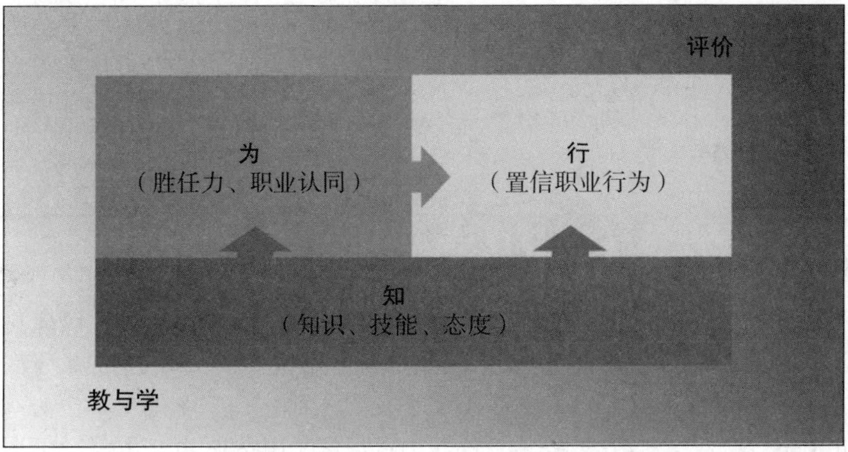

图 8.1　知 - 行 - 为课程模型中 KSAs、胜任力、身份认同和 EPAs 之间的关系

如前所述，EPAs 是照护患者时从事的行为。执行某项 EPA 时，要求学员从自身具备的临床接诊相关 KSAs 和胜任力中，提取出他们认为必要的部分，为患者提供所需的照护。因此，执行一项 EPA 应特定于临床情境，而非特定于学员所具备的能力。回到之前 KSAs 和胜任力的示例，一项 EPA 示例可能是"创伤照护的管理"，它包含了诸多胜任力（如上述示例中所示的胜任力）和基础 KSAs。

"知 - 行 - 为"模型展示出 KSAs、胜任力和职业认同如何成为实践的先决条件，而 EPAs 则是这种实践的代表。当把 EPAs 框架构建为表格的 2 个维度时，胜任力和 EPAs 之间的关系变得清晰起来。图 8.2 展示出某专业所需的胜任力与提供医疗服务时执行的 EPAs 之间的关联。图 8.2 的矩阵可以为课程设计提供一个有效的蓝图，并指导组建学习内容。

	EPA 1	EPA 2	EPA 3	EPA 4
胜任力A	+	+		+
胜任力B		+	+	
胜任力C			+	

图 8.2　EPAs 和胜任力的二维关系图

并非所有重要的课程组成部分都应该符合 EPA 构念

这里所提及的 EPA 概念可能会引发对医学教育中一些重要领域的担忧，因为这些领域并不完全符合 EPA 的构念。终身学习、合作和文化安全都是医学教育中基础胜任力，但它们本身并不是可以简单置信的工作单元。随着诸如 EPAs 等新兴构念的兴起，要让所有内容都符合新构念，人们常会倍感压力。过分强调 EPAs 可能会适得其反，教育项目可能试图将这些胜任力转化为 EPAs，却反而削弱了胜任力的价值。例如，“跨专业合作”有时被提议作为 EPA 框架中的一项 EPA，这就忽视了对跨专业技能的需求，因为这几乎是所有医疗活动中置信行为的前提需求 [24]。课程、项目、认证机构等必须确保这些领域按照“胜任力”来教授和评价——此外，当然更要确保学员能将这些胜任力综合应用到他们的临床工作中，即在适当的时候整合入 EPAs。

置信职业行为的完整阐述

每项 EPA 不仅仅是临床行为的简洁标签。阐述一项完整的 EPA，建议应包含 8 个组成部分（表 8.2），以确保透明度、稳定性、有效性和适用性 [11]。每个组成部分都为医学教育中的主要利益相关者提供了重要信息。对于课程负责人而言，它明确了学生必须学习的内容（能力领域和 KSAs）；对于医疗监管机构而言，它定义了临床医生在无督导情况下被认证可以从事的具体行为以及有效期限（包括具体说明、限制条件和如未实践则失效的时间）。在当今高度规范的医疗和其他专业领域中实施基于 EPA 的教育，每个组成部分都有其特定目的。同样重要的是，要认识到并非所有组成部分都与所有人相关。表 8.2 突出了与各组成部分最相关的主要利益相关者。在本章末尾的附录中，提供了详细阐述 EPAs 的 8 个组成部分格式要点和示例。

在开发 EPAs 时，重要的是要认识到开发团队不需要（实际上也不应该）从一开始就定义 EPA 的所有组成部分。应首要考虑 **EPA 的标题**、**具体说明和限制条件**，以及**最相关的胜任力领域**。这 3 个组成部分为在实践中执行 EPA 建立了共享心智模型。如果就这些组成部分达成共识，那么详细阐述其他组成部分将会更容易且更有意义。如果对这些优先组成部分无法达成共识，那么要在其余部分达成共识将会非常困难，甚至是不可能的。

除了用于专业培训项目之外，这种描述 EPAs 的推荐方法还能为新兴或特定临床行为提供微证书①的可能。在许多医学专业中，床旁超声日益成为标准化诊疗技术。然而，该技术被广泛使用之前，许多执业医师已接受了培训。因此，为这样的职业行为开发一个阐述完整的 EPA，将会为医师提供学习新技能并获得其使用认证的机会。

表 8.2　完整阐述一项 EPA 的组成部分及其目的和利益相关者

组成部分	目的	最主要相关者
1. 标题	简洁明了地确定任务	学员、临床督导者
2. 具体说明和限制条件	详细描述任务，明确该 EPA 所需资格条件	学员、临床督导者
3. 失败的潜在风险	明确该 EPA 表现欠佳所致的不良结局	学员、督导者、学术顾问 / 指导
4. 最相关的胜任力领域	明确执行该 EPA 所需的关键胜任力领域	课程开发者
5. 所需 KSAs 和经验	将行为映射到相关胜任力和 KSAs，确认相关学习经验	课程开发者

① 特定主题领域的小型资格证书。——译者注

续表

组成部分	目的	最主要相关者
6. 用于评价进展并支持终结性置信的信息来源	确定对作出该 EPA 终结性决策非常重要的评价数据来源	课程开发者、胜任力委员会
7. 不同培训阶段预期的置信 / 督导级别	提供一份学员预期成长路线图，展示学员达到无督导实践的准备过程	学员、学术顾问 / 指导
8. 若未实践的失效期限	设置时间节点，如果在此期间未予实践，无法保障安全执行任务所需的技能	监管机构、从业者

EPA 框架

除了详细阐述各项 EPAs 之外，重要的是考虑一门学科、一项职业、一个服务领域或专业如何由一组（或框架）EPAs 来代表。EPAs 框架通常由共识方法达成[9,25]，是一组连贯且合理全面的 EPAs，定义了一门学科的核心行为。如果单项 EPA 描述了单独的工作单元，那么 EPAs 框架则应涵盖该专业或学科所涉及的目标与范围内，所有必要的、可置信的工作。EPAs 框架（或核心集）可用于颁发认证、文凭，甚至职称（职位名称或专业职称）和（或）执照。本质上，它构成了描述职业相关工作的行为清单，即职业中应被置信和监管的行为。然而，特定职业的 EPAs 框架不仅仅是 EPAs 的简单集合。术语“框架”反映了在不同职业管辖范围内，人们对实践异质性的适应需求。请思考一下，家庭医学的 EPAs 框架如何包含相同的预设结果。实际工作中应用“慢性疾病管理、专科治疗转诊、紧急情况处理”时，全国范围内城镇与农村和偏远地区差别迥异。这是情境的变化，而非 EPA 的变化[26]。

同样重要的是需要意识到，开发 EPAs 框架并非只有一种方法。框架可以由数量众多、具体明确的微小行为组成，也可以由内涵丰富但数量较少的行为组成[27]。每种方法都有其优势和权衡之处（详见第 9 章）。若考虑在教育项目乃至专业认证中应用 EPAs，过于细化的 EPA 框架则往往难以管理，有可能演变为一系列技能，而非行为或任务。对于专业认证类项目，经验表明，总计不超过 20 项是比较理想的[28-30]。执业内涵较少的专业可能需要较少的 EPAs；执业内涵较广的专业，如家庭医学，则可能需要更多。无论如何，实施可行性是框架规划中的一项关键的考虑因素。

确保 EPA 框架的连续性是另一个重要的考虑因素。在设想或准备开发 EPAs 时，可以考虑 EPA 框架的 7 项描述特征（表 8.3）。

表 8.3　EPA 框架特征（用于指导 EPA 开发）

紧密关联 EPA 框架的特征
● 确定毕业时将被认证能够执行的任务清单[9,23]
● 展现 EPAs 之间的一致性逻辑[27]
● 单项 EPA 能与其他 EPAs 清晰区分[15,16]
● 支持 EPAs 结构化置信决策（即责任授予声明*）[9]
● EPAs 项目数量有限，但内涵广泛[28]

续表

紧密关联 EPA 框架的特征
● 在不同的临床环境中执行行为，应考虑具体情境：具体到案例和场景[23,25]
● 展示框架中 EPAs 与实践中预期胜任力之间的映射关系[9,15,23,28]

* 责任授予声明（statement of awarded responsibility，STAR）是授权准许学员在特定督导级别上执行某项 EPA 的认证（参见第 10 章）。

其中需要进一步解释的一个“质量”问题，就是开发 EPAs 时所运用的逻辑[27]（详见第 9 章）。虽然这在第 9 章中进行了更详细的阐述，但 EPAs 可以基于操作（如“结肠镜检查”）、职能（如“住院患者会诊”）或相关疾病（如“急性肾损伤患者的管理”）进行组织。这样易于将各项 EPA 视为该学科中独立、可观察和可置信的行为。虽然在框架中，操作类 EPAs 与其他两种逻辑类型能够很好地结合，但是在框架内将功能类与疾病导向类 EPAs 相结合可能会产生问题。以“住院患者会诊”和“急性肾损伤患者的管理”为例，这些 EPAs 之间存在重叠区域，容易引发混淆。很难解释一名学员为何能够被置信执行前项 EPA，却不被置信后项。可见，开发出紧密关联的框架，关注所使用的逻辑是何等重要。

框架的完整性

关于 EPAs 框架的最后一个需要考虑的因素，涉及与执业相关的专业认证决策。如前所述，EPAs 的终结性置信决策旨在授权学员在无督导情况下执行那些 EPAs。然而，无督导实践认证是针对特定学科的全部实践范畴，综合做出的监管决策。在多数司法管辖区，常规为每个人定制专业的执业执照不切实际。这意味着，如果某一学科采用了 EPAs，并意图用于指导高利害认证决策，那么重要的是需要拥有一套完整的、能代表该学科全部实践范畴的 EPAs 框架。如上所述，微证书 / 微认证在未来可能与单项 EPA 的认证和许可相关联，进而培育出具备敏捷适应能力的员工，这在 COVID-19 大流行应对期间已得到证明。然而，当前的实际做法是与完整的执业资格相关联的。为此目的，以及为了让 EPAs 框架在教育、实践和监管之间架起桥梁，必须有一套能合理、全面地描述相关专业实践的核心 EPAs。

不同学科之间相似的 EPAs

人们对不同学科和专业之间临床实践重叠部分的兴趣日益增长。在某些情况下，出于同一目的，多个学科在相同情境下执行相同的任务。例如，消化科专家和普通外科医师都可能为缺铁性贫血患者进行结肠镜检查，以确定胃肠道出血的来源。似乎有理由认为，已在某学科获得授权的 EPA，可以迁移到另一学科中实践。但更常见的情况是，不同学科或专业出于显著不同的目的或在不同的情境下，执行相似的任务。患者交接是大多数（若非全部）医疗行业的常见行为，但在不同情境下，以及出于不同目的，执行方式往往不同。而多数人会认为，患者交接 EPA 无法简单地在不同专业间通用。

医疗人员越来越多被要求超执业范围工作，甚至提供通常由其他不同医疗专业提供的照护，这在新冠病毒感染疫情高峰期最为明显。现在人们已经认识到，构建医学职业认证，设计自适应医疗卫生系统，在危机时期跨专业调整工作，具有重要价值。跨学科 EPAs，即适用于多个学科或专业的 EPAs，为满足这一需求而提供了一种颇具吸引力的途径[31]。但应注意的是，关于如何以及能否实施跨学科 EPAs 仍存在重大争议，因为执行该 EPA 的情境对其可迁移性至关重要。研究一门学科授权的跨学科 EPA 如何被专家安全地迁移到新情境或学科中，对于推动这一有前景的概念非常重要。关于跨学科 EPAs 的进一步讨论，请参阅第 10 章。

结　语

EPAs 和 EPAs 框架为明确医学学科及其行为的核心提供了颇具吸引力的方法。在定义并确定真正有助于医学专业培训的 EPAs 时，需要深思熟虑、教育工作者之间的共识以及周密的规划。

参考文献

1. O'Dowd E, Lydon S, O'Connor P, Madden C, Byrne D. A systematic review of 7 years of research on entrustable professional activities in graduate medical education, 2011–2018. *Med Educ*. 2019;78(1):39. DOI: https://doi.org/10.1111/medu.13792
2. Shorey S, Lau TC, Lau ST, Ang E. Entrustable professional activities in health care education: a scoping review. *Med Educ*. 2019;53(8):766–777. DOI: https://doi.org/10.1111/medu.13879
3. Bramley AL, McKenna L. Entrustable professional activities in entry-level health professional education: a scoping review. *Med Educ*. 2021;55(9):1011–1032. DOI: https://doi.org/10.1111/medu.14539
4. Pinilla S, Lenouvel E, Cantisani A, et al. Working with entrustable professional activities in clinical education in undergraduate medical education: a scoping review. *BMC Med Educ*. 2021;21(1):172. DOI: https://doi.org/10.1186/s12909-021-02608-9
5. Moore SJ, Egerton T, Merolli M, Lees J, Scala NL, Parry SM. Inconsistently reporting post-licensure EPA specifications in different clinical professions hampers fidelity and practice translation: a scoping review. *BMC Med Educ*. 2023;23(1):372. DOI: https://doi.org/10.1186/s12909-023-04364-4
6. ten Cate O, Schumacher DJ. Entrustable professional activities versus competencies and skills: exploring why different concepts are often conflated. *Adv Heal Sci Educ*. 2022;27(2):491–499. DOI: https://doi.org/10.1007/s10459-022-10098-7
7. Morgeson FP, Brannick MT, Levine EL. *Job and Work Analysis*. 3rd ed. SAGE Publishing; 2019.
8. International Labour Organization. ISCO International Standard Classification of Occupations. Published June 21, 2016. Accessed March 25, 2024. https://www.ilo.org/public/english/bureau/stat/isco/isco08/
9. ten Cate O, Scheele F. Competency-based postgraduate training: can we bridge the gap between theory and clinical practice? *Acad Med*. 2007;82(6):542–547. DOI: https://doi.org/10.1097/acm.0b013e31805559c7
10. ten Cate O. Entrustability of professional activities and competency-based training. *Med Educ*. 2005;39(12):1176–1177. DOI: https://doi.org/10.1111/j.1365-2929.2005.02341.x
11. ten Cate O, Taylor DR. The recommended description of an entrustable professional activity: AMEE guide no. 140. *Med Teach*. 2021;43(10):1106–1114. DOI: https://doi.org/10.1080/0142159x.2020.1838465
12. Taylor DR, Park YS, Smith CA, Karpinski J, Coke W, Tekian A. Creating entrustable professional activities to assess internal medicine residents in training: a mixed-methods approach. *Ann Internal Med*. 2018;168(10):724–729. DOI: https://doi.org/10.7326/m17-1680
13. Meyer EG, Taylor DR, Uijtdehaage S, Durning SJ. EQual rubric evaluation of the Association

of American Medical Colleges' core entrustable professional activities for entering residency. *Acad Med.* 2020;95(11):1755–1762. DOI: https://doi.org/10.1097/acm.0000000000003504
14. Tekian A. Are all EPAs really EPAs? *Med Teach.* 2016;39(3):232–233. DOI: https://doi.org/10.1080/0142159x.2016.1230665
15. ten Cate O, Chen HC, Hoff RG, Peters H, Bok H, van der Schaaf M. Curriculum development for the workplace using entrustable professional activities (EPAs): AMEE guide no. 99. *Med Teach.* 2015;37(11):983–1002. DOI: https://doi.org/10.3109/0142159x.2015.1060308
16. Taylor DR, Park YS, Egan R, et al. EQual, a novel rubric to evaluate entrustable professional activities for quality and structure. *Acad Med.* 2017;92(11S):S110-S117. DOI: https://doi.org/10.1097/acm.0000000000001908
17. Taylor DR, Park YS, Tekian A. *Queen's EPA Quality (EQual) rubric training.* Vol 17:41; 2016. Accessed March 26, 2024. https://youtu.be/yQZuWdzkQKM
18. ten Cate O. Competency-based education, entrustable professional activities, and the power of language. *J Grad Med Educ.* 2013;5(1):6–7. DOI: https://doi.org/10.4300/jgme-d-12-00381.1
19. Englander R, Frank JR, Carraccio C, et al. Toward a shared language for competency-based medical education. *Med Teach.* 2017;39(6):582–587. DOI: https://doi.org/10.1080/0142159x.2017.1315066
20. Mills JA, Middleton JW, Schafer A, Fitzpatrick S, Short S, Cieza A. Proposing a re-conceptualisation of competency framework terminology for health: a scoping review. *Hum Resour Health.* 2020;18(1):15. DOI: https://doi.org/10.1186/s12960-019-0443-8
21. Broussenko M, Burns S, Leung FH, Toubassi D. Can teachers distinguish competencies from entrustable professional activities? *PRiMER.* 2019;3:19. DOI: https://doi.org/10.22454/primer.2019.433736
22. Royal Australasian College of Physicians. RACP Curriculum Model. Published online October 2017:1–8. https://www.racp.edu.au//docs/default-source/default-document-library/racp-curriculum-model.pdf?sfvrsn=75bd3c1a_17
23. World Health Organization. *Global Competency and Outcomes Framework for Universal Health Coverage.* World Health Organization; 2022. Accessed April 2, 2024. https://www.who.int/publications/i/item/9789240034662
24. ten Cate O, Pool IA. The viability of interprofessional entrustable professional activities. *Adv Heal Sci Educ.* 2020;25(5):1255–1262. DOI: https://doi.org/10.1007/s10459-019-09950-0
25. Taylor D, Park YS, Smith C, ten Cate O, Tekian A. Constructing approaches to entrustable professional activity development that deliver valid descriptions of professional practice. *TLM.* 2020;2(3):1–9. DOI: https://doi.org/10.1080/10401334.2020.1784740
26. Association of Family Medicine Residency Directors. *Entrustable Professional Activities: Overview.* 2017. Accessed March 26, 2024. https://www.afmrd.org/d/do/P1887
27. Hennus MP, Dam M, Gauthier S, Taylor DR, ten Cate O. The logic behind entrustable professional activity frameworks: a scoping review of the literature. *Med Educ.* 2022;56(9):881–891. DOI: https://doi.org/10.1111/medu.14806
28. ten Cate O. Nuts and bolts of entrustable professional activities. *J Grad Med Educ.* 2013;5(1):157–158. DOI: https://doi.org/10.4300/jgme-d-12-00380.1
29. ten Cate O. How can entrustable professional activities serve the quality of health care provision through licensing and certification? *Can Med Educ J.* 2022;13(4):8–14. DOI: https://doi.org/10.36834/cmej.73974
30. de Graaf J, Bolk M, Dijkstra A, van der Horst M, Hoff RG, ten Cate O. The implementation of entrustable professional activities in postgraduate medical education in the Netherlands: rationale, process, and current status. *Acad Med.* 2021;96(7S):S29-S35. DOI: https://doi.org/10.1097/acm.0000000000004110
31. Pool I, Hofstra S, van der Horst M, ten Cate O. Transdisciplinary entrustable professional activities. *Med Teach.* 2023;45(9):1019-1024. DOI: https://doi.org/10.1080/0142159x.2023.2170778

附录　EPA 描述的相关组成部分

	基本原理	写作技巧	示例 1	示例 2
1. 标题	一个简洁的标题能够唤起所有相关方的共鸣	• 标题越短越好。应将 EPAs 作为实践单元牢记于心。除非标题需要与其他 EPAs 进行区分，否则细节应放在具体说明中 • 避免使用学员行为表现的修饰词（例如“有效地”） • 对于动词，使用进行时态（即 -ing 形式）；对于动词的宾语，使用复数形式（例如“patients”），以强调资格认证的普适性	• *管理儿科 ICU（PICU）中复杂、不稳定的急症患者*（如果整体 EPA 框架是关于 PICU 的，则可省略 PICU）	• *结肠镜检查*（如果表达明确，就无需其他词汇）
2. 具体说明和限制条件	具体说明和限制条件是 EPAs 不可或缺的组成部分，标题同样也是（如仅凭标题可能会导致理解困难）。包含什么内容？排除什么内容？在什么（特殊）情况下不具备该 EPA 的资格？	• 增加标题内容：“此 EPA 的资格要求包括：……” • 列出行为组成部分的要点列表，不宜过长，但要足以让所有相关方（学员、督导者、护理人员）理解资格认定内容 • 避免使用“具备……的能力”：应具体说明行为，而非学员 • 可添加该 EPA 的实践场景（住院、门诊、城市、农村等场景） • 限制条件：“此 EPA 的资格要求不包括：……”，列出若未明确说明可能会引起混淆的条目	*此 EPA 资格要求包括：* • *评价患者病情* • *解读诊断检查和监测数据* • *明确主要诊断和鉴别诊断* • *确定患者的治疗目标* • *实施以患者为中心的检查和治疗策略* • *完成病程记录* *场景：儿科 ICU* *限制条件：此 EPA 资格要求不包括体外膜肺氧合（ECMO）*	*此 EPA 资格要求包括：* • *明确相关适应证和禁忌证* • *完成知情同意* • *完成结肠镜检查技术操作* • *识别、应对操作过程中及操作后的情况和并发症* • *完成操作记录* *场景：内镜室、ICU* *限制条件：无*
3. 风险	所有需要置信决策来实践的 EPAs 都面临风险 关键风险需要合理、明确	• 这部分可能难以具体说明，使用“患者死亡”或“照护不充分”无法提供充足的信息。建议考虑具体、常见不良事件，以“示例”方式呈现	不可逆的终末器官损伤，包括中枢神经系统、心脏、肾和其他系统	肠穿孔、即刻和延迟出血、过度镇静

续表

	基本原理	写作技巧	示例 1	示例 2
4. 相关常用的胜任力领域	适用于哪些常用的胜任力领域(CanMEDs、ACGME 或其他)并应作为评价中的反馈依据？	● 避免包含胜任力框架中所有领域，应包括最突出、有助于反馈的领域 ● 使用 + 和 ++ 来区分“相关”和“高度相关”	医学专家 ++ 沟通者 + 合作者 + 职业素养 +	医学专家 ++ 合作者 ++ 健康倡导者 + 职业素养 +
5. KSAs 和经验	为做出终结性置信决策，必须具备特定的知识、技能、态度以及特定经验	● 这可能导致列出冗长、难以实施的列表，或给出缺乏信息的简短陈述。关键在于指导学员和课程开发者，使学员为承担这一责任做好准备 ● 在某种程度上，可能涉及具体课程，例如，已通过特定的测试，已完成特定的轮转，练习了 *X* 次某项技能，具备了书籍 *Y* 中的一般知识水平	● 识别急性和不稳定性患者 ● 解释不稳定患者的临床表现 ● 鉴别诊断的相关知识 ● 不稳定患者的检验选择 ● 确定针对性治疗策略 ○ CPR ○ 气管插管 ○ 血流动力学管理 ● 闭环沟通 考虑前至少管理过 40 个病例，包括在 ICU、急诊科和新生儿 ICU 的经历	● 适应证、禁忌证和并发症处置的相关知识 ● 操作中患者体位的摆放 ● 内镜的操作技能 ● 识别病理性和正常表现 ● 识别操作中及操作后的并发症 ● 与内镜室护士和工作人员的合作 ● 沟通和结果记录 考虑前至少进行 150 次结肠镜检查，应包括筛查性结肠镜检查、疑似 IBD 患者以及急性胃肠道出血患者的经验
6. 支持终结性置信的信息来源	评价项目的总结，旨在确认是否已准备好进行终结性置信，以利于 STAR 决策	● 考虑 4 个信息来源（参见第 17 章） 1. 直接观察（临床接诊、操作） 2. 交谈（基于案例或基于置信的讨论） 3. 长期观察（多源反馈） 4. 成果评估［对学员行为产出的评估，无需学员在场。如 EHR（电子病历，electronic health record）］ ● 说明所需符合要求数据点的数量	需要至少 15 次符合要求的评价 必须包括： ● 直接观察（至少 8 次） ● 基于置信的讨论（至少 1 次） ● 长期观察（至少 3 次） 评价者应包括督导者、创伤团队成员、其他护理人员	需要至少 20 次操作评价，全部为直接观察 必须包括： ● 结肠镜筛检 ● 腹泻评估 ● 急性胃肠道出血 ● 炎症性肠病 评价者应包含督导者、内镜室工作人员和患者

续表

	基本原理	写作技巧	示例 1	示例 2
7. 预期督导级别	学员通常在培训的哪个阶段应该准备好接受哪个督导级别（1 ~ 5 级）？	包括预期达到 3 级（“间接督导”）或 4 级（“无督导实践”）。1 级、2 级和 5 级相关性较小	3 级：预期第 2 年培训结束时 4 级：预期第 4 年培训结束时	3 级：预期 6 个月培训结束时 4 级：预期 24 个月培训结束时
8. 失效时间	如未实践，无督导实践资格的终结性置信在获得后应保持多久？何时应重新督导？	● 某些 EPAs 可能对患者安全不是很重要，因此不需要标明有效期限 ● 其他 EPAs 对患者安全至关重要，如果 1 年或 2 年未实践，则需要重新督导 ● 某些 EPAs 可能需要更新，当出现更好的替代方案时，则应停止实践	1 年 EPAs 可在到期后 4 年内重新督导。再次认证需要在合格的儿科重症监护专家督导下，至少进行 5 次接诊，且表现令人满意 如果超过 4 年，EPA 需要全面重新认证	2 年 EPA 可在到期 3 年内重新督导。再次认证需要在合格的儿科重症监护专家督导下，至少进行 10 次结肠镜检查，且表现令人满意 如超过 3 年，EPA 需要全面重新认证

要理解 EPA，则需要标题结合具体说明和限制条件。第 3、4 和 8 项可视为一般特征；第 5、6 和 7 项是项目专属特征

第 9 章

确定并阐述置信职业行为的方法

Marije P.Hennus，Ylva Holzhausen，Roberta I.Ladenheim，Daniel Nel，Severin Pinilla

翻译：周金懿　校对：陈卫昌

摘　要

随着医学教育的演变发展，置信职业行为（EPAs）作为专业实践单元，为教育者提供了一种将课程设计与专业实践联系起来的真实方法。本章为医学教育者提供了一份全面且实用的 EPA 开发指南。为了应对 EPA 开发的复杂过程，需要对其基础构念有细致入微的理解。本章将依次解答下列基本问题：从何入手、确定关键行为、转化形成 EPAs、对框架达成共识，以及试点检验。通过提供可行的深刻见解，本章将赋能读者有效应对这一充满挑战的过程。无论你是处于一项新的 EPA 提议的起始阶段，还是寻求完善已开发的 EPAs，本章都提供了一份实用的路线图，帮助建立有目的性的 EPAs，为促进构建健全且具有相关性的课程体系做出贡献。

作　者

- Marije P. Hennus，MD，PhD，MSc. Clin Ed。荷兰乌特勒支大学医学中心。邮箱：M.P.Hennus@umcutrecht.nl
- Ylva Holzhausen，MSc，PhD。德国柏林夏里特大学医学院。
- Roberta I. Ladenheim，MD。阿根廷布宜诺斯艾利斯意大利大学医院。
- Daniel Nel。南非开普敦格罗特舒尔医院及开普敦大学。
- Severin Pinilla，MD，PhD，MEd，MPH。瑞士伯尔尼大学。

本章引用格式：

Hennus MP，Holzhausen Y，Ladenheim RI，Nel D，Pinilla，S．Approaches to identifying and elaborating entrustable professional activities．In：ten Cate O，Burch VC，Chen HC，Chou FC，Hennus MP.（Eds）. Entrustable Professional Activities and Entrustment Decision-Making in Health Professions Education，Chapter 9，pp.101-110．[2024] London：Ubiquity Press．DOI：https：//doi.org/10.5334/bdc.i

本章包含了对本书其他章节的交叉引用。对于将本章作为独立出版物阅读的读者，所有交叉引用列于以下链接：https：//doi.org/10.5334/bdc

引　言

在确定和定义置信职业行为（EPAs）时，关键在于始终聚焦于预期目的，即描述该专业实践中所执行的核心工作。众多出版物已经详细阐述了 EPAs 的定义，并强调了 EPAs 与胜任力之间的区别，胜任力是学习者通过培训获得的能力[1-3]。EPAs 不仅是医学教育的一种哲学方法，更从操作层面描述了一个专业[3]。EPAs 主要用于开发课程和建立针对专门培训的工作场所评价流程，但确定、阐述并就 EPAs 达成共识的工作重点在于专业本身。开发 EPAs 需要大量的时间和资源投入。因此，开发特定专业或国家层面的 EPAs 应优先于地方层面的举措。这不仅强调了需要制定可靠的专业实践单元，使其能够被认可、置信和资格认证，并且还促进了在某一专业或职业内部形成统一的愿景。开发个别地方性 EPA 项目，尽管其框架存在价值，但可能错失更广泛的合作机会，且可能在未来面临国家层面或专业领域潜在的重复或矛盾。

在医学专业课程中有效实施 EPAs，需要在 EPA 开发过程中遵循各种质量标准、共识规范和效度标准（参见第 5 章和第 11 章）；目标是确保 EPA 构建与其教育预期目的相一致。这包括考虑内容效度、利益相关者的认可、EPA 质量、专业协会内部咨询委员会的反馈，以及纳入继续教育项目[4]。本质上，对这些细节的关注越多，EPAs 按预期"发挥作用"的可能性就越大。本章旨在提供一个针对各种方法实用且全面的概览，以识别和详细阐述符合目的的 EPAs。它依次解答以下基本问题：从哪里开始、如何确定关键行为并转化为 EPAs、如何就框架达成共识，以及最后一步，为什么以及如何对 EPAs 初稿进行试点检验（图 9.1）。

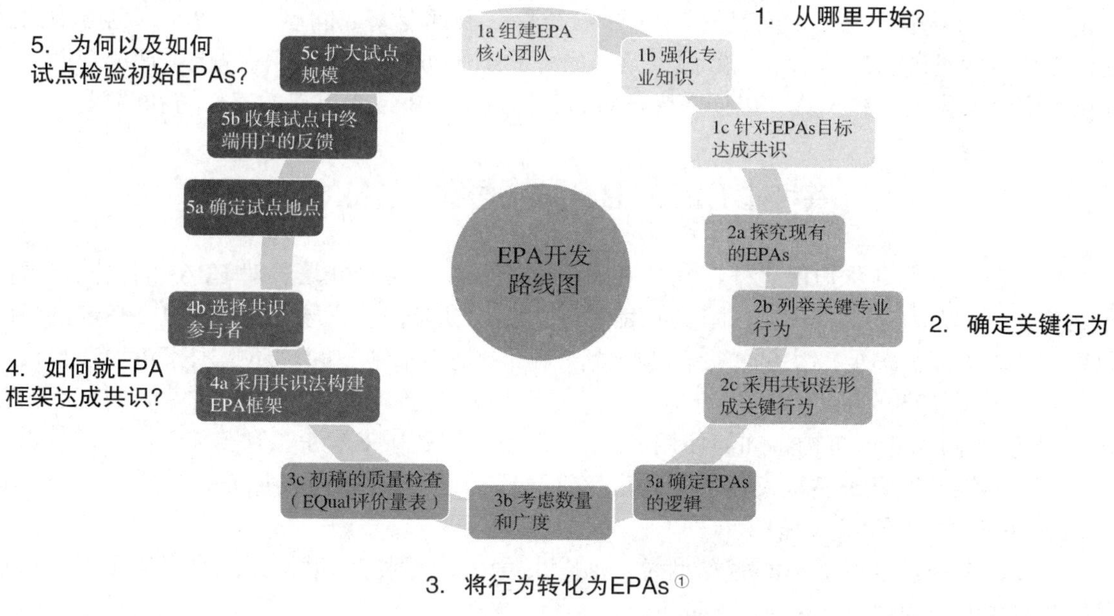

图 9.1　确定并阐述 EPAs 的路线图

① 原著图中文字可能有误，原文为"将 EPAs 转化为行为"。——译者注

从哪里开始?

着手开发 EPAs 的过程，初期可能看似艰巨，但实际上并非如此。以下步骤（1a ~ 5c，参见图 9.1）将为此过程奠定坚实的基础。

组建核心团队（1a）

确定并详尽说明描述 EPA 是一项团队工作，通常基于官方授权，例如来自专业学会、政府或机构领导的授权。首要任务之一是组建核心团队，从而执行这项任务。建议 EPA 核心团队的成员应具备以下方面的多样性：譬如不同的（临床）经验、不同的层级（如学员、督导者、科主任）、不同的教育专长，以及来自不同的培训中心和实践环境[5]。核心团队成员的数量取决于多个因素，譬如 EPA 是为单一机构还是为（国家）专业群体开发；一般而言，核心团队通常包含 5 ~ 6 名成员[6]。需要注意的是，从 EPAs 开发到实施的整个过程，这个核心团队都将发挥核心作用，这需要利益相关者为该小组提供广泛支持。

强化专业知识（1b）

随着核心团队成立，识别有用资源，确立并拓展 EPAs 相关专业知识，这一点至关重要。现有的文献能提供坚实的理论基础[1,7,8]，并为 EPA 开发提供了通用指南[2,3,5,9]。目前，EPAs 已在各专业和学科中得到应用，且提供了大量针对特定职业和专业的实例[10-13]，这是一个非常好的开端。此外，向具有 EPA 开发经验的教育专家或同事寻求指导，也可为团队提供有价值的见解。最后，线上资源以及国内外的工作坊和课程，不仅提供了理论知识，还提供了实际操作经验和工具，以便在学习者机构开展以 EPAs 为重点的工作坊和课程。

针对 EPAs 目标达成共识（1c）

除了强化个人专业知识之外，在核心团队内确立共同愿景并培养对 EPAs 的共同理解同样至关重要，因为这能显著提升团队的表现[14]。在早期阶段，必须明确课程中 EPAs 的目的和计划实施方式。需要解决的重要问题包括：EPAs 是为本地、区域还是国家培训项目设计的，参与者所预期的培训水平（有经验的学习者通常能承担更具挑战性和内涵更宽泛的任务），监管部门和认证机构将如何使用 EPAs，以及在课程中 EPAs 如何实施（例如，是贯穿整个课程的纵向整合，还是仅用于某特定培训阶段）。对这些问题的回答，决定了所要开发的 EPAs 的数量和范围。

此外，在构建这种共享心智模型时，消除引发 EPAs 困惑的潜在原因也至关重要。在这方面，需要考虑的关键点包括：

- 区分胜任力与 EPAs。前者是学习者所具备的能力（例如，“以患者为中心的临床问诊”），后者代表专业工作单元（例如，“评估和治疗慢性病患者”——参见第 8 章）[15]。
- 认识到并非所有胜任力和目标都应该或能够转化为 EPAs。例如，像“终身学习”和

"跨专业合作"这样的基本胜任力虽然是不可或缺的，但其并不涉及需要掌握和执行的独立任务[16]。

- 理解 EPAs 是社会置信特定领域专业人士可执行的任务，要求他们能安全地、按照专业标准执行这些任务。置信不仅仅涉及临床能力，还要求专业人士具备"A RICH"所描述的特征，即主动、可靠、诚信、能力和谦逊[17]。

在 EPA 开发团队中建立这种共同理解，将明确并强化正在进行的 EPA 开发工作的目的。

确定专业的关键基本行为

可以使用一系列方法，通常将其结合起来，清晰阐明某一专业的日常行为，最终形成一个 EPA 框架。

探究现有的 EPAs（2a）

了解所关注领域中现有的 EPA 情况会有所助益，因为改进现有方法，总比从零开始容易得多。不过，在采用已建立的 EPAs 时则需要谨慎。此前发布的 EPAs 可能并不符合当前的质量标准。此外，它们为特定教育和临床情境而开发，可能在一些重要维度有所不同。因此，必须对这些 EPAs 进行适当调整，以确保其在自身环境中的有效性和可行性，保证其准确反映该环境下专业人士所从事的行为。使其适合目标势在必行。

列举日常实践的关键行为（2b）

另一种方法是由本专业代表性群体进行回顾性反思，让他们描述自己的工作。重要的是这些医疗专业人士具备代表性和能力，尤其计划大规模实施时，其是影响过程和结果的关键因素。除了关注实践行为以外，根据培训阶段（即嵌套 EPAs）列出学员的关键行为，也可能提供有价值的见解。然而，这个过程必须从 EPAs 培训结束时所定义的 EPAs 视角来梳理。通过日志、工作场所观察或已发表的文献，包括认知任务分析研究，补充额外数据，强化上述两种方法。最后，向已在不同学科或国家实施过 EPAs 的同事征求专家建议可能会大有裨益。例如，这有助于避免陷阱、识别分歧领域，并指出因 EPA 构建缺陷而在实施过程中出现的问题。

采用共识法产生关键行为（2c）

利用现有的共识方法，如名义小组技术（nominal group technique，NGT）或德尔菲法，可以帮助确定某专业中的关键任务并对其排序。NGT 是一种结构化的面对面交流方式，是出于特定目的进行有效头脑风暴并达成共识的方法[18]。通过促进团队成员之间的平等参与，减小参与者之间的权限差异，显示出显著优势。当小组考虑进行首次确定 EPAs 并排序时，NGT 非常有用。对于那些不太熟悉 NGT 的读者，这篇包括课程开发在内的关于其在医学专业中使用的文献，提供了很好的介绍[19]。德尔菲法是一种基于调查的迭代决策过程，涉及一组专家就一系列问题或陈述提供匿名反馈。在主持人的引导下，参与者在连续多轮调查中，基于小组反馈，修改对问题的陈述或回答。这一迭代过程会持续进行，直到达成共识（通常为 3 轮）。德尔菲法非常适合将初步的 EPAs 修订成更精炼且更能被广泛接受的 EPAs 框架 [20]。

不同共识方法的选择和使用取决于多种因素，如参与者之间的权限和经验差异、项目的范围以及专业实践的广度。通常，正式的共识方法（如德尔菲法）会用于多机构项目，且有获得多个利益相关者支持的额外优势。不过，这个过程的设置较为复杂且耗时。无论选择哪种识别方法，至关重要的是认真选择数据来源和开发过程中的专家，从而确保收集到的关键行为能代表该专业的工作，并为开发符合目的的有效 EPAs 提供信息。

将关键行为转化为 EPAs

确定并描述一个临床专业的关键行为，构建一套结构良好的 EPAs 框架，这个过程颇具挑战性。以下步骤为完成此任务提供了指导：

确定 EPAs 的逻辑（3a）

在 EPA 框架中，通常采用 3 种主要逻辑，即医学教育开发者将其专业实践分解为专业工作单元时所使用的视角 [9]。这些逻辑分别是“服务提供”“操作流程”和“疾病或患者类别”，许多项目采用了至少两种逻辑的组合。每种逻辑（或方法）都有其自身的优势和局限性。“服务提供”逻辑将 EPAs 定义为宏观描述的任务，例如“评估和治疗急症患者”。尽管这种方法导致 EPAs 的数量较少，但应用于接诊患者时会缺乏案例特异性。相比之下，“疾病或患者类别”逻辑涉及撰写能够捕捉到专业内接诊患者时具体情况的 EPA 的描述，例如“评估和治疗犬类体重减轻”。然而，这种逻辑又可能导致 EPAs 数量过多，特别是在内容丰富的专业和患者表现多样化的专业。因此，在选择起草 EPAs 所用的逻辑时，关键是要考虑该专业的实践范围。兼顾可行性和案例特异性的专业特征性挑战，有助于识别出最符合实际工作内容的逻辑。尽管如此，重要的还是保持灵活和开发的心态，在 EPA 开发过程中愿意重新审视并与时俱进。

考虑 EPAs 的数量和广度（3b）

EPAs 的颗粒度（细节程度）也是讨论的一个重要方面，因为 EPAs 的数量与其广度或范围直接相关。选择少数几个大型的或许多小型的 EPAs 各有优缺点。例如，如果只用少数几个 EPAs 涵盖整个专业领域，它们本身就必然变得宽泛。这可能会导致 EPAs 只有部分可被观察到，并依赖于冗长的胜任力清单，且在日常临床实践中只能大致辨识，或在早期培训阶段功能性较弱。在这种情况下，将这些较大的 EPAs 分解为次级的 EPAs，即所谓的“嵌套 EPAs”可能是有益的。在更早期的培训阶段或更宽泛的上级 EPA 特定情境（医疗工作 / 教育）下，嵌套 EPAs 适用于对特定应用进行更具针对性的评价。同时，定义许多较小的 EPAs 则带来了特异性和可观察性，并有助于开展丰富的反馈讨论。然而，人们也担心 EPAs 可能被过度细分，以及管理大量 EPAs 所导致的后勤和管理负担。大量的评价工作可能会威胁到 EPAs 实施的可行性和可持续性，形成“打勾”心态，致使缺乏形成性价值，从而产生对高利害决策毫无价值的低质量数据。因此，指南建议，继续教育阶段每年最多设置 10 项 EPAs，或者整个教育项目大致设置 30 项 EPAs[21]。整个项目采用 10 项或更少 EPAs 的现象越来越多见，这提高了可行性，并包容了不同（临床）情境和背景。在确定和选择初始 EPAs 的过程中，应考虑总体数量，仔细斟酌合并或拆分 EPAs 的可能性。随后，建立所有毕业生都必须掌握的核心 EPAs，并为那些学有余力的学员提供自选或“选修”EPAs，这会提高教育框架的灵活性和有效性。

在运用 NGT 之前，先与小组成员讨论 EPAs 的逻辑、数量和广度的优缺点，这将有助于为待开发的目标产品形成一个共享心智模型。这样的讨论非常有助于完善 EPAs 开发策略，并且可以预防在后续过程中出现难以解决的问题。

EPAs 初稿的质量检查（3c）

过程早期，确保初始 EPAs 的高质量构建至关重要，从而避免不必要的资源浪费和后续的问题纠正。为支持 EPAs 开发，EQual 评价工具作为质量基准，应从项目开始应用时就用以检查 EPA 方案是否真正符合 EPA 标准（参见第 11 章中的 EQual 评价量表部分）[22]。在开发过程的后期，每一次对低质量 EPAs 的修正都需要付出额外的努力。

如何就 EPA 框架达成共识？

一旦建立并完善了一套初始 EPAs，并且通过了质量保障，接下来的关键步骤就是对该套方案达成广泛的共识[23]。在此阶段，重点转向吸引 EPAs 的最终用户的参与。在建立共识的过程中，收集终端用户反馈，完善 EPAs 详细组成部分，使 EPA 的描述更好地与课程、评价和置信决策的应用相契合。此外，共识促进了教育者、督导者、学员和认证机构之间的合作与支持，推进统一 EPAs 的应用。

采用共识法建立 EPAs 框架（4a）

共识可以通过简单的方法达成，如专家会议，由特定学科的领导委员会参与，或者采用更正式的共识方法，如德尔菲技术[11]。在 EPAs 开发中，常见的改良德尔菲法是，开始时就向调查对象提供一组已部分详细阐述的 EPAs[24]。提供的 EPA 描述至少包括 EPA 标题、具体说明和限制条件、能力领域[3]。这些核心组成部分为理解在现实场景中如何有效执行 EPA 奠定了基础。一旦就这些必要组成部分达成共识，扩展和完善 EPA 的其他方面就会变得更简单、更有影响力。最后，重要的是给调查对象提供机会，让其对整套初始 EPAs 发表评论，并有机会提出可能增加的其他 EPAs。

共识法参与者的选择（4b）

由于调查对象在德尔菲法过程中发挥着关键作用，因此必须慎重地制定所需的专业知识标准，并谨慎确定所需受访者的数量。通常认为，10 ～ 50 名受访者是适当的[25]。调查对象不仅要了解 EPA 的概念，还应熟悉特定（医学）专业的内容。值得注意的是，德尔菲法调查对象有可能知道他们将在工作中应用参与制定的 EPAs。这可能会提高他们参与的兴趣，但也可能引入偏倚，因此他们的回答不仅反映其专业知识内容，还会考虑到可行性、可实施性和政策可接受性。相比之下，德尔菲法调查对象对 EPAs 的理解程度有限或兴趣有限，可能使效度存疑的 EPAs 获得高度共识的得分。这有可能营造出高质量的错觉，进而导致对可能有问题的 EPAs 的采纳和实施。EPA 开发者在选择德尔菲法调查对象时应谨慎对待这种潜在的陷阱[18]。

为何以及如何对初始 EPAs 框架进行试点检验？

一旦确保了初始 EPAs 的质量（参见第 11 章）并获得了广泛共识，下一步就是测试它们在项目中使用的适合性和可行性。试点测试则提供了一个低风险、高回报的机会，可视为对草拟的 EPAs 进行最终彩排。

确定试点地点（5a）

试点测试通常在真实世界环境中，面向一小部分目标用户进行，用以评价新举措实施的可行性，并衡量在更大范围内实施的潜在获益。如果开发出一套国家层面的 EPAs，可以考虑在 2 ～ 4 家机构进行试点，预计这些机构在实施过程中都将面临不同的挑战。对于地方层面的 EPAs，面向 5 ～ 10 名当地用户（督导者和学员）进行试点测试可能就已足够。

收集终端用户反馈（5b）

试点测试应首先从选定的小部分 EPAs 开始，以指导推出完整 EPAs 清单的可行性决策，并确保实施合理可控的评价数量[26]。在试点测试期间，至关重要的是不能单纯使用基于 EPAs 的评价工具并采集评价数据，而必须向学员和督导者进行访谈，收集对 EPAs 本身、所使用的评价工具、对工作流程的影响以及发现的任何障碍的反馈。

扩大试点规模（5c）

如果需要，就扩大 EPAs 试点，逐步从一个地点扩大到多个地点，以及从少量 EPAs 扩大到更多 EPAs，可以在不同临床环境中进行评价和改进，确保它们在不同的情境下具备适应性和有效性。这种方法有助于广泛地收集对实际应用问题的反馈，并整合到各种工作流程中，重要的是能够早期识别并解决障碍。

结　语

成功推进 EPAs 的开发，取决于对目的的清晰理解。本章为确定并详细阐释 EPAs 提供了实用且全面的指南。关键考虑因素包括组建多元化的核心团队，通过文献和专家指导建立专业知识，以及培养对 EPAs 目的的共同理解。确定关键行为的方法包括探究现有的 EPAs、反思日常实践以及采用共识构建技术。将这些行为转化为 EPAs，需要选择一种或多种逻辑，并在 EPAs 的颗粒度和总数量之间取得平衡。至关重要的是通过德尔菲法等方法达成共识，而试点测试则确保了可行性。这个全面概述旨在为未来的开发者提供所需的工具，帮助他们在专业领域内创建有效且目的明确的 EPAs。

致　谢

本章主要借鉴了在 *Medical Education*[9] 和 *Medical Teacher*[5] 上发表的论文。本文采用 ChatGPT 3.5 辅助语句编辑。

利益冲突

作者声明没有任何利益冲突。

参考文献

1. ten Cate O. Entrustability of professional activities and competency-based training. *Med Educ*. 2005;39(12):1176–1177.
2. ten Cate O, Chen HC, Hoff RG, Peters H, Bok H, Van Der Schaaf M. Curriculum development for the workplace using entrustable professional activities (EPAs): AMEE Guide No. 99. *Med Teach*. 2015;37(11):983–1002. DOI: https://doi.org/10.3109/0142159X.2015.1060308
3. ten Cate O, Taylor DR. The recommended description of an entrustable professional activity: AMEE Guide No. 140. *Med Teach*. 2021;43(10):1106–1114. DOI: https://doi.org/10.1080/0142159X.2020.1838465
4. Taylor D, Park YS, Smith C, ten Cate O, Tekian A. Constructing approaches to entrustable professional activity development that deliver valid descriptions of professional practice. *Teach Learn Med*. 2021;33:1, 89–97 DOI: https://doi.org/10.1080/10401334.2020.1784740
5. Hennus MP, Jarrett JB, Taylor DR, ten Cate O. Twelve tips to develop entrustable professional activities. *Med Teach*. 2023;45(7):701–707. DOI: https://doi.org/10.1080/0142159X.2023.2197137
6. Klein K. Is your team too big? Too small? What's the right number? Knowledge@Wharton. Published 2006. Accessed May 16, 2022. https://knowledge.wharton.upenn.edu/article/is-your-team-too-big-too-small-whats-the-right-number-2/
7. ten Cate O. Nuts and bolts of entrustable professional activities. *J Grad Med Educ*. 2013;5(1):157–158. DOI: https://doi.org/10.4300/JGME-D-12-00380.1
8. ten Cate O. Trust, competence, and the supervisor's role in postgraduate training. *Br Med J*. 2006;333(7571):746–748. DOI: https://doi.org/10.1136/bmj.38961.475718.68
9. Hennus MP, Dam M, Gauthier S, Taylor DR, Cate O. The logic behind EPA-frameworks: a scoping review of the literature. *Med Educ*. 2022;56(9):881–891. DOI: https://doi.org/10.1111/medu.14806
10. Meyer EG, Chen HC, Uijtdehaage S, Durning SJ, Maggio LA. Scoping review of entrustable professional activities in undergraduate medical education. *Acad Med*. 2019;94(7):1040–1049. DOI: https://doi.org/10.1097/ACM.0000000000002735
11. O'Dowd E, Lydon S, O'Connor P, Madden C, Byrne D. A systematic review of 7 years of

research on entrustable professional activities in graduate medical education, 2011–2018. *Med Educ*. 2019;53(3):234–249. DOI: https://doi.org/10.1111/medu.13792
12. Shorey S, Lau TC, Lau ST, Ang E. Entrustable professional activities in health care education: a scoping review. *Med Educ*. 2019;53(8):766–777. DOI: https://doi.org/10.1111/medu.13879
13. Abeyaratne C, Galbraith K. A review of entrustable professional activities in pharmacy education. *Am J Pharm Educ*. 2023;87(3):ajpe8872
14. Mathieu JE, Goodwin GF, Heffner TS, Salas E, Cannon-Bowers JA. The influence of shared mental models on team process and performance. *Journal of Applied Psychology*. 2000;85(2):273–283. DOI: https://doi.org/10.1037/0021-9010.85.2.273
15. ten Cate O, Schumacher DJ. Entrustable professional activities versus competencies and skills: exploring why different concepts are often conflated. *Advances in Health Sciences Education*. 2022;27(2):491–499.
16. ten Cate O, Pool IA. The viability of interprofessional entrustable professional activities. *Advances in Health Sciences Education*. 2019;25(5):1255–1262. DOI: https://doi.org/10.1007/s10459-019-09950-0
17. ten Cate O, Chen HC. The ingredients of a rich entrustment decision. *Med Teach*. 2020;42(12):1413–1420. DOI: https://doi.org/10.1080/0142159X.2020.1817348
18. Humphrey-Murto S, Varpio L, Gonsalves C, Wood TJ. Using consensus group methods such as Delphi and Nominal Group in medical education research. *Med Teach*. 2017;39(1):14–19. DOI: https://doi.org/10.1080/0142159X.2017.1245856
19. Harvey N, Holmes CA. Nominal group technique: an effective method for obtaining group consensus. *Int J Nurs Pract*. 2012;18:188–194. DOI: https://doi.org/10.1111/j.1440-172X.2012.02017.x
20. Keeney S, Hasson F, McKenna HP. A critical review of the Delphi technique as a research methodology for nursing. *Int J Nurs Stud*. 2001;38(2):195–200. DOI: https://doi.org/10.1016/S0020-7489(00)00044-4
21. ten Cate O. An updated primer on entrustable professional activities (EPAs). *Rev Bras Educ Med*. 2019;43:712–720.
22. Taylor DR, Park YS, Egan R, et al. EQual, a novel rubric to evaluate entrustable professional activities for quality and structure. *Acad Med*. 2017;92(11):S110-S117. DOI: https://doi.org/10.1097/ACM.0000000000001908
23. Englander R, Flynn T, Call S, et al. Toward defining the foundation of the MD degree: core entrustable professional activities for entering residency. *Academic Medicine*. 2016;91(10):1352–1358.
24. Custer RL, Scarcella JA, Stewart BR. The modified Delphi technique – a rotational modification. *Journal of Vocational and Technical Education*. 1999;15(2):50–58. https://files.eric.ed.gov/fulltext/EJ590767.pdf
25. Turoff M. The Delphi method: techniques and applications. In: Linstone HA, Turoff M, eds. *The Delphi Method. Techniques and Applications*. Vol 13. 2002:80–96. DOI: https://doi.org/10.2307/3150755
26. Lindeman B, Brasel K, Minter RM, Buyske J, Grambau M, Sarosi G. A phased approach: the general surgery experience adopting entrustable professional activities in the United States. *Acad Med*. 2021;96(7):S9-S13. DOI: https://doi.org/10.1097/ACM.0000000000004107

第 10 章

置信职业行为和置信决策的相关术语说明

Olle ten Cate，Eric J. Warm，Adrian P. Marty，Inge A. Pool
翻译：徐　岚　校对：周金懿

摘　要

在医疗卫生领域，置信职业行为（EPAs）和置信决策已成为胜任力导向教育的常用术语。自其引入以来，相继出现多个相关概念，使得全面理解该领域变得更加复杂。本章旨在探讨以下概念：可观察的实践行为（observable practice activities，OPAs）、EPA 具体说明、嵌套 EPAs、核心 EPAs 与选修 EPAs、跨学科和跨专业 EPAs、世界卫生组织（WHO）实践行为、回顾性与前瞻性置信 - 督导量表、责任授予声明（statement of awarded responsibility，STAR）、微证书以及医院赋予的特定权限。这些概念将通过示例进行定义和详细阐述。

作　者

- Olle ten Cate，PhD。荷兰乌特勒支大学医学中心；美国加州大学旧金山分校。邮箱：t.j.tencate@umcutrecht.nl
- Eric J. Warm，MD。美国辛辛那提大学医学院。
- Adrian P. Marty，MD，MME。瑞士苏黎世大学。
- Inge A. Pool，PhD。荷兰伊萨拉学院伊萨拉医院。

引　言

尽管置信职业行为（EPAs）的概念已在许多医疗教育项目中被广泛应用，该概念看似简单、直观（即可信任学员或专业人士去执行的行为），但将其付诸实施却并非易事，并引

本章引用格式：

ten Cate O，Warm EJ，Marty AP，Pool IA．Clarifying terminologies related to entrustable professional activities and entrustment decision-making．In：ten Cate O，Burch VC，Chen HC，Chou FC，Hennus MP．(Eds)．Entrustable Professional Activities and Entrustment Decision-Making in Health Professions Education，Chapter 10，pp．111–120．[2024] London：Ubiquity Press．DOI：https：//doi.org/10.5334/bdc.j

发了关于“什么是 EPA”以及“如何使用 EPA”的问题。此外，随着相关新概念的涌入，围绕 EPAs 的话题也在不断扩展。本章旨在通过解释这些相关概念，为如何在医疗教育中使用它们提供指导，帮助读者实现“见木亦见林”①。我们区分了与 EPAs 直接相关的概念和与置信决策相关的概念。本章并非详尽无遗，本书每一章都使用并解释了相关术语，以便读者更好地理解本书内容。本章之所以突出术语，是因为期刊文献并未常规对所用术语做出清晰的解释。

置信职业行为相关术语

整体而言，EPAs 作为临床实践单元，可以置信给专业人士或正在接受该专业培训的人员[1,2]。然而，并非临床医师的所有日常行为都适用于职业置信（如“制定个人发展规划”），尤其当该行为并未用于患者照护时。EPAs 是“可被置信的”，即相关行为责任可以根据置信决策进行移交[3]，这种移交既可以是临时的，也可以在终结性置信决策之后变为长期移交。EPAs 可以是相当宽泛的职责，例如内科住院医师的“在糖尿病门诊诊所服务”或外科住院医师的“围手术期重症手术患者照护”。显然，面对如此宽泛的 EPAs，应该予以详细的描述，并可能涉及更小的行为（如“获取知情同意”）。这就出现了实践单元的替代术语。

可观察的实践行为（OPAs）

Warm 等提出了多个小而具体的“**可观察的实践行为**”（OPAs）概念，这些行为可随时间推移进行测量，并展示其成长过程[4]，从而做出置信决策，与里程碑和 EPAs 相映射。[里程碑（Milestone，首字母 M 大写）是胜任力发展的关键节点，在美国，要求每半年向美国毕业后医学教育认证委员会（ACGME）报告一次。] OPAs 和 EPAs 主要在两个方面存在明显差异：一是颗粒度（OPAs 通常较小且数量较多）；二是对终结性置信决策的适用性。此外，Warm 建议区分“过程性 OPAs”（如“尽量减少不必要的照护，包括检查”）和“内容性 OPAs”（如“管理 ICU 内呼吸机的调整”）[4]。这两个示例都不太适合作为 EPA。第 1 个示例很难被视为可置信的实践单元（无论是直接督导、间接督导还是无督导）。第 2 个示例只有与其他 OPAs 相结合时，才能被视为 ICU 医生应执行的 EPA。尽管 OPAs 在许多项目中尚未被广泛应用，但已有文献描述了一些 OPAs 的基本原理，例如希望能对已建立的 EPAs 开展更详细的描述，以及希望把可观察的行为与里程碑联系起来[5]，以符合美国 ACGME 要求的报告格式[6,7]。

OPAs 的评价重点在于观察。其目的包含 2 个方面。一个目的是评价学习者相关行为的能力，这种能力需要“集合可被观察和置信的各自独立的知识、技能和态度”[8]，而不是通过终结性置信决策授予实际的资格。另一个目的是收集随时间推移而被映射的信息，为更全面的评价收集信息，以支持晋级或置信决策（例如里程碑或 EPAs）。

如果涉及数百个小型 OPAs，那么授予专业实践单元的重大置信决策（STAR，见后文）将变得十分繁琐[8]，并且失去整体决策的意义。通过教育团队或项目胜任力委员会针对每项

① 既关注细节，又把握整体。——译者注。

EPA 做出的共享的、基于证据的终结性置信决策，EPAs 为逐步实现更自主的患者照护提供了途径。尽管如此，组合多项 OPAs 也可以构建出一项 EPA[9]。这正是 OPAs 与 EPA 描述中“具体说明”部分存在重叠的地方[1]。

EPA 具体说明条目，即小型 EPAs 组合

对被发布和使用的整套 EPAs 达成共识的过程通常仅仅基于其标题。然而，终结性置信决策后，这些标题很难让人全面理解赋予学员的资格和责任。对于学员、临床工作者、跨专业团队以及其他相关人员而言，清楚了解 EPA 资格中包含或不包含哪些责任，则显得尤为必要。因此，定义 EPA 时提供具体说明和明确限制是一个重要的环节[1]。具体说明包含该责任中较小的组成部分，可按不同方式列出。它们可以是 EPA 的时间顺序步骤，也可以是 EPA 资格所包含的子行为的组合。具体说明应详细描述这一行为的必要细节。常见的情况是，当创建新的 EPA 框架时（例如，使用名义小组技术），会生成一系列小型子行为，这些行为随后被重新组合成更宽泛的 EPAs，而每项 EPA 又都由若干子行为组成。因此，在具体说明中所列出的条目通常可以被视为小型 EPAs。框 10.1 展示了一个非常详细的 EPA 示例，其源自一篇正在投稿的文章[10]，经过 2 轮专家名义小组程序后创建而成。多数情况下，具体说明应表达简洁：足以告知利益相关者，且不过多赘述。我们的建议是，开发者在撰写 EPAs 具体说明时，可以考虑使用 OPAs 作为该项 EPA 内部的小型实践单元。

一项 EPA 的完整描述不仅涉及具体说明，还包括胜任力领域、知识、技能、态度（KSAs）以及经验，但有时这些也会被视为具体说明的一部分。然而，这种概念并不准确，因为胜任力和 KSAs 是在置信决策之前学员必须具备的特征，从而允许其执行该行为，而“具体说明”仅仅是对行为的解释，即列出行为的组成部分。

框 10.1　EPA 示例

标题	常见成年慢性病患者的院外照护
具体说明	该 EPA 包括以下资格： ● 病史采集和体格检查 ● 进行鉴别诊断，并按优先级排序 ● 申请并解读常见的诊断性和筛查性检查 ● 提供适当治疗，包括为以下疾病开具处方，至少包括：高血压、糖尿病、血脂异常、慢性阻塞性肺疾病（COPD）、心力衰竭、哮喘、焦虑、抑郁、甲状腺功能减退、胃肠道疾病、骨关节炎、慢性皮肤病、传染病（如 HIV 感染）、肾病和神经系统疾病 ● 向患者（及家属）提供疾病和治疗咨询，尤其是药物使用咨询 ● 基于证据的筛查，考虑到年龄和风险因素 ● 患者教育，有关如何降低危险因素和预防保健 ● 记录医疗文书、转诊信和临床演变

（待续）

框 10.1 （续）

标题	常见成年慢性病患者的院外照护
具体说明	● 开展居家或远程监护，控制慢性健康问题或失能 ● 适时转诊给其他医护人员与专家 该 EPA 包括在以下环境中无督导照护患者的资格： ● 门诊环境；家庭护理环境；城市环境；农村环境

嵌套 EPAs

在 EPA 语境中，有一个与 OPAs 和具体说明相关联、但又有所不同的概念，即**较小的** EPAs 嵌套在更宽泛的 EPAs 中[11]。随着学员在持续的教育过程中不断进步，他们的职责也随着时间推移而增长，EPAs 因而也变得更宽泛。嵌套 EPAs 是一个发展性的概念。当学员被赋予信任，因特定原因（如测量血压）检查患者，检查报告不再被核查或质疑，而被认可并纳入医疗记录时，即是对一个小型 EPA 做出了置信决策。然而，随着培训的进行，这种小型 EPA 不再是一个有用的单元，因为它变得相对过小，应该将其纳入（嵌套）完整的体格检查中。随后，测量血压成为完整诊疗的一部分，进而成为患者全面管理的一部分，最后成为完整的门诊服务的一部分（图 10.1）[11]。因此，嵌套 EPAs 可以被定义为真正的 EPAs（独立承担患者照护），通常在间接督导级别上予以置信，并在培训后期成为更宽泛 EPA 的一部分。

通过这种方式，特定培训阶段的 EPAs 数量可以限定于**该阶段**的相关行为范围内。当毕业后和专科培训结束时，谈论嵌套已经不再有意义，因为 EPAs 将反映实际的专业实践单元。

嵌套 EPAs 还没有被广泛使用，但乌特勒支大学的本科医学项目中采用了这一方法。该项目为最后一年定义了 5 个大型的 EPAs，其中包括一个为期 12 周的高阶见习，相当于准实习期。“临床咨询”是其中一个宽泛的 EPA，涵盖了完整的病史采集和体格检查。前几年，定义了特定专科的基础病史采集和体格检查 EPAs，涉及内科、外科、神经科、儿科、产科 / 妇科和精神科等专科领域，因为它们的内涵并不相同。学生首先接受培训，并获得特定专科的临床咨询 EPAs 的资格认证，随后这些 EPAs 都被嵌套在最后一年“临床咨询”EPA 中[12]。嵌套 EPAs 也可以在毕业后项目中使用，例如复杂的手术被解构为若干部分，能够置信给低年资外科住院医师。一个外科嵌套 EPA（例如“开腹”）可能出现在多种不同类型的外科手术中。

核心 EPAs 与选修 EPAs

许多项目已定义了核心 EPAs[13,14]，却很少有项目定义选修 EPAs。核心 EPAs 可以定义为每位毕业生都应该准备好能够执行的行为。对于发展超过预期并有足够空间和能力掌握额

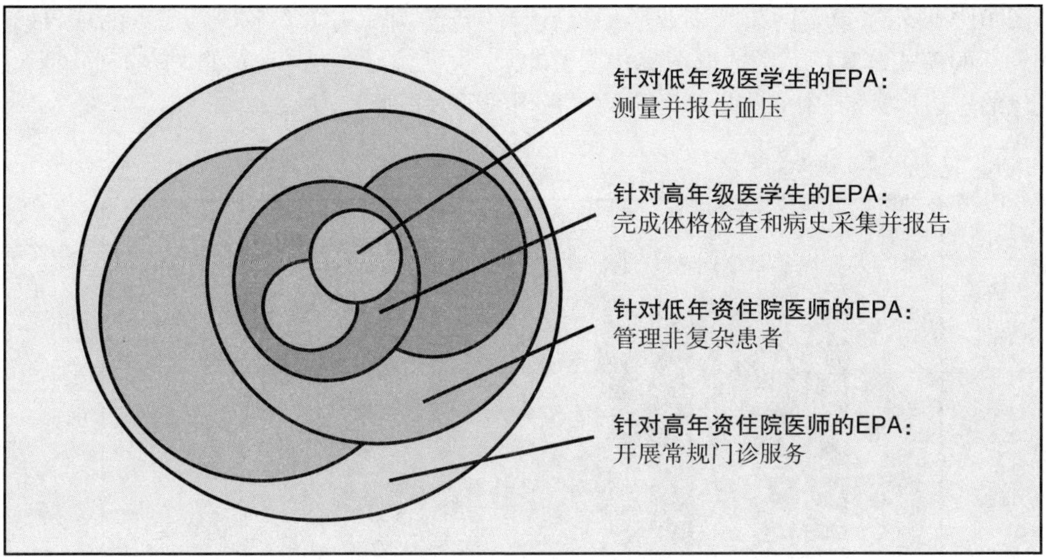

图 10.1　嵌套 EPAs 示例

外、非核心 EPAs 的学员，可以提供选修 EPAs 的培训和终结性置信决策。提供选修 EPAs 是应对时间可变性培训需求的一种方式。例如，选修 EPAs 可以是一些仅在专科中心培训和执行的罕见操作，提供给对该领域有特殊兴趣的住院医师。

如果课程目标是在培训结束半年前，学员准备好执行所有核心 EPAs，这就为那些还需要更多时间达成目标的学员提供了培训空间，同时也可以为那些已达成目标的学员提供选修 EPAs 的培训和资格认证。这要求具备一定的灵活性 [15,16]，但并非所有管辖区都能轻易提供这种灵活性。另一种做法是荷兰毕业后护理培训采用选修 EPAs，医院提供特定、有限的护理领域就业培训，而非要求针对该专业进行全面培训 [17,18]。

跨学科和跨专业 EPAs

EPAs 通常针对某个项目设计。这可以是通用项目，例如院校医学教育 [13]，也可以是特定项目，例如儿科 ICU 专科培训 [19]，甚至是个性化项目，例如助理医师培训 [20]。然而，EPAs 并不局限适用于一个项目、一门学科，甚至不必仅限于一个医学专业。例如，高级创伤生命支持可被视为一项 EPA，无论作为项目中的核心 EPA，还是补充的选修 EPA，多数医务人员均可获得资格认证。

跨学科 EPAs（有时被称为“通用 EPAs”）适用于多个学科，而跨专业 EPAs 适用于多个专业。这些术语起源于 2019—2022 年荷兰毕业后护理教育的全面重组期间。实现了从孤立的教育项目向以 EPAs 为基础组成部分的培训的转变（图 10.2）。这一转变旨在创造更加量身定制的职业发展路径，并提高医疗队伍对医疗需求的响应能力 [17]。急诊护理领域“为即将发生心搏骤停风险的成年患者提供护理”就是该工作的一个实例。国家项目提供了一个 EPAs 库，注册护士可以从中选择以提高技能并满足自身需求，同时遵守适当的限制和法规 [18]。

图 10.2 展示了重组的荷兰毕业后护理教育项目实例，从完全平行、孤立的项目转变为高度灵活的模式，其中，六边形图标代表 EPAs，包括核心 EPAs 和选修 EPAs（分别为深色和浅色的六边形），其中一些是跨学科的（带斜线的六边形）。

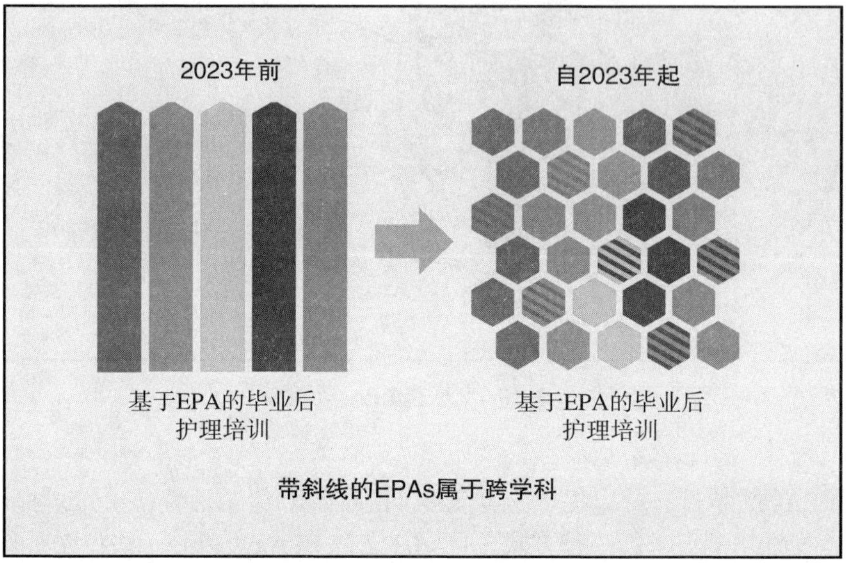

图 10.2 跨学科 EPAs（图示来源于荷兰国家 CZO-Flex Level 项目）

WHO 实践行为

2022 年，世界卫生组织（WHO）推出了一项面向全球非医疗卫生专业人员的胜任力框架，作为其全民健康覆盖目标的组成部分之一[21]，这一胜任力模型随后被整个组织采纳。框架详细阐述了 3 个关键要素：KSAs、胜任力及其所涉及的**实践行为**。原则上，**实践行为**反映并借鉴了 EPAs 的理念。然而，为了与国际劳工组织（International Labour Organization）使用的术语保持一致，该框架采用了不同的术语，将“专业人士”一词限定为比 WHO 胜任力框架目标范围更狭窄的劳动者类别。此外，该框架为整个医疗和护理团队提供了一系列不同实践行为的选项，这些行为需要具体说明职业实践范围、督导级别（相当于 EPA 量表），以及特定课程所涉及的工具、特定健康服务、团队或使用的语言等背景。

与置信决策相关的术语

EPAs 的价值在于置信决策，即将实践单元的职责逐步移交给学员，无论是即刻（“临时性”）还是终结性。临时性决策适用于教学医院日常实践中的当下情境。而终结性决策更具长期性；它们需要教育团队或临床胜任力委员会对学员进行严格评估，必须基于充分的观察，并遵循程序性评价的原则[22]。终结性置信决策不仅是对学员进步的判断，更是深思熟虑的决策，置信给学员此前未曾承担的职责。

回顾性与前瞻性置信 - 督导量表

在传统的教育评价方法中，无论是考试、作业还是观察到的表现，学生或学员**已经完成的**情况都决定了他们的分数，意味着这是一种回顾性评价。置信决策围绕对未来实践中减少督导的准备情况进行评估，这是一种前瞻性的努力。置信 - 督导（ES）量表[23]则关注该学员和该 EPA 的预估或建议的督导级别。回顾性 ES 量表报告学员在被观察时需要多少帮助或督导；而前瞻性 ES 量表更进一步，涉及对未来病例所推荐的督导级别。

责任授予声明

责任授予声明（STAR）是一个较少使用但同样重要的概念[24]。STAR 正式确认学员已做好准备**且**被允许执行某项 EPA，即学员基本能够自主完成，但如果仍在正式培训中，则需要接受远程督导[25]。每个 STAR 也可以被视为终结性置信决策后，针对某项 EPA 的微证书；有人建议它们可以转化为数字徽章[26]。STAR 可以补充到学员的个人档案，以反映他们在培训期间以及培训后实践中随时有资格执行的任务[27,28]。

EPAs 与医院赋予的特定权限及微证书的对比

学员获得资格执行 EPAs，类似于医院赋予医师、护士、助产士及其他卫生专业人士“特权”执行某项实践单元。特定权限是指允许进入医院场所并提供临床照护的许可。特定权限可以由州法律或医院认证机构确定。它们包括以医师名义收治患者或让患者出院，并允许医师进行手术等特定操作。特定权限必须由医学专业人士希望执业的医院授予。特定权限还规定了其他人员对一些医学专业的督导，以及对学员的督导，通常明确了直接或间接督导的级别，而这与 EPAs（或 OPAs）的督导级别有着显著的相似性。请参阅加利福尼亚大学旧金山分校卫生系统（University of California San Francisco Health System）不同学科和专业的 51 个列表示例（https：//medicalaffairs.ucsf.edu/pprivileges）。

微证书被欧洲理事会（European Council）采纳，以强化灵活的终身学习路径[29]。它是对小规模学习成果的记录，这些成果依据透明、明确定义的标准进行评价，可作为毕业文凭的补充。Norcini 设想，将来微证书可应用于特定实践领域的医学教育[30]（也称为微型认证或徽章），并举例说明美国一所大学为执业许可相关领域提供了 215 项微证书，涉及会计、教育、工程、医疗保健和兽医学等领域，并参考美国内科医学委员会基金会的临床评估研究所相关工作，该研究所提供了诸如心电图阅读技能等领域的证书[30]。微证书与 EPAs 的概念非常契合，在完成毕业后培训后，授予新领域执业的许可[31,32]。

结　语

表 10.1 总结了本章讨论的与 EPA 相关的概念。

表 10.1 解释与 EPA 相关的置信相关术语。

概念	定义	示例
EPAs	置信职业行为是一类专业实践单元，对已证明有能力在无督导情况下执行该行为的学员给予置信	运营一所糖尿病诊所；执行麻醉诱导
OPAs	可观察的实践行为是指具体、小型的可观察行为，通过一段时间的测量，为置信决策提供信息。其与 EPAs 在颗粒度上有所不同，且不太适用于终结性置信决策	管理 ICU 内呼吸机的调整
嵌套 EPAs	可置信低年资学员的小型 EPAs（通常达到间接督导级别），并在培训后期成为更宽泛 EPA 的一部分	测量血压，成为完整体格检查的一部分，随后照护病房内的患者
核心 EPAs	特定专业的毕业生都应准备好能够执行的 EPAs	推荐并解读常规诊断性和筛查性检查
选修 EPAs	提供给发展较快且有能力掌握额外、非核心 EPAs 的个人	家庭医学中的床旁超声检查
跨学科 EPAs	适用于多个学科的 EPAs	在急诊医学、麻醉学和重症医学中，为面临心搏骤停风险的成年患者提供照护
跨专业 EPAs	适用于多个专业的 EPAs	由胃肠科医生和高级护理从业者进行结肠镜检查
WHO 实践行为	受 EPAs 启发，需要知识、技能和态度的行为（由世界卫生组织推出）	管理疫苗接种项目；协调转诊至其他照护环境
回顾性 ES 量表	量表，侧重于观察学员的行为表现中所需的支持程度	学员需要：①展示与讲解；②主动帮助；③被动帮助；④无需帮助（“仅督导”）
前瞻性 ES 量表	用于说明在未来案例中建议学员接受的督导级别的量表	根据我的观察，我估计该学员准备好：①单纯观察；②直接督导下执行；③间接督导下执行；④无督导下执行；⑤作为低年资学员的督导者
STAR	责任授予声明，正式确认学员已做好准备，且被允许自主地执行某项 EPA，但形式上仍需在督导下执行	证明学员已准备好在无督导的情况下提供术后照护（或其他任何 EPA）
医院赋予的特定权限	授予在医院开展临床照护的权限；类似于 EPAs，但由州法律或医院认证机构决定	患者入院与出院、开展手术等特定操作
微证书	特定实践领域，需经短期教育经历，然后进行评价，与 EPAs 概念高度契合	对任何核心或选修 EPA 的正式认可

图表说明

图 10.1 改编自 2015 年 ten Cate 等的研究[11]。图 10.2 来源于荷兰国家 CZO-Flex Level 项目（https：//www.czoflexlevel.nl）。

利益冲突声明

作者声明没有任何利益冲突。

参考文献

1. ten Cate O, Taylor DR. The recommended description of an entrustable professional activity: AMEE Guide No. 140. *Med Teach*. 2021;43(10):1106–1114. DOI: https://doi.org/10.1080/0142159X.2020.1838465
2. ten Cate O. Entrustability of professional activities and competency-based training. *Med Educ*. 2005;39(12):1176–1177. DOI: https://doi.org/10.1111/j.1365-2929.2005.02341.x
3. ten Cate O. When I say … entrustability. *Med Educ*. 2020;54(2):103–104. DOI: https://doi.org/10.1111/medu.14005
4. Warm EJ, Mathis BR, Held JD, et al. Entrustment and mapping of observable practice activities for resident assessment. *J Gen Intern Med*. 2014;29(8):1177–1182. DOI: https://doi.org/10.1007/s11606-014-2801-5
5. Ahuja S, Tanveer N, Arora V. Defining observable practice activities for postgraduate residents in cytopathology. *CHRISMED J Health Res*. 2022;9(3):198. DOI: https://doi.org/10.4103/cjhr.cjhr_118_21
6. Nasca TJ, Philibert I, Brigham T, Flynn TC. The next GME accreditation system—rationale and benefits. *N Engl J Med*. 2012;366(11):1051–1056. DOI: https://doi.org/10.1056/NEJMsr1200117
7. Jones LK, Dimberg EL, Boes CJ, et al. Milestone-compatible neurology resident assessments: a role for observable practice activities. *Neurology*. 2015;84(22):2279–2283. DOI: https://doi.org/10.1212/WNL.0000000000001641
8. Warm EJ, Held JD, Hellmann M, et al. Entrusting observable practice activities and milestones over the 36 months of an internal medicine residency. *Acad Med*. 2016;91(10):1398–1405. DOI: https://doi.org/10.1097/ACM.0000000000001292
9. Mink R. A fellow assessment tool for the pediatric gastroenterology entrustable professional activities: a great start! *J Pediatr Gastroenterol Nutr*. 2020;71(1):4–5. DOI: https://doi.org/10.1097/MPG.0000000000002765
10. ten Cate O, Nel D, Hennus M, Peters S, Romao GS. For which entrustable professional activities must medical students be prepared if unsupervised patient care without further training is an expectation? An international Global South study. *(Submitted)*. 2024.
11. ten Cate O, Chen HC, Hoff RG, Peters H, Bok H, van der Schaaf M. Curriculum development for the workplace using entrustable professional activities (EPAs): AMEE Guide No. 99. *Med Teach*. 2015;37(11):983–1002. DOI: https://doi.org/10.3109/0142159X.2015.1060308
12. ten Cate O, Graafmans L, Posthumus I, Welink L, van Dijk M. The EPA-based Utrecht undergraduate clinical curriculum: development and implementation. *Med Teach*. 2018;40(5):506–513. DOI: https://doi.org/10.1080/0142159X.2018.1435856
13. Englander R, Flynn T, Call S, et al. Toward defining the foundation of the MD degree: core entrustable professional activities for entering residency. *Acad Med*. 2016;91(10):1352–1358. DOI: https://doi.org/10.1097/ACM.0000000000001204
14. Elmes AT, Schwartz A, Tekian A, Jarrett JB. Evaluating the quality of the core entrustable professional activities for new pharmacy graduates. *Pharmacy (Basel)*. 2023;11(4). DOI: https://doi.org/10.3390/pharmacy11040126
15. Hoff RG, Frenkel J, Imhof SM, ten Cate O. Flexibility in postgraduate medical training in

the Netherlands. *Acad Med*. 2018;93(3S):S32-S36. DOI: https://doi.org/10.1097/ACM.0000000000002078
16. de Graaf J, Bolk M, Dijkstra A, van der Horst M, Hoff RG, ten Cate O. The implementation of entrustable professional activities in postgraduate medical education in the Netherlands: rationale, process, and current status. *Acad Med*. 2021;96(7S):S29-S35. DOI: https://doi.org/10.1097/ACM.0000000000004110
17. Pool I, Hofstra S, van der Horst M, ten Cate O. Transdisciplinary entrustable professional activities. *Med Teach*. 2023;45(9):1019–1024. DOI: https://doi.org/10.1080/0142159X.2023.2170778
18. Pool IA, van Zundert H, ten Cate O. Facilitating flexibility in postgraduate nursing education through entrustable professional activities to address nursing shortages and career prospects. *Int Nurs Rev*. October 11, 2023. DOI: https://doi.org/10.1111/inr.12892
19. Hennus MP, Nusmeier A, van Heesch GGM, et al. Development of entrustable professional activities for paediatric intensive care fellows: a national modified Delphi study. *PLoS ONE*. 2021;16(3):e0248565. DOI: https://doi.org/10.1371/journal.pone.0248565
20. Mulder H, ten Cate O, Daalder R, Berkvens J. Building a competency-based workplace curriculum around entrustable professional activities: the case of physician assistant training. *Med Teach*. 2010;32(10):e453–459. DOI: https://doi.org/10.3109/0142159X.2010.513719
21. Fitzpatrick S, ed. *Global Competency and Outcomes Framework for Universal Health Coverage*. World Health Organization; 2022.
22. Schuwirth LWT, Van der Vleuten CPM. Programmatic assessment: from assessment of learning to assessment for learning. *Med Teach*. 2011;33(6):478–485. DOI: https://doi.org/10.3109/0142159X.2011.565828
23. ten Cate O, Schwartz A, Chen HC. Assessing trainees and making entrustment decisions: on the nature and use of entrustment-supervision scales. *Acad Med*. 2020;95(11):1662–1669. DOI: https://doi.org/10.1097/ACM.0000000000003427
24. ten Cate O, Scheele F. Competency-based postgraduate training: can we bridge the gap between theory and clinical practice? *Acad Med*. 2007;82(6):542–547. DOI: https://doi.org/10.1097/ACM.0b013e31805559c7
25. ten Cate O. Entrustment as assessment: recognizing the ability, the right, and the duty to act. *J Grad Med Educ*. 2016;8(2):261–262. DOI: https://doi.org/10.4300/JGME-D-16-00097.1
26. Mehta NB, Hull AL, Young JB, Stoller JK. Just imagine: new paradigms for medical education. *Acad Med*. 2013;88(10):1418–1423. DOI: https://doi.org/10.1097/ACM.0b013e3182a36a07
27. ten Cate O, Carraccio C. Envisioning a true continuum of competency-based medical education, training, and practice. *Acad Med*. 2019;94(9):1283–1288. DOI: https://doi.org/10.1097/ACM.0000000000002687
28. de Raad T, Wiersma F, Kuilman L, ten Cate O. The fate of entrustable professional activities after graduation: a survey study among graduated physician assistants. *J Contin Educ Health Prof*. 2023;43(1):28–33. DOI: https://doi.org/10.1097/CEH.0000000000000467
29. EU Council. 3021/0402(NLE). In: *Proposal for a Council Recommendation on a European Approach to Micro-credentials for Lifelong Learning and Employability*; 2022:1–34.
30. Norcini J. Is it time for a new model of education in the health professions? *Med Educ*. 2020;54(8):687–690. DOI: https://doi.org/10.1111/medu.14036
31. Ma T, ten Cate O. Entrustable professional activities: a model for job activity competency framework with microcredentials. *IJILT*. 2023;40(4):317–333. DOI: https://doi.org/10.1108/IJILT-05-2022-0108
32. ten Cate O. How can entrustable professional activities serve the quality of health care provision through licensing and certification? *Can Med Educ J*. 2022;13(4):8–14. DOI: https://doi.org/10.36834/cmej.73974

第 11 章

监测、评估 EPAs 及 EPA 框架

David R. Taylor，Alan Schwartz，Abigail T. Elmes-Patel，Adrian P. Marty，Marije P. Hennus

翻译：徐　岚　校对：周金懿

摘　要

在置信职业行为（EPAs）的整个开发过程中，评估至关重要，从而确保 EPA 开发中所需的资源密集型工作能够产生一套符合其预期目的的 EPAs（或框架）。本章借鉴了项目评估的相关文献，展示了 EPA 核心团队负责人如何将评估概念化为 EPA 开发过程的一部分。随后，本章涵盖了在 EPA 开发、试点和实施的不同阶段中相关的关键评估策略。此外，还深入探讨了用于评估单项 EPA 质量的 EQual 评价量表的目的和使用方法。

作　者

- David R. Taylor，MD，MHPE。加拿大女王大学。邮箱：taylord@queensu.ca
- Alan Schwartz，PhD，JD。美国伊利诺伊大学。
- Abigail T. Elmes-Patel，PharmD，MHPE。美国伊利诺伊大学药学实践系。
- Adrian P. Marty，MD，MME。瑞士苏黎世大学巴尔格里斯特大学医院。
- Marije P. Hennus，MD，PhD，MSc Clin Ed。荷兰乌特勒支大学医学中心。

引　言

本章描述了在置信职业行为（EPA）开发过程中可以使用的评估方法，旨在提高 EPAs 的质量和构建效果。（这与学员**执行** EPAs 的评估不同，后者在第 17 ～ 20 章中介绍。）EPA 开发

本章引用格式：

Taylor DR，Schwartz A，Elmes AT，Marty AP，Hennus MP．Monitoring and evaluating EPAs and EPA frameworks．In：ten Cate O，Burch VC，Chen HC，Chou FC，Hennus MP.（Eds）．Entrustable Professional Activities and Entrustment Decision-Making in Health Professions Education，Chapter 11，pp.121-130．[2024] London：Ubiquity Press．DOI：https：//doi.org/10.5334/bdc.k

本章包含了对本书其他章节的交叉引用。对于将本章作为独立出版物阅读的读者，所有交叉引用列于以下链接：https：//doi.org/10.5334/bdc

的最终目标是让 EPAs 满足以下条件：①明确且具有代表性地描述了某一专业或学科的工作；②以有助于教学和学员评价的方式构建；③可用于做出学员是否准备好无督导实践的决策[1]。实现这些目标需要迭代方法进行 EPA 开发，该方法能根据整个过程中收集到的信息和意见进行调整。由此可知，一项有效的 EPA 开发评估计划，不应仅仅局限于对拟议 EPAs 的质量进行简单评判，还必须为 EPAs 的推导过程提供信息，思考采纳这一整套 EPAs（或框架）的意义（或结果），并解决实施后持续监测和修订的需求[1]。在此背景下，评估包括形成性评估方法（旨在指导改进的评估）和终结性评估方法（旨在为最终成果提供质量保障的评估）。

在本章中，“EPAs 框架”这一术语会被频繁提及，因此有必要从一开始就对其进行定义。正如第 8 章所述，EPAs 框架是一组连续且相对全面的 EPAs，它定义了一个专业或学科的核心行为[1,2]。它应涵盖该专业实践范围内所有基本的、可置信的工作。“框架”这一术语的具体使用，反映了整套 EPAs 将在不同的情境中以不同的方式应用，但为了实现共同的目标和结果。从评估的角度认真思考 EPA 框架非常重要，因为整套 EPAs 的连续性和完整性是开发过程中的一个重要目标。

针对 EPA 开发的概念化评估

准备一个有效的评估计划，首先要回答 3 个关键问题[3]：①评估计划的目的是什么？②评估结果的受众是谁？③评估旨在解答哪些问题？这些宽泛问题用于评估 EPA 开发时，需要考虑具体因素（表 11.1）。根据这些考虑因素，评估活动的重点和目的将随着过程的推进而演变。早期的评估活动主要以形成性为主，旨在优化过程并支持成果的演进与改善。随着 EPA 开发接近尾声，评估的重点转向对最终成果的质量控制及其在监管和认证机构高利害决策中使用的适用性。

表 11.1　制定 EPA 评估计划时的考虑因素

评估问题	EPA 开发中的考虑因素
评估计划的目的是什么？	• 在开发过程中指导改进（形成性评估） • 判断开发过程中成果和最终成果的质量（形成性和终结性评估） • 支持政策决策（终结性评估）
评估结果的受众是谁？	• EPA 核心开发团队 • 最终用户（学员、临床教师和教育者） • 监管机构和认证机构 • 公众
评估旨在解答哪些问题？	• EPAs 是否代表了该专业实践的核心工作？ • EPAs 的构建是否符合质量标准？ • EPAs 是否适合被不同项目所采用？ • 从政策角度考虑，EPAs 是否可被接受？

评估计划从映射开始，可将表 11.1 中强调的关键考虑因素与计划的 EPA 开发方法相映射（图 11.1）。乍一看，这可能使评估显得过于复杂且令人畏惧。然而，退一步看，就能理解在这一映射过程中，如何明确项目每个阶段的工作目标，并确保为下一阶段做好准备。对

于项目的每个阶段，它列出了：

- 需要收集哪些信息？
- 谁需要这些信息？
- 如何使用这些信息？

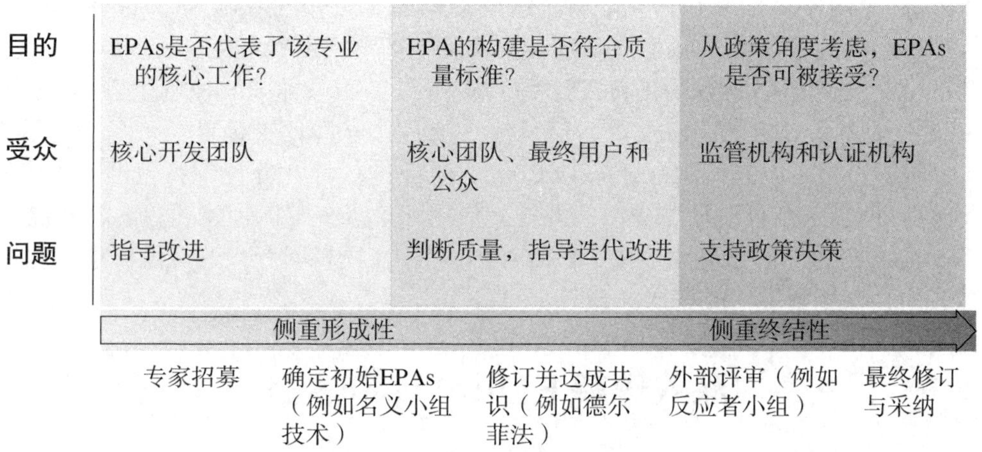

图 11.1　将评估计划映射到 EPA 开发计划上

评估计划的范围应与 EPA 计划的范围成比例，并与可用资源相匹配。较小的地方性计划，可能会主要选择关注评估 EPA 的构建质量。国家层面、影响执业决策的计划，则需要更为全面的规划，可能还包括外部评估者。本章每个部分描述了有助于 EPA 开发的评估方法，项目负责人需要选择并优先考虑与他们计划最相关的评估方法。

开发初期的评估策略

随着 EPA 开发过程的开始，评估的重点在于形成性评估。2 个主要关注点分别是确保 EPAs 涵盖的临床内容领域能够代表该专业，以及确保 EPA 的构建符合 EPAs 的质量标准。

确保 EPAs 的临床内容领域具有代表性，是在没有预设指标或工具的情况下做出的评估判断。其目的是确保最终的 EPAs 集合（或框架）能够连续且全面地描述该专业的核心工作。在 EPA 开发的早期阶段，关注重点仅在于组建的开发团队成员能够代表所开发 EPAs 的专业或学科。任何 EPAs 开发团队都不可能拥有完美的构成，但大体上，团队专家的多样性要能代表实践的多样性，这一点很重要。这是启动实际 EPAs 开发工作之前的关键核查点。随着开发过程的推进，候选 EPAs 被提出并修订，与内容相关的评估问题将变得更加具体，即是否有该专业中的核心任务（即 EPAs）被遗漏？整套 EPAs 是否过度或不足以代表某些实践方面？这些问题通常通过核心开发团队的开放式讨论来回答，尽管它们也可以通过诸如德尔菲法的共识方法来解决。值得注意的是，在 EPAs 开发的早期阶段，容易忽视内容评估；在评估工作计划中明确包含这一部分至关重要。若在项目结束时才发现 EPAs 框架中的内容问题，纠正起来可能会非常困难。

在开发初期，另一个主要的评估关注点是 EPAs 的构建质量。开发 EPAs 需要投入大量资源，因此在这一过程中尽早解决质量问题非常重要（见第 9 章）。构建过程存在问题的 EPAs 采用共识方法进行评价时，构建过程的问题可能会对共识评价产生负面影响，导致拟议 EPAs 被拒绝，而实际上，这些 EPAs 涵盖了专业实践中重要且可置信的方面。由此产生的 EPAs 共识框架可能会失去与目标专业实践的关键一致性。

评估 EPA 构建质量需要明确的 EPAs 质量指标以及衡量这些指标的方法。多篇文献已经列出了 EPA 构建的质量标准和常见陷阱，这些应作为该工作的基础 [2,4,5]。一种方法是指定 2 ～ 3 名具有 EPA 专业知识的核心团队成员，负责评估草拟 EPAs 的质量，并对其进行修订以改进其表述。更为严格的方法是将设计用于衡量 EPA 质量标准的评价量表用于评价，例如 EQual 评价量表和 QUEPA 工具 [5,6]。值得注意的是，这些评价标准并不是为了认定高质量 EPAs 而创建；相反，它们聚焦于每项 EPA 的属性进行针对性反馈，帮助开发团队识别并改进那些构建过程存在问题的 EPAs。此外，使用评价量表可以识别项目中的系统性问题。如果从 EPAs 评估中收集的数据表明多个 EPAs 普遍存在质量问题，这可能标志着在 EPA 定义和构建方面存在教师发展的需求。

深入理解 EQual 评价量表

由于 EPAs 是项目的最终成果和目标，因此在任何 EPA 开发项目中，尤其强调关注每项 EPA 的质量，这是重中之重。评价单项 EPA 的质量需要清楚地了解其在课程中的目的，以及支持这一目的的 EPAs 质量标准 [2,4]。在基础层面，EPAs 的目的是“使胜任力具备可操作性，以促进可靠的评价，进而预测在既定专业标准下的未来表现”，EPAs 的构建必须支持这一点 [1,5]。

在构建 EQual 评价量表时，Taylor 等确定了同行评议文献中已发表的 EPAs 的标志性特征和常见误区 [2,4]。随后对每项特征和误区都进行了审查，以确保其与上述描述的 EPAs 目的相关。所有 8 个标志性特征都明确支持了这一目的的一项或多项要素，而识别出的 6 个误区代表了潜在的质量威胁。这为构建 EQual 评价量表提供了 14 项质量标准（表 11.2）[5]。这些标准按照性质被分为 3 个领域：描述 EPAs 作为独立工作单元的条目（条目 1 ～ 6）；与置信和职业标准相关的条目（条目 7 ～ 10）；以及增强课程应用的条目（条目 11 ～ 14）。随后，为所有 14 个条目开发出标准参照的 5 分制评价量表，进行评分。

表 11.2 EQual 评价量表各条目解读

领域	EQual 评价量表条目	解读
工作单元	1．该 EPA 具有明确定义的起点和终点	该 EPA 是一项独立任务，具有明确的起点和终点，并且在特定时间内完成
	2．该 EPA 可以独立执行，并达到明确的临床结局	该行为不依赖①其他相关任务的行为表现，就能产生其临床结局
	3．该 EPA 明确且重点突出	该任务对于专业人士而言清晰、可识别，执行该任务所需的步骤得到广泛认同

① 与原始文献相比，原著缺少了 not，译者按照原始文献进行了修订。——译者注

续表

领域	EQual 评价量表条目	解读
工作单元	4．该 EPA 的过程可观察	临床督导者可以观察（或直接询问）该 EPA 的执行过程
	5．该 EPA 的结果可测量	学习者完成该 EPA 后产生的结果可以被评价（例如，完成一次咨询后，可以做出“做得好”或“做得不好”的判断）
	6．框架中该 EPA 明确区别于其他 EPAs	该 EPA 没有描述在其他提议的 EPAs 中已包含的临床工作
置信和职业标准	7．该 EPA 描述了职业中必要和重要的工作	EPAs 应确定所有专业人士在培训结束时须获得认证方可执行的核心工作
	8．执行该 EPA 能导致公认的劳动成果或结果	执行该 EPA 应当产生一项具体的成果，并推动临床照护（例如，医疗咨询后产生的患者治疗计划）
	9．该 EPA 在临床实践中仅限于具备资格的人员执行	该 EPA 属于专业实践范围，未经适当督导的情况下，不得由未经过资格认证的人员执行
	10．该 EPA 涉及的职业工作适合置信	这些任务需要特定的专业知识才能安全、胜任地执行，而社会已将其委托给该专业执行
课程应用	11．该 EPA 要求应用经培训获得的知识、技能和（或）态度（KSAs）	要执行该 EPA，学习者必须掌握任务所需胜任力相关的知识、技能和（或）态度
	12．该 EPA 涉及多项能力领域的应用和整合	该 EPA 并不反映单一能力领域的能力（例如沟通能力），而是一项需要整合多项胜任力来执行的任务（例如病史采集和体格检查）
	13．EPA 标题描述的是任务，而不是学员的特质或胜任力	该 EPA 应是照护患者时所完成的工作（例如采集病史），而不是学习者所具备的某项能力（例如以患者为中心的沟通技能）
	14．该 EPA 描述了一项任务，避免使用与熟练程度相关的形容词（或副词）	EPAs 中可以包含形容词（例如“……常见症状”），但不应涉及学习者行为表现的有效性（例如“……进行适当的病史采集和体格检查”）

将 14 个条目归为 3 个领域，不仅提供了单一的终结性分数，而且是对 EPAs 进行更细致和形成性的评估。领域内的评分提供了关于修订和改进的重要信息。构建良好的 EPAs 可能会有一些评分较低的条目，但这些低分条目会被其他评分较高的条目所抵消。当出现较低评分时，需要由使用者判断其重要性，即低分是否表示需要修订，还是仅代表可接受的评分差异，尤其在其他领域得分可接受的情况下？ EQual 评价量表的应用并不是为了对 EPAs 做出明确的终结性判断，而是为了以循证的方式指导 EPAs 的修订和改进。该评价量表的总体临界分值（条目平均评分为 4.07，由改良的 Angoff 方法所确定）主要作为筛查测试，以有效区分需要重大修订的 EPAs 与仅需轻微修订或无需修订的 EPAs[5,7]。

这引出了在 EPA 开发过程中何时使用 EQual 评价量表的问题。尽管在 EPA 开发完成或接近尾声时（在正式采用 EPAs 框架之前）使用 EQual 评价量表有一定的价值，但其形成性价值倾向于使其在开发早期就被加以使用。此外，培训项目团队成员使用 EQual 评价量表，有助于建立围绕 EPAs 标准的共同理解，这一点在早期尤为重要。理想情况下，EQual 评价量表应在开发过程中尽早使用，以便在进入诸如德尔菲法等共识方法之前就能影响材料的质量。这需要与使用它所需的时间相平衡；如果在这个阶段考虑的初始 EPAs 超过 30 或 40 个，应用评价量表所需的时间可能会变得不可承受。在许多情况下，项目负责人需要在使用 EQual 评价量表进行评价之前就将初始 EPAs 数量修订到合理的范围。

使用 EQual 评价量表时有几项重要原则，以确保能够充分获益。至少应有 4 名 EPA 专家使用评价量表对 EPAs 进行评分。在本科和毕业后医学教育中的研究表明，4 名专家评分能提供非常好的信度 [5,7]。话虽如此，纳入 5 ～ 6 名专家将增加不同的视角，并收集到关于 EPAs 更丰富的反馈。请记住，使用 EQual 评价量表更侧重于收集高质量的反馈以指导修订，而不是为了获得关于 EPA 质量的可靠定量判断。

定义参与 EQual 评价量表评估的专家专业知识构成也很重要。他们应当具备胜任力导向医学教育背景以及 EPAs 的专业知识。专业知识的证明可以来自于参加相关课程和工作坊，或在该领域发表的学术刊物。即使是已经确定的专家，也需要为其提供 EQual 评价量表的使用培训，以确保对任务有共享心智模型。已为此专门设计 EQual 评价量表培训视频，并可以在 YouTube 上随时获取 [8]，详见第 25 章中的 EQual 评价量表。

最后，重要的是将 EPAs 开发到适合采用量表进行评估的程度。虽然在使用 EQual 评价量表之前不要求 EPAs 已经被完全详细描述，但仅仅提供一个标题是不够的。EPAs 的描述必须至少包括标题、清晰描述执行 EPA 步骤的具体说明和限制。这些描述应被提供给使用 EQual 评价量表评估 EPAs 的人员。

使用 EQual 评价量表结果（包括评论和定量评估）时，应经过开发团队审查。之后这些结果可以用来指导 EPAs 的修订。团队还可以考虑剔除那些存在根本性缺陷而无法修订成可接受的 EPAs 的条目。

EPA 修订和完善的评估策略

当一套初始 EPAs 被提出，且评估认为 EPAs 构建适当时，通常会采用共识方法来指导进一步的修订，并确定其是否适合纳入最终 EPA 框架。德尔菲法是基于此目的常用的调查方法。如第 9 章所述，德尔菲法通过多轮参与者调查，收集每轮反馈并修订和完善 EPA 描述，不断迭代，为拟议的 EPAs 建立共识。调查轮次重复进行，直至达到 EPAs 预设的共识程度（或合理预期即使增加轮次仍无法达成共识）。在德尔菲法中，开发方法和评估方法相互融合。

德尔菲法可以在过程早期，以更具形成性的方式来指导 EPA 的开发和修订 [9]。该方法也可以在后期，以更偏终结性的方式，广泛征求一线临床工作组对拟议 EPA 框架的反馈，并识别存在的不足 [在这种情况下，它通常被称为反应者小组（reactor panel）][10]。无论何时使用德尔菲法，重要的是监测已知的潜在问题。已有多篇文献概述了在此情境下监测德尔菲法使用问题的方法 [1,11,12]。

可以看出，这一阶段的项目需要转变评估重点。早期阶段的评估重点是形成性的。然而到这一阶段结束时，评估变得更侧重终结性，目标是形成一个可用于实地测试的、经得起推敲的 EPA 框架。这要求评估的重点从初期指导修订的质量标准，转变为最终考虑终端用户和监管机构的可接受性。德尔菲法通常能够为这两个问题提供答案，这取决于参与德尔菲法的人员构成。

评估最终成果

这些新开发或修订的 EPAs 能否达到监管机构所寻求的评价和质量保障要求？它们能否支持项目和认证机构所需的课程目标？在获得实际经验之前，这些问题的答案都是假设的。在试点阶段，收集包括项目、一线临床工作者和学习者在内的关键群体信息，以探究终端用户的真实体验。在此过程中，花时间调查所遇到的挑战，以及这些挑战如何与下列领域相关：①实施；② EPA 描述；③课程。这些领域并非独立存在，而是高度相互依赖，因此试点中遇到的挑战可能同时涉及这两个或三个领域。这种探索可以为最终的调整提供关键信息，并为满足认证机构和监管机构的需求建立可行性。

开展这项工作时，关键在于尝试区分引入变革所致挑战和 EPA 框架质量所致挑战，而这项任务有时可能非常困难，甚至几乎不可能完成。不幸的是，在引入 EPAs 的过程中，领导者有时会忽视实施过程中产生的担忧，往往将其归类为实施问题，而非 EPAs 或课程设计方面的问题[13]。随着项目进入试点测试阶段，评估应该倾向于承认并回应关于 EPAs 的担忧，即使这些担忧在其他情况下可能被归类为实施问题。第 22 章将讨论实施 EPAs 时的变革管理策略。

实施后的监测

评估并不会随着采纳和实施而结束。随着 EPAs 实施推进，不可避免地会出现意外的挑战和新的认识。利益相关者可以报告实施的影响，即学习者是否得到了更好的培训？患者是否得到了更好的服务？新的框架是否带来了其他意外后果？有些评估问题可能需要数年才能得到答案。为此，应制定协调计划，定期收集和审查反馈，留出时间（例如 5 年）来监测实施情况，然后再考虑是否进行重大修订。没有一种固定的方案适用于所有情况。相反，领导者应凭借不同的项目地点，利用已有的项目评估基础，协调并定期审查项目进展和挑战。对于大型项目，如国家层面的课程改革，重要的是联合不同的项目地点，建立系统性收集数据的网络，这样可以及早发现系统性问题。用迭代和审慎的方法，根据项目范围和性质，量身定制评估后的监测，是长期成功的重要基石。

结　语

引入基于 EPA 的课程时，确保高质量的 EPAs 是成功的关键。本章讨论的评估策略可以帮助负责开发 EPAs 的团队实现这一目标。因为没有一种通用的评估策略，领导者必须考虑到资源有限，要优先选择与其项目最相关的评估方法。深思熟虑的评估规划不仅能提高所开发 EPAs 和框架的质量，更能节省时间和资源。

利益冲突声明

作者声明没有任何利益冲突。

参考文献

1. Taylor D, Park YS, Smith C, ten Cate O, Tekian A. Constructing approaches to entrustable professional activity development that deliver valid descriptions of professional practice. *TLM*. 2020;2(3):1–9. DOI: https://doi.org/10.1080/10401334.2020.1784740
2. ten Cate O, Scheele F. Competency-based postgraduate training: can we bridge the gap between theory and clinical practice? *Acad Med*. 2007;82(6):542–547. DOI: https://doi.org/10.1097/acm.0b013e31805559c7
3. Fitzpatrick J, Worthen B, Sanders J. *Program Evaluation Alternative Approaches and Practical Guidelines*. 4th ed. Pearson Education Inc.; 2011.
4. ten Cate O, Chen HC, Hoff RG, Peters H, Bok H, van der Schaaf M. Curriculum development for the workplace using entrustable professional activities (EPAs): AMEE guide no. 99. *Med Teach*. 2015;37(11):983–1002. DOI: https://doi.org/10.3109/0142159x.2015.1060308
5. Taylor DR, Park YS, Egan R, et al. EQual, a novel rubric to evaluate entrustable professional activities for quality and structure. *Acad Med*. 2017;92(11S):S110-S117. DOI: https://doi.org/10.1097/acm.0000000000001908
6. Post JA, Wittich CM, Thomas KG, et al. Rating the quality of entrustable professional activities: content validation and associations with the clinical context. *J Gen Intern Med*. 2016;31(5):518–523. DOI: https://doi.org/10.1007/s11606-016-3611-8
7. Meyer EG, Taylor DR, Uijtdehaage S, Durning SJ. EQual rubric evaluation of the Association of American Medical Colleges' core entrustable professional activities for entering residency. *Acad Med*. 2020;95(11):1755–1762. DOI: https://doi.org/10.1097/acm.0000000000003504
8. Taylor DR, Park YS, Tekian A. *Queen's EPA Quality (EQual) Rubric Training*. Vol 17:41.; 2016. Accessed March 26, 2024. https://youtu.be/yQZuWdzkQKM
9. Taylor DR, Park YS, Smith CA, Karpinski J, Coke W, Tekian A. Creating entrustable professional activities to assess internal medicine residents in training: a mixed-methods approach. *Ann Intern Med*. 2018;168(10):724–729. DOI: https://doi.org/10.7326/m17-1680
10. Englander R, Flynn T, Call S, et al. Toward defining the foundation of the MD degree. *Acad Med*. 2016;91(10):1352–1358. DOI: https://doi.org/10.1097/acm.0000000000001204
11. Powell C. The Delphi technique: myths and realities. *J Adv Nurs*. 2003;41(4):376–382. DOI: https://doi.org/10.1046/j.1365-2648.2003.02537.x
12. Keeney S, Hasson F, McKenna H. *The Delphi Technique in Nursing and Health Research*. 1st ed. Wiley-Blackwell; 2011. DOI: https://doi.org/10.1002/9781444392029
13. Boyd VA, Whitehead CR, Thille P, Ginsburg S, Brydges R, Kuper A. Competency-based medical education: the discourse of infallibility. *Med Educ*. 2017;32(8):638. DOI: https://doi.org/10.1111/medu.13467

第三篇

课　程

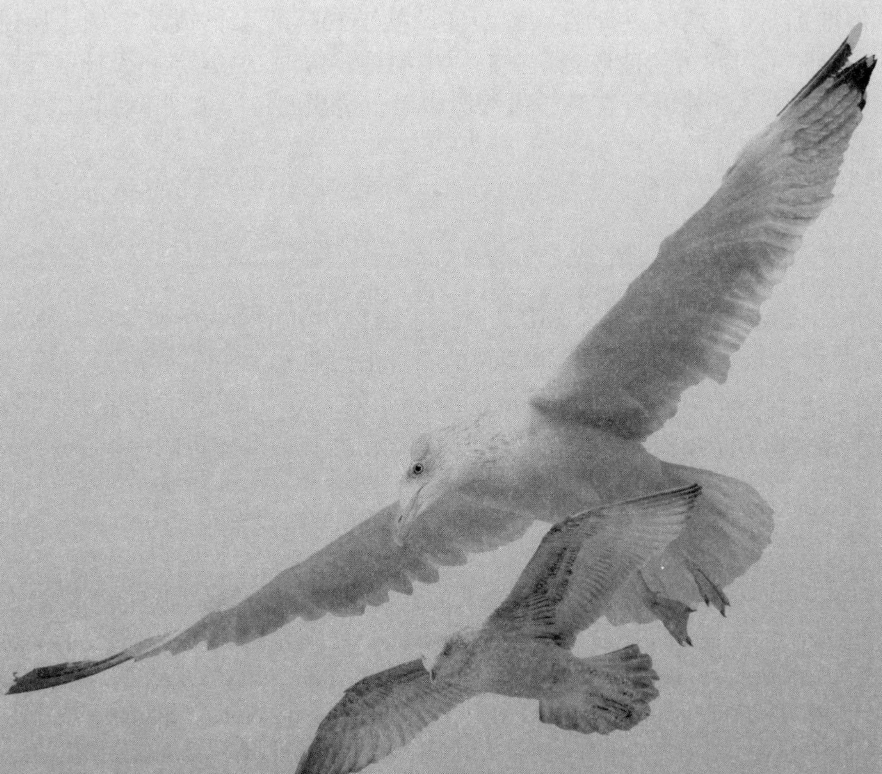

第 12 章

基于置信职业行为构建课程时的注意事项

Robert Englander，Jonathan M. Amiel，Jennie B. Jarrett，H. Carrie Chen

翻译：王庭轩　校对：嵇　艳

摘　要

过去二十年，胜任力导向医学教育在全球范围内迅速发展。其核心理念是从学员需要达到的结果出发，以满足公众医疗保健需求。这些结果有助于确定所需的胜任力，进一步推动课程和评价体系的制定。教育者在开发和实施能够有效教授和评价所需胜任力的课程和评价体系时，面临许多挑战。置信职业行为（EPAs）为应对其中的诸多挑战提供了一个出色的框架。

本章将探讨 EPA 框架在促进胜任力导向课程设计方面的独特潜力。我们回顾了使用 EPAs 对课程结构的多方面影响，包括 EPAs 排序在课程中的作用，描述基于 EPA 的课程如何增加学员的学习主动性，以及使用基于 EPA 框架的成功案例，探讨在胜任力导向教育和培训中的时间可变性概念。我们得出结论，借助 EPAs 精心设计的课程和评价体系，为确保医学专业人士准备好在其学科领域内以及适当的督导级别下，提供安全有效的照护奠定了坚实的基础。

作　者

- Robert Englander，MD，MPH。美国伊利诺伊大学医学院。邮箱：rengland@uic.edu
- Jonathan M. Amiel，MD。美国哥伦比亚大学瓦格洛斯内外科学院。
- Jennie B. Jarrett，PharmD，MMedEd，PhD。美国伊利诺伊大学芝加哥分校药学院。
- H. Carrie Chen，MD，PhD。美国凯泽永久医疗集团伯纳德 · J. 泰森医学院。

本章引用格式：

Englander R，Amiel J，Jarrett JB，Chen HC. Considerations in building a curriculum using entrustable professional activities. In：ten Cate O，Burch VC，Chen HC，Chou FC，Hennus MP.（Eds）. *Entrustable Professional Activities and Entrustment Decision-Making in Health Professions Education*，Chapter 12，pp.133-144. [2024] London：Ubiquity Press. DOI：https：//doi.org/10.5334/bdc.l

本章包含了对本书其他章节的交叉引用。对于将本章作为独立出版物阅读的读者，所有交叉引用列于以下链接：https：//doi.org/10.5334/bdc

引　言

要理解如何使用置信职业行为（EPAs）来构建课程，需要大致理解胜任力导向课程是如何衍生发展的，以及与过去 1 个世纪或更长时间以来全球普遍采用的传统医学教育结构、内容和过程模式有何显著不同。胜任力导向教育体系的核心理念是从学员所服务的公众需求出发。这些明确的公众需求引导了该领域从业人员所需胜任力的界定。而这些胜任力又推动了所需的课程和评价，确保教育或培训项目的毕业生为其各自过渡阶段做好准备 [1-3]。因此，课程和评价的所有方面都可以直接与一项或多项所需的胜任力相关联。这和传统医学教育模式形成鲜明对比，传统模式的核心驱动力是课程，在这种传统模式中，评价源自课程，学员的学习成果取决于课程的学习时间。在本章中，课程是指学员在培训项目中的全部学习经历 [4]。

胜任力导向体系的特点还包括弱化师生的等级结构，强调师生间的合作，赋予学员自主决定在何处最有效地投入时间来发展其能力的权利；从“一刀切”式统一的基于时间安排的教学进度表，转变为基于能力发展和表现、时间可变的进度表 [1]。胜任力导向的评价也有所不同，本书其他章节对此进行了详细讨论，尤其是第 17 章和第 18 章。任何纳入 EPA 框架的课程都需要遵循胜任力导向教育的基本原则。在一篇影响深远的文献中，Van Melle 等阐述了胜任力导向医学教育中的 5 个核心组成部分：**定义结果胜任力**，然后采用以**胜任力为中心**的教学，通过**量身定制的个性化学习经历**，对这些胜任力进行**逐层递进的排序**。对学员进行**程序性评价**，以支持并记录他们逐步获得能力的过程 [5]。

本章中，我们将深入探讨 EPA 框架在推动以胜任力为导向的课程设计中的独特潜力。我们审视了采用 EPAs 对课程结构所产生的多方面影响，包括课程中 EPAs 排序的作用，阐述基于 EPA 的课程如何激发学员进行主动学习，并结合使用 EPA 框架的成功案例，探讨了胜任力导向教育和培训中的时间可变性概念。

EPAs 提供独特的课程框架

EPAs 将胜任力应用于临床实际工作场景中，为实施胜任力导向医学教育提供了独特的框架 [6]。EPAs 描述了对具备足够胜任力的人可被授权执行的患者照护行为。与之相对，胜任力则描述了能够胜任这些患者照护行为的个人所具备的特征 [7]。胜任力支撑了个人执行 EPAs 的能力，并且可以与 EPAs 相映射。换言之，安全、有效执行每项 EPA 都需要教育或培训项目所要求的整体胜任力中的一个子集（关于胜任力和 EPAs 之间差异的更多细节，请参阅第 7 章）。例如，儿科医生的一项 EPA 可能是“照护健康的新生儿”。这显然是儿科医生的一项基本工作任务，能够观察并置信胜任的从业者在无督导情况下执行。然而，执行该 EPA 需要整合多项胜任力，例如与家属沟通的能力、必要的新生儿筛查和营养建议的知识、执行新生儿体格检查的能力，以及通过采集产妇病史来了解新生儿潜在风险的能力。因此，EPAs 为医学学员所需的大部分胜任力的教学与评价提供了有意义、实用且可行的核心。当然，这并不意味着 EPAs 就涵盖了全部课程内容，因为其可能无法完全反映所有期望的胜任力。有些必需胜任力可能并未纳入 EPAs 框架。例如，包含科研内容的培训项目，在科研技能方面存在毕业胜任力要求，而这些要求就不会被仅关注患者照护行为的 EPAs 所覆盖。

在 EPAs 可能并非最佳或唯一用于教授和评价所有胜任力的情况下，人们提出并采用了一些应对策略。例如，鉴于 EPAs 强调专业行为或任务，一些教育者担忧在教授或评价 EPAs 的过程中，教师和学员可能会忽视支撑每项 EPA 的具体胜任力[8]。例如，对于职业素养行为或习惯等相关的重要胜任力，即便在映射到特定 EPA 时，如果未能明确呈现，也有可能在课程和学员评价中被忽视。此外，仅依赖对 EPAs 的观察来评估知识成果，可能导致对教学内容抽样不足，难以充分反映学员的知识水平。

应对这一问题的一种策略，是澳大利亚皇家医师学会和爱尔兰实习课程所采用的模式，该模型将 EPAs 与胜任力相结合，并将胜任力成果划分为"**知**、**行**、**为**"（know，do，be）3 类[9]。EPAs 阐述了**行**类胜任力，指毕业生在完成培训后应能够独立执行的基本专业行为单元。**知**类胜任力代表毕业生为安全执行这些 EPAs 所必须掌握的知识。**为**类胜任力则描述了期望医学专业人士应该具备的行为、价值观和习惯。在该模式下，**知**和**为**类胜任力为行类胜任力提供支持，使学员能够执行 EPAs。这 3 类胜任力（**知**、**行**、**为**）共同引导了课程与评价项目的设计，并通过不同的评价工具来测量各自类别的能力水平。

一种新兴的能力概念将不同类型的胜任力分为 3 个层次：规范能力、情境能力和个人能力[10]。其中，规范能力是指医学专业人士所需具备的核心知识和技能。情境能力是指在各种工作场所和特定患者情境中对核心知识和技能的应用。个人能力是指从业者的个人实践风格，这对于高年资学员和从业者来说愈发重要。虽然这三者与"知、行、为"模型并非同义词，但两者之间存在重叠。规范能力主要属于知类，情境能力主要属于行类。而**为**类涵盖了规范、情境和个人能力的不同方面。随着时间和实践的不断演进，"**为**"这一维度会更多地与个人能力相融合。在此能力概念下，EPAs 聚焦于情境能力，并可通过关注规范和个人层面得到进一步强化。

值得注意的是，推行 EPAs 框架时，可能会受到国家和（或）地方层面种种因素的影响，例如在当地或国家层面需要哪些 EPAs，以及课程中何时可以允许学员在何种督导级别下执行这些 EPAs。目前已有数个国家机构为整个专业或学科确定了核心 EPAs。机构或项目可以根据本地需求和法规对这些核心 EPAs 进行适当调整或补充，也可能不被允许。在这种情况下，项目还可以选择纳入自选或选修 EPAs，以彰显各自独特的项目特色或优势。此外，不同国家或地方管辖区可能在认证要求和患者安全法规方面存在差异，这直接影响学员在患者照护中的角色与可被置信执行的专业行为类别，以及对应的督导级别。第 14 章进一步探讨了在国家层面与地方层面定义的基于 EPAs 课程所引发的影响。

纵向且循序开发的课程可以优化 EPA 框架的使用

基于 EPAs 课程的核心目标是，让学员达到每项 EPA 的预设置信级别，作为过渡到更少督导程度实践的先决条件。对于从执业前或院校阶段教育（UME）过渡到执业后或毕业后教育的学员而言，最常见的置信级别是**间接督导**；而对于从执业前或执业后教育直接过渡到实践的学员，则通常要求达到**无督导实践**。理想的课程应以纵向和循序开发的方式构建所需的知识与技能（即"知"与"行"）。从教学角度看，这种开发进程通常从基于案例学习的课堂教学开始，随后进入不涉及患者照护的临床教学，例如标准化病人的模拟教学，再转向临床教学，在真实的临床学习情境中应用学习经验开展患者照护。

医学教育通常遵循这种课程开发方式，课堂教学后是临床教学，并在真实临床环境中逐渐增加对患者照护的贡献。医学教育中的“基础科学”或主要以课堂为主的阶段，为引入 EPAs 并纵向构建基础知识和技能提供了机会（关于如何将基础知识和技能映射到 EPAs，请参阅第 13 章）。与基础科学课程并行构建的纵向临床技能课程非常适合作为 EPA 课程。以医学院校教育阶段的“执行体格检查”EPA 为例。迄今为止，这项 EPA 以某种形式存在于几乎所有的 UME 阶段 EPAs 迭代版本中（例如药学毕业生核心 EPAs 或美国入职住院医师核心 EPAs）[11,12]。以心肺体格检查为例。课程可在心肺相关的知识与基于案例的学习中，利用标准化病人或模拟方式，让学员同步在临床技能课程中学习并评价心肺体格检查技能。这将使他们做好准备，能够在临床学习环境中真正执行体格检查，在那里预期他们入职住院医师之前能够达到间接督导级别，或在那些医学生毕业后开始实践的执业地点，无督导情况下执行体格检查。

传统的临床教学模式可能会对开展基于 EPA 课程造成一些挑战。首先，因为 EPAs 植根于信任和置信的概念，随时间推移形成的督导者 - 学员之间的纵向关系是整体评价的关键组成部分，尤其是对于建立 EPAs 评价与反馈时所需的信任 [13]（关于信任和置信概念的深入探讨，请参见第 4 章和第 18 章）。通常，使用多名评价者、多次观察可以提供可靠、有效的综合数据，指导置信决策 [14]。同时，一名或多名督导者与学员之间随时间建立的信任，有助于进行更有意义的反馈与置信决策 [15]。因此，理想的课程将平衡针对多次评价与纵向关系中评价者督导的需求，这将随时间累积深度互信。

在传统临床培训中开展基于 EPA 课程的第二个挑战是，“基于轮转”培训的分散性质与能力成长的循序发展纵向方式之间的张力。临床课程的碎片化，及其与胜任力导向教育一般原则之间缺乏一致性，多年来一直备受关注 [16,17]。当采用基于 EPA 的课程时，由于课程立基于督导者与学员之间纵向发展的能力和信任之上，这一挑战更加凸显。尽管分散的轮转方式面临诸多挑战，但是我们意识到许多课程还将继续采用这种结构。基于此现实，第 13 章和第 14 章将讨论如何将 EPAs 映射到轮转课程结构中，以促进成长。为处理碎片化问题，并强调基于 EPA 课程的循序开发方式，一个潜在的改革方向是增强课程的纵向性和整合度。这种策略有以下几个优势：①它增强了随时间发展督导者 - 学员关系的机会；②它允许一段时间内对某项 EPA 进行多次观察，以增加反馈的潜在丰富性；③它与学习理论相一致，例如交错学习（即在规定的学习期间同时混合学习多个主题）[18]。

院校医学教育中，提升课程纵向性的一种具体策略是纵向整合式见习（longitudinal integrated clerkship，LIC）。该策略主要在澳大利亚、加拿大、南非和美国使用。其基本理念是在核心见习课程中，学员被分配到一家初级保健诊所，他们每周多次前往该诊所，然后在 1 年的大部分时间内，与见习中的核心专科（如外科、精神病学、儿科、急诊医学、妇产科）导师一起工作半天。因此，学员有机会在 1 年内发展与患者、同伴和导师的关系。关于 LICs 的权威文献，读者请参阅《纵向整合式见习：原则、结果、实用工具和未来方向》（*Longitudinal Integrated Clerkships*：*Principles*，*Outcomes*，*Practical Tools and Future Directions*）[19]。

LICs 通过培养督导者与学员之间的信任，并允许能力的逐步发展，随时间推移实现置信，从而为基于 EPA 的课程创建出理想的学习路径。事实上，LICs 与 EPAs 常被视为“完美搭配”[20]。住院医师培训领域已发表了类似的课程策略，用以提升纵向性和采用基于 EPAs 的课程，但大多基于单个项目逐一开展 [21,22]。

EPAs 可为循序渐进的课程提供脚手架

课程设计者在开发 EPA 框架时，考虑学员如何随时间推移逐步减少督导，发展出针对特定任务的专业能力，从而对课程重新设计排序 [5]。

从简单到复杂任务的循序设计

这种循序设计可以先从较简单的任务开始，再逐渐扩展到更复杂的任务，而这些复杂任务本身也包含了先前的较简单任务。有些情况下，人们将这些相对简单的 EPAs“嵌套”于更为复杂的 EPAs 内 [23]。这种循序的一个实例可能是，先就问诊和检查患者进行教学和评价，接着作为团队成员参与照护（例如报告并解读检查），然后逐步承担患者照护的主要责任（例如下达医嘱和开具处方），最后过渡到独立执业并督导他人。第 10 章进一步定义了嵌套 EPAs，并在第 13 和 14 章的课程实施情况中进行探讨。

考虑将这种循序渐进过程视为课程的主要目标，有助于课程设计者明确教学和学习机会，以促进相关技能的发展、展示以及评价，从而提供有益的形成性反馈，并为晋级决策提供依据 [24]。这种循序设计还可能帮助培训项目更及时地识别学习困难的学员，并更早地提供支持与补救措施。在极少数情况下，如果学员始终无法获得置信，则通过适当的循序课程能够更早发现问题，进而在该学员还未投入过多时间和经济成本之前，为其提供更合乎伦理、更具人性化的退出培训项目的机制 [25]。

贯穿教育—培训—实践连续体的循序设计

另一种循序设计的思路是贯穿教育—培训—实践连续体。在专业培训的任何阶段，EPAs 都能发挥作用。例如，在医学院校培训中，EPAs 常用于帮助学员逐步过渡到无需直接督导情况下照护常规治疗患者 [12,26]。在毕业后医学教育（PGME）阶段，EPAs 支持从专业领域向亚专业领域独立执业的发展路径 [7,27]。现有文献中有大量示例讨论了 EPAs 如何用于从临床见习前阶段向临床见习阶段的过渡，也有将其作为从医学院校向住院医师培训过渡框架试点应用的研究，并被整合到医学院综合课程设计中 [23,28,29]。在医学专科培训中，EPAs 已开发出多个领域的培训框架，涉及内科、全科、麻醉学、儿科、普通外科和外科亚专科。许多 UME 的 EPAs 也可视作这些专科更宽泛 EPAs 的“嵌套”内容。图 12.1 从医学教育与培训出发，描绘了从院校医学教育到毕业后医学教育，再到无督导实践各教育阶段的学习经历，循序设计 EPAs 以支持评价与置信，逐步衔接更高水平、越来越少督导的 EPAs。

在教育和培训的各阶段（院校、毕业后以及无督导实践），EPAs 都可用于指导教学、学习和评价，以期达到所需的置信及相应督导级别的提升。先前阶段的 EPAs 可以“嵌套”到后续阶段的更高阶 EPAs 中，并最终形成专业实践的具体范畴（图 12.1）。

贯穿教育—培训—实践连续体的循序设计思维，同样会影响专业的继续发展以及能力的保持（或失效）。随着医学专业采用 EPAs 搭建课程与评估框架，并持续实施，他们发现在向实践过渡的阶段，学员针对部分 EPAs 难以在过渡时刻全部获得置信。为了应对该挑战，可以考虑 2 种潜在解决方案：①培训期间适当调整课程，确保学员在毕业前获得必要的学习与评价机会，从而达到无督导级别的置信；②医学专业需要在实践中提供继续学习和评价机会（持续专业发展），允许执业医师能够获得并保持无督导级别的置信。

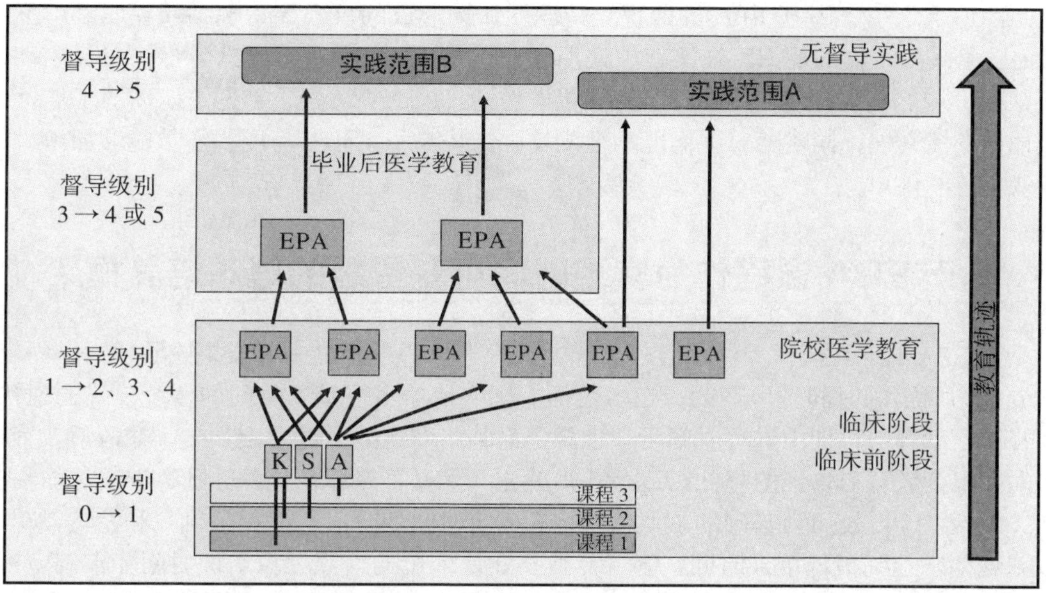

图 12.1　EPAs 作为循序开发的脚手架

基于 EPA 课程的学员能动性

基于 EPA 课程的另一个潜在益处是，它使学员根据自身学习需求，个性化赋予学习体验的能动性。基于 EPA 的课程以直接观察学员执行 EPA 情况为基础。学员能够获取自己的 EPA 评价数据，从而清晰认知到自身优势和需要改进之处。进而，学员还可以在任何具体临床督导过程中，主动寻求督导者观察该 EPA，共同解决存在的差距。通过这种方式，基于 EPA 的课程为学员提供了学习范围，使其能够有意识地选择学习机会，鼓励学员主动寻求并管理反馈，从而增强对自身工作的信心 [30]（基于 EPA 的课程提供个性化学习计划机会的更多讨论，请参见第 14 章）。学员通过主动寻求反馈，展现出能动性，围绕自我反思和认知自身局限，建立与督导者之间的信任关系，并使督导者有机会观察学员的成长 [15]。

除了在选定的 EPAs 评价中拥有能动性以外，学员在基于 EPA 的课程中还可表现出其他层面的能动性。例如，学员能动性可以体现在直接口头和书面沟通，带着好奇心和热情投入自我发展，甚至能在患者照护中预判问题、主动承担责任 [15]。基于 EPA 的课程采用基于工作场所、以行为为中心的机制，培养学员的能动性行为，将自主工作与有意义的成长和学习紧密结合起来。

能动性随时间历经迭代过程发展而来，由此不断加深督导者与学员之间的信任，在执行 EPAs 的过程中不断提升学员对自身能力的自信，同时也更清晰认知自身局限性，并增强与督导者讨论自身行为表现的能力。

在基于 EPA 与临床实践的课程中，学员能动性的提升也意味其身份认同将从主要是

"学员"身份向"专业人士"身份过渡（即职业认同的形成）。在职业认同形成的早期，学员以自我为中心，且由外部定义，关注知识与技能本身，就像很多初学者一样，只在乎考试成绩是否优秀。然而，借助基于 EPA 的课程所强调的专业人士的基本任务，学员可以通过完成工作来塑造自己的职业认同，并超越对自我的关注，逐渐认清自己在医疗团队中的角色（另见第 13 章）[31]。基于 EPA 的课程支持职业认同形成的核心要素包括：在实践中不断累积信心、管理对工作的反馈、在实践中处理好督导关系以及创造学习机会[30]。学员主动性与职业认同形成之间形成了正向反馈循环，即学员通过 EPA 课程开始更好地理解工作，从而增强他们的能动性，同时随着他们能动性的增强，提高了工作参与度，学员能够加深对团队内专业角色的认知。

基于 EPA 课程作为实现时间可变晋级的理想培养框架

基于 EPA 的课程同样关注了胜任力导向教育的核心理念之一：成果或胜任力是固定的，而达到能力所需的时间是可变的。在多数西方国家依然实行基于时间的传统模式的现状下，想要在医学教育与培训中推行时间可变理念仍面临诸多挑战。过去十年中，在医学教育领域推进时间可变教育与培训的呼吁已逐渐获得关注[32,33]。虽然存在此种呼吁，但仍然面临重大挑战，包括：①以校历为基础的学业计划，有固定时间的阶段、课程、见习和轮转；②医学院校认证要求达到最低培训时间；③各专业执业认证机构参照项目培训时间要求制定标准；④每年只有一次机会从教育和培训的一个阶段过渡到另一个阶段（例如在美国和加拿大，从医学院校过渡到住院医师培训）；⑤非正常周期的入职和毕业带来的后勤挑战；⑥尚缺乏明确的晋级标准；⑦缺乏机制完善的课程与评价体系，开展胜任力教学和评价能够让所有利益相关方对时间可变的晋级决策充满信心。基于 EPA 的课程提供了明确标准的潜在机会，建立能够做出合理晋级决策的课程和评价体系。已有文献报道了 2 个成功实践胜任力导向、时间可变晋级项目的案例。这些项目参见框 12.1 与框 12.2。

最近的一项研究凸显了时间可变晋级过程中应对所有挑战的难度：他们试图在美国某医疗体系下开展 46 个住院医师培训项目参与的胜任力导向、时间可变的试点项目[33]。最初，仅有 10 个项目表示出对试点的兴趣，只有 1 个项目能够在其住院医师培训中实践这套时间可变模式[33]。框 12.1 和框 12.2 描述的多伦多大学骨科项目及儿科连续教育项目（education in pediatrics across the continuum，EPAC）的成功表明，以 EPAs 为基础的课程与评价体系，或许是目前实现真正胜任力导向、时间可变教育和培训体系的最大希望。然而，值得注意的是，即使在固定时间的项目中，不同学员也有机会在不同的 EPAs 上以不同的速度取得进步并获得置信。对于进步较快的学员，可安排额外的选修 EPAs，以便他们在固定时间的项目中将学习收获最大化。固定时间框架中实现以学员为中心的可变性的设想，将在第 14 章中进一步讨论。

框 12.1　多伦多骨科住院医师培训项目 [22]

加拿大多伦多大学骨科项目是成功采用 EPA 框架进行胜任力导向、时间可变教育模式转变的案例之一。该项目于 2009 年转向胜任力导向的教学模式，允许学员通过展示各模块内的能力，有机会获得时间可变的晋级。每个模块都设定了一组（至少 2 项）与特定情境与模块相关的 EPAs。学员只有在这些 EPAs 上证明自己的能力，才能进入下一模块。项目负责人发表了最初 8 年的经验结果 [22]。起初仅部分住院医师参与试点，但因效果良好，最终在所有住院医师中全面推行。超过半数住院医师在 4 年后毕业，而传统模式则需要 5 年。截至该文发表时，没有住院医师耗时超过 5 年才完成培训。最终，所有毕业的住院医师均一次性通过专业认证考试，并进入骨科专科医师培训，这与他们从住院医师培训毕业所用时长无关。

框 12.2　儿科连续教育项目试点 [34]

第二个采用 EPA 课程成功实现胜任力导向、时间可变的培养项目是从 UME 过渡到 GME 的美国儿科项目。该项目名为“儿科连续教育项目”（EPAC），其设计用于检验从 UME 到 GME 以及从 GME 到执业或专科培训中实施胜任力导向、时间可变培养的可行性 [34]。该项目每年在美国 4 所医学院各招收最多 4 名学员。该试点项目对 4 届学员队列从进入医学院见习前课程到完成儿科住院医师培训进行跟踪。学员在加入该项目时需承诺，后续将继续在原项目所在院校进行儿科住院医师培训。学员要从 UME 晋级到 GME，除了满足医学院毕业要求外，还必须证明自己在入职住院医师的 13 项核心 EPAs 上已达到间接督导的能力水平 [35]。同样，要从住院医师培训晋级到专科医师培训或执业，则需证明自己在普通儿科的 17 项核心 EPAs 上都达到无需督导的能力水平 [36]。虽然所有项目都为胜任力导向、时间可变培养提供了脚手架，但 4 所医学院中只有 3 所能够以时间可变的方式培养学生。第 4 所院校虽可证明已经准备好如此培养，但出于州教育委员会的顾虑，未能实际实施。

结　语

胜任力导向教育范式的转变，正在多个大洲、多个医疗专业中发生 [1-3]。许多医疗专业已在教育和培训的国家层面（如获得执照前 / 院校阶段或获得执照后 / 毕业后教育阶段）、特定专科（如妇产科或儿科）或整个职业（如物理治疗或药学）中，明确了满足公众需求所需的胜任力标准。教育者在开发和实施课程与评价系统，用以教授并测量这些必需胜任力时面临诸多挑战。EPAs 为解决这些挑战提供了一个极佳的框架。采用 EPAs 进行精心设计的课程与评估体系，为确保医学专业人士准备好在其专业范围内、适当的督导级别下提供安全且高效的服务，奠定了坚实的基础。

利益冲突

作者声明没有任何利益冲突。

图表注释

图 12.1 改编自国际在线课程《置信职业行为的内涵与外延》（www.epa-courses.nl）的演示文稿，已获授权。

参考文献

1. Carraccio C, Wolfsthal SD, Englander R, Ferentz K, Martin C. Shifting paradigms: from Flexner to competencies. *Acad Med*. 2002;77(5):361–367. DOI: https://doi.org/10.1097/00001888-200205000-00003
2. Frenk J, Chen L, Bhutta ZA, et al. Health professionals for a new century: transforming education to strengthen health systems in an interdependent world. *Lancet*. 2010;376(9756):1923–1958. DOI: https://doi.org/10.1016/S0140-6736(10)61854-5
3. Frank JR, Snell LS, Cate OT, et al. Competency-based medical education: theory to practice. *Med Teach*. 2010;32(8):638–645. DOI: https://doi.org/10.3109/0142159X.2010.501190
4. Kelly AV. *The Curriculum: Theory and Practice*. 6th ed. SAGE Publications Ltd; 2009.
5. Van Melle E, Frank JR, Holmboe ES, et al. A core components framework for evaluating implementation of competency-based medical education programs. *Acad Med*. 2019;94(7):1002–1009. DOI: https://doi.org/10.1097/ACM.0000000000002743
6. ten Cate O, Scheele F. Competency-based postgraduate training: can we bridge the gap between theory and clinical practice? *Acad Med*. 2007;82(6):542–547. DOI: https://doi.org/10.1097/ACM.0b013e31805559c7
7. ten Cate O. Entrustability of professional activities and competency-based training. *Med Educ*. 2005;39(12):1176–1177. DOI: https://doi.org/10.1111/j.1365-2929.2005.02341.x
8. Krupat E. Critical thoughts about the core entrustable professional activities in undergraduate medical education. *Acad Med*. 2018;93(3):371–376. DOI: https://doi.org/10.1097/ACM.0000000000001865
9. Boland J, Offiah G. *Curriculum Framework for the Internship Programme in Ireland*. Health Service Executive; 2023.
10. ten Cate O, Khursigara-Slattery N, Cruess RL, Hamstra SJ, Steinert Y, Sternszus R. Medical competence as a multilayered construct. *Med Educ*. 2024;58(1):93–104. DOI: https://doi.org/10.1111/medu.15162
11. Haines ST, Pittenger AL, Stolte SK, et al. Core entrustable professional activities for new pharmacy graduates. *Am J Pharm Educ*. 2017;81(1):S2. DOI: https://doi.org/10.5688/ajpe811S2
12. Englander R, Flynn T, Call S, et al. Toward defining the foundation of the MD degree: core entrustable professional activities for entering residency. *Acad Med*. 2016;91(10):1352–1358. DOI: https://doi.org/10.1097/ACM.0000000000001204
13. Hauer KE, ten Cate O, Boscardin C, Irby DM, Iobst W, O'Sullivan PS. Understanding trust as an essential element of trainee supervision and learning in the workplace. *Adv Health Sci Educ Theory Pract*. 2014;19(3):435–456. DOI: https://doi.org/10.1007/s10459-013-9474-4

14. Violato C, Cullen MJ, Englander R, et al. Validity evidence for assessing entrustable professional activities during undergraduate medical education. *Acad Med.* 2021;96(7S):S70-S75. DOI: https://doi.org/10.1097/ACM.0000000000004090
15. ten Cate O, Chen HC. The ingredients of a rich entrustment decision. *Med Teach.* 2020;42(12): 1413–1420. DOI: https://doi.org/10.1080/0142159X.2020.1817348
16. Holmboe E, Ginsburg S, Bernabeo E. The rotational approach to medical education: time to confront our assumptions? *Med Educ.* 2011;45(1):69–80. DOI: https://doi.org/10.1111/j.1365-2923.2010.03847.x
17. Englander R, Carraccio C. A lack of continuity in education, training, and practice violates the 'do no harm' principle. *Acad Med.* 2018;93(3S):S12-S16. DOI: https://doi.org/10.1097/ACM.0000000000002071
18. Rohrer D, Pashler H. Recent research on human learning challenges conventional instructional strategies. *Educational Researcher.* 2010;39(5):406–412. DOI: https://doi.org/10.3102/0013189X10374770
19. Poncelet A, Hirsh D, eds. *Longitudinal Integrated Clerkships: Principles, Outcomes, Practical Tools and Future Directions*. Gegensatz Press; 2016.
20. Englander R, ten Cate O. LICs and entrustable professional activities: a perfect match. In: Poncelet A, Hirsh D, eds. *Longitudinal Integrated Clerkships (LICs) - Principles, Outcomes, Practical Tools and Future Directions.* 1st ed. Alliance for Clinical Education/Gegensatz Press; 2016:261–270.
21. Warm EJ, Mathis BR, Held JD, et al. Entrustment and mapping of observable practice activities for resident assessment. *J Gen Intern Med.* 2014;29(8):1177–1182. DOI: https://doi.org/10.1007/s11606-014-2801-5
22. Nousiainen MT, Mironova P, Hynes M, et al. Eight-year outcomes of a competency-based residency training program in orthopedic surgery. *Med Teach.* 2018;40(10):1042–1054. DOI: https://doi.org/10.1080/0142159X.2017.1421751
23. ten Cate O, Graafmans L, Posthumus I, Welink L, van Dijk M. The EPA-based Utrecht undergraduate clinical curriculum: development and implementation. *Med Teach.* 2018;40(5):506–513. DOI: https://doi.org/10.1080/0142159X.2018.1435856
24. Peters H, Holzhausen Y, Boscardin C, ten Cate O, Chen HC. Twelve tips for the implementation of EPAs for assessment and entrustment decisions. *Med Teach.* 2017;39(8):802–807. DOI: https://doi.org/10.1080/0142159X.2017.1331031
25. Bellini LM, Kalet A, Englander R. Providing compassionate off-ramps for medical students is a moral imperative. *Acad Med.* 2019;94(5):656–658. DOI: https://doi.org/10.1097/ACM.0000000000002568
26. Pinilla S, Lenouvel E, Cantisani A, et al. Working with entrustable professional activities in clinical education in undergraduate medical education: a scoping review. *BMC Med Educ.* 2021;21(1):172. DOI: https://doi.org/10.1186/s12909-021-02608-9
27. Liu L, Jiang Z, Qi X, et al. An update on current EPAs in graduate medical education: a scoping review. *Med Educ Online.* 2021;26(1):1981198. DOI: https://doi.org/10.1080/10872981.2021.1981198
28. Chen HC, McNamara M, Teherani A, ten Cate O, O'Sullivan P. Developing entrustable professional activities for entry into clerkship. *Acad Med.* 2016;91(2):247–255. DOI: https://doi.org/10.1097/ACM.0000000000000988
29. Amiel J, Ryan MS, Andriole DA, Whelan AJ. *Core Entrustable Professional Activities for Entering Residency Summary of the 10-School Pilot 2014–2021*. Association of American Medical Colleges; 2022.
30. Bremer AE, van de Pol MHJ, Laan RFJM, Fluit CRMG. How an EPA-based curriculum supports professional identity formation. *BMC Med Educ.* 2022;22(1):48. DOI: https://doi.org/10.1186/s12909-022-03116-0

31. Cruess RL, Cruess SR, Boudreau JD, Snell L, Steinert Y. A schematic representation of the professional identity formation and socialization of medical students and residents: a guide for medical educators. *Acad Med*. 2015;90(6):718–725. DOI: https://doi.org/10.1097/ACM.0000000000000700
32. Lucey CR, Larson T, eds. *Achieving Competency-Based, Time-Variable Health Professions Education*. Josiah Macy Jr Foundation; 2018.
33. Goldhamer MEJ, Pusic MV, Nadel ES, Co JPT, Weinstein DF. Promotion in place: A model for competency-based, time-variable graduate medical education. *Acad Med*. 2024;99(5):518–523. DOI: https://doi.org/10.1097/ACM.0000000000005652
34. Andrews JS, Bale JF, Soep JB, et al. Education in Pediatrics Across the Continuum (EPAC): first steps toward realizing the dream of competency-based education. *Acad Med*. 2018;93(3):414–420. DOI: https://doi.org/10.1097/ACM.0000000000002020
35. Englander R, Flynn T, Call S, et al. *Core Entrustable Professional Activities for Entering Residency - Curriculum Developers Guide*. AAMC; 2014:1–114.
36. Entrustable professional activities for general pediatrics. May 2023. Accessed April 8, 2024. https://www.abp.org/content/entrustable-professional-activities-general-pediatrics

第 13 章 执业前医学教育中置信职业行为的应用

Eric G. Meyer，Machelle Linsenmeyer，Ylva Holzhausen，
Mabel Yap，Michael S. Ryan，H. Carrie Chen
翻译：黄　浩　校对：黄　华

摘　要

本章介绍了如何在获得执照前[①]的教育阶段（例如院校医学教育）实施置信职业行为（EPAs），重点探讨了学员在执业前，如何以合理的参与方式为患者照护做出贡献。在执业前，对学员在工作场所的工作要求相对较低，培训具有极大的灵活性。这种灵活性允许采用创造性方法和不同的途径，为特定的 EPAs 奠定规范基础，使学员基于 EPAs 与置信为临床培训做好准备，并使他们意识到，获得置信意味着确保准备好开展安全的患者照护，而非被评定等级。教育者可利用 EPAs 描述中明确列出所需的知识、技能与态度，确保基础科学课程能为学员的临床照护做好准备。从规范知识向更注重 EPA 的教学活动过渡时，理想方式是采用“Z 形”课程。学员可信度的因素是后续临床培训阶段置信的基础，可以在进入工作环境前被明确地引入、探索和加强。最后，本章还阐述了在执业前的早期，如何在 EPAs 的基础上开展基于工作场所的学习，为培养情境能力提供机会，而基于工作场所的高阶教学进一步明确了有限督导下的实践，使学员准备好过渡到获得执照后的培训或执业。

作　者

- Eric G. Meyer，MD，PhD。美国健康科学统一服务大学。邮箱：eric.meyer@usuhs.edu
- Machelle Linsenmeyer，EdD。美国西弗吉尼亚骨科医学院。

本章引用格式：

Meyer EG，Linsenmeyer M，Holzhausen Y，Yap M，Ryan MS，Chen HC．Use of entrustable professional activities in pre-licensure health professions education．In：ten Cate O，Burch VC，Chen HC，Chou FC，Hennus MP.（Eds）．*Entrustable Professional Activities and Entrustment Decision-Making in Health Professions Education*，Chapter 13，pp.145-156．[2024] London：Ubiquity Press．DOI：https：//doi.org/10.5334/bdc.m

本章包含了对本书其他章节的交叉引用。对于将本章作为独立出版物阅读的读者，所有交叉引用列于以下链接：https：//doi.org/10.5334/bdc

① 原文中 licensure 意指通过执照考试，即获得合法执业资格，译文中将 pre-licensure 与 post-licensure 分别简称为执业前和执业后。——译者注

- Ylva Holzhausen，MSc，PhD。德国柏林夏里特医学院迪特尔·舍夫纳医学教育与教育研究中心。
- Mabel Yap，MBBS，MSc，PhD。新加坡卫生部及新加坡国立大学健康系统。
- Michael S．Ryan，MD，MEHP。美国弗吉尼亚大学医学院。
- H. Carrie Chen，MD，PhD. Kaiser Permanente Bernard J。美国凯泽永久医疗集团伯纳德·J. 泰森医学院。

引 言

置信职业行为（EPAs）框架已成为实施胜任力导向教育的强大工具[1]。EPAs 定义了某一职业中至关重要的行为，将关注重点从学员特征转为学员在获得执照（例如毕业、进入实践）后所需执行的行为，并置信学员完成这些行为，以自然发展的方式逐步增加学员的自主权。EPAs 作为预期成果，已在众多卫生专业得到实施，包括医学、护理、药学、心理学、兽医学、联合健康疗法[a]等[2]。EPAs 最初被开发并主要应用于工作场所的环境中，适用于既有能力又被允许参与医疗服务的学员。这种能力和许可通常以获得执照得到认定。本章将重点讨论执业前教育阶段。执业前教育是指卫生专业学员在正规学位授予项目（如医学、护理、联合卫生学校）中接受培训的阶段。执业前一词通常与**院校**阶段同义，特别是在医学领域，我们使用执业前这一术语是为那些通常不包括获得执照后或毕业后阶段的专业提供更具包容性的参考框架。尽管现有的大部分文献将 EPAs 聚焦于培训后期，但并不意味着 EPAs 在执业前医学教育中不能发挥作用[3]。事实上，将执业前教育与学员在无督导临床实践中预期需执行的 EPAs 联系起来至关重要，并将这种联系明确告知学员和督导者，以帮助学员在临床环境中从事专业工作准备就绪。

值得注意的是，不同地区和职业中的法律、法规和公认做法各不相同。这不仅体现在培训期间的督导模式（例如，巴西允许医学生在社区服务中无督导地执行某些 EPAs）[4]，也体现在完成培训后的预期上。因此，EPAs 必须根据当地相关职业的具体情况进行调适。在许多地区，护士和医疗相关的专业人士（治疗师、放射技师、营养师等）直接从执业前教育过渡到执业。某些司法管辖区（如南美、中东）的医学生在完成执业前医学教育后就被授权进行无督导执业，而其他地区（如欧洲、北美、中国台湾、新加坡）的学员则必须完成额外的执业后医学教育才能过渡到无督导执业[5-7]。虽然上述差异要求各地采取因地制宜的方法开发并实施 EPAs，但执业前教育也为开发除特定专业 EPAs 之外的跨专业 EPAs 提供了契机[8]。

本章深入探讨在执业前医学教育中实施 EPAs 的情况。尽管不同职业、司法管辖区在执业前教育结束时的预期成果存在差异，但仍存在通用的原则。经过深思熟虑后，将 EPAs 融入课程，并在条件允许的情况下，让执业前学员有意识地参与临床工作场所中的行为，EPAs 为培养在过渡到培训后期或无督导执业时，能够置信安全提供患者照护服务的毕业生提供了新的方式。此外，由于执业前培训阶段的学员不需要满足工作需求，因此执业前阶段提供了更大的灵活性，可以不受临床工作场所架构的限制，采用创新方法，为后续置信奠定基础。

---

a 涉及如物理治疗、职业治疗、放射学、足病学、营养学和言语治疗等疗法。

基于 EPA 的执业前医学教育项目的注意事项

执业前医学教育项目对学员而言，是迈向成为医学专业人士之路的重要一步。执业前教育的一项关键功能是帮助学员将注意力从作为学生的自我需求拓宽为包括队友和患者的需求。学员需要将重心从每学期展示知识和技能以获取分数和通过考试，转变为作为医学专业人士，掌握为执行患者照护服务行为的知识和技能。EPA 框架通过强调患者照护行为和对学员的信任来推动学员身份的转变，在完成培训后学员能够安全地参与或执行这些行为 [9]。对于刚进入执业前教育项目的学员，尤其是早期进入工作场所之前的阶段，他们往往难以直观地理解课程内容如何帮助自己成为医学专业人士。将职业身份认同形成作为基于 EPA 课程的一个明确目标，并展示课程如何支持学员实现这一目标，可能有助于学员投入到学习者驱动的项目组成部分中。从一开始，以及课程过程中，就明确展示毕业时在特定督导级别下预期执行的 EPAs，即所谓的核心 EPAs，也会非常有帮助。

另外，将课程学习目标映射到核心 EPAs，可以帮助学员理解课堂学习与临床实践所需行为之间的关系。例如，这可能有助于让学员明白他们在解剖学、生理学、病理生理学和药理学中学到的理论内容是如何应用于分娩管理。这标志着一种从“以防万一的学习”（just in case learning）到“即时学习”（just in time learning）的思维转变。为进一步帮助学员体验如何成为专业人士，可以在课程不同阶段，使用适合早期学员在不同环境（模拟、工作场所）中实践的较小的 EPAs。这些 EPAs 同样可以映射或嵌套到更大的核心 EPAs 中 [10]。这些较小、被嵌套的 EPAs 能让学员逐步增加其在患者照护中的参与贡献度，并为最终执行更大的核心 EPAs 做好准备。诚然，将课程各组成部分与 EPAs 建立联系并非易事，这通常需要临床教师与基础科学课程教师的合作。同时，这也可能凸显出某些历来被高度重视的课程领域并不如以前认为的那么具有相关性。

为了积极参与并优化基于 EPA 课程的学习，学员需要了解它与传统或常见的专业前课程有何区别，以及这些元素为何对他们的学习有益。这包括不同的评价方式（即使用置信和督导级别，而非熟练度量表）、置信的概念，以及学员的行为如何影响置信 / 督导决策。研究显示，在 A RICH 框架下的一系列学员特质（主动、可靠、诚信、能力与谦逊）被认为对于学员能否获得置信至关重要 [11]。学员需要明确学习这些“可信度”要素及其相关行为，并有机会进行实践、接受反馈与指导。

在执业前医学教育项目中实施 EPAs 通常意味着对传统课程模式做出重大调整，并且需要变革管理及教师发展过程（参见第 22、23 章）[12]。理想情况下，基于 EPAs 的课程是纵向整合的课程，其中针对学习、应用与实践，提供了遵循迭代和螺旋方式设计课程内容的机会 [13]。下一部分将更详细地探讨如何将 EPAs 整合到执业前教育的两个不同阶段，即进入工作场所前与基于工作场所的教育。

进入工作场所前的教育——不参与患者照护的教育

课堂教学

执业前教育中，大部分教学发生在课堂内，主要讲授基础科学内容。随之引发的问题是，如何应用为基于工作场所的培训而开发的 EPAs。执行每项 EPA 或患者照护行为，都需要一套特定的相关知识、技能、态度和经验，这在每项 EPA 详细说明中均有阐述。这类能力被称为规范能力，是从事该职业所有学员都应具备的标准基础知识和技能，不受具体情境的影响。因此，课堂学习能够为学员提供执行 EPAs 所需的核心知识与技能（规范能力）[1,14]。事实上，EPAs 的详细描述能够为课堂课程内容和教学方法的选择提供依据。如上所述，可以将课堂学习映射到核心 EPAs，以便让课堂教育者和学员都清楚：基础科学知识与技能如何帮助学员最终获得针对核心 EPAs 的置信，并胜任该职业工作。这样能确保课堂教学始终以 EPAs 为中心，并契合 Merrill 所倡导的**以任务 / 问题为中心**的学习原则 [15]。需要注意的是，某些重要的知识或态度目标（如伦理、职业素养）可能无法映射到特定的某项 EPA。相反，它们更致力于支撑学员的"可信度"品质以及所有 EPAs 背后的职业价值观。将课堂课程映射到 EPAs，也是向学员介绍纵向、累积性学习概念的好时机。学员过去或许只关心如何通过"单门课程"，但如今他们可以跟踪自己在掌握、整合更复杂内容方面的纵向进步，并以此作为衡量是否"准备好"进入未来培训和参与患者照护行为的指标。

更重要的是，在包括课堂教育的整个执业前教育中，都应强调使学员能够获得 EPAs 置信的所有关键因素（主动、可靠、诚信、能力与谦逊）。例如，在基于团队的学习活动中，学员可能被要求在准备会议时展现出责任感和主动性，在分析基于有效资源的研究信息时展现出可靠性，在与同伴互动时展现出可信性，以及愿意寻求帮助和接受反馈。角色扮演练习和同伴教学活动，可以帮助学员切身理解置信与可信度的概念。另一个常被忽视的机会是，项目可以通过支持性的课外活动强化这些期望，使之成为文化的一部分。项目可以突出学员在领导力位置上的能力、在支持研究项目中的可靠性或在志愿者组织中的谦逊，将其作为学员可信行为的实例。许多执业前项目已经在职业素养概念框架下对这些可信性特征有所预期，要求学员承担责任，并给予反馈与指导。在执业前教育开始阶段就向学员明确说明对主动、可靠、诚信、能力和谦逊的预期，有助于他们在课堂学习期间逐步养成这些习惯，也为今后在工作场所课程中获得置信以承担患者照护行为做好准备。

模拟或可控环境下的工作场所体验

许多执业前项目提前介绍基于工作场所的经验，这些经验与课堂学习穿插或结合，其主要目的是接触而非参与或贡献于工作场所中的患者照护工作。这可被视为不涉及患者照护的临床教育，包括"观摩"和模拟练习。在这里，学员开始关注自己规范能力的应用环境，而 EPAs 则为确保这些体验**以任务 / 问题为中心**的发展提供了有益的指导。EPAs 可以帮助教育者选择体验内容，帮助学员把注意力集中在观摩期间的学习要点上，如了解临床工作场所、卫生系统以及各种专业角色和专科。利用标准化病人、模拟人和模拟电子病历开展模拟活动，可以让学员在安全的环境中尽早练习沟通交流、体格检查和记录技能，并得到反馈，而不会对患者照护造成直接影响。这些体验可以激活课堂上的规范知识，在情境中展示技能，并应用知识和技能。一些项目可能会要求学习者在模拟情境中达到一定的置信级别，方能被允许进入工作场所，参与真实的临床行为。

基于工作场所的教育——参与患者照护的教育

理想情况下，执业前学员在进入工作场所前课程中做好充足准备后，便能进入工作场所，加入专业实践共同体，开始为工作场所中的患者照护工作做出贡献。工作场所提供了丰富的情境，学员可以在此环境中进一步演示、体验并获取专业实践所需任务的能力。工作场所课程可以定义为在真实世界环境中组织安排一系列体验，旨在培养形成与执行必需的无督导实践工作紧密相关的情境能力[10,14]。在此阶段，学员不仅要进一步应用其规范能力，还需整合相关知识和技能，以解决工作场所中更深层次的问题并完成日益复杂的任务，从而发展情境能力。

执业前学员的独特之处在于他们初次进入工作场所，其对参与工作的准备度有限。他们最初的参与通常是在严格督导下，承担相对低风险但又真实存在于专业工作中的任务。项目可能会选择在其 EPAs 的具体说明中添加限制条件，以符合早期学员的发展期望。例如，一项 EPA 的具体说明中限制学员只能对病情稳定、意识清晰且合作的成年患者进行病史采集，该患者无情绪或身体不适，且主诉常见[10]。随着学员的成长，EPA 具体说明中的限制条件可以逐渐放宽，以包含新的发展预期，例如采集情绪障碍的患者、儿科或老年患者、少见主诉患者、重症或急症患者的病史。采用这种螺旋式方法扩展预期，随时间推移，使学员毕业时能够获得全部所需具体要求的置信。这种 EPAs 的嵌套设计，有助于支持执业前学员进入真实世界工作场所环境，逐步为置信他们承担更多责任和更宽泛的核心 EPAs 做好准备。

除了使用嵌套 EPAs 外，还可以利用不同的辅助框架来构建课程以支持学员的发展路径。EPAs 在胜任力框架上强调综合性和整体性，早期学员可能受益于将这些胜任力解构为更具分析性或发展性的步骤。例如，院校医学教育中常用的报告者 - 解释者 - 管理者 - 教育者（RIME）模型，能够帮助教师与学员考虑当前能力，并聚焦下一发展阶段[16]。无论采用何种框架，课程都必须从鼓励发展进程出发进行设计，并在培训最后阶段允许实践核心 EPAs（提供适时可行的帮助），以便毕业时学员能够准备好在远程或无监督情况下执行核心 EPAs。

因此，基于 EPA 的工作场所课程应为每名学员规划各自的路径，在培训的关键时刻做出终结性置信决策，引导并允许学员在患者照护行为中承担越来越多的责任，同时，督导程度越来越小。这些较小的嵌套 EPAs 所代表的专业实践单元应具备一定规模，足以在不同督导级别下针对实践赋予置信，同时又不失其特异性。课程应考虑预期学员能够在远程督导或无督导情况下执行嵌套 EPAs 和核心 EPAs 的培训水平。在某些培训情况下，完成一组核心 EPAs 可能已足够。在其他情况下，学员则可能预期完成额外的选择性或选修 EPAs，这有助于他们获得额外的执业后培训或为他们过渡到特定工作场所情境中执业做好准备[17]。

执业前教育中基于工作场所的课程面临的一大挑战，是各地围绕患者安全或责任问题所制定的各种规则与法规。有些司法管辖区可能会限制学员参与工作和（或）要求所有患者均需由持证专业人士接诊。在这种情况下，尽管学员已经准备就绪，但项目可能无法构建出一门置信学员无督导实践某项 EPA 的课程。这些要求因情境、项目和职业而异。此时，课程的任务转为创造环境，其中，督导需要足够紧密，以确保安全并符合监管要求，同时又要让学员感觉到督导足够疏远，以激发学习动力，促使他们承担更多责任。对于表现出准备好承担更多责任的学员，应允许他们承担更大的责任；真正的置信决策应允许学员在远程或无督导的情况下，成为具有合法角色的真正团队成员，并在患者照护中做出贡献。在设计基于工作场所的课程时，关键利益相关者（包括代表临床工作场所和监管机构的人员）的教育和参与，可能有助于临床环境与监管机构接受并调整学员角色及其对患者照护贡献的预期。

执业前教育中的置信决策

尽管本章的重点是课程，但在执业前教育中也必须关注评价及置信决策相关的注意事项。在任何基于 EPA 的教育项目中，其最终目标都是通过对学员的终结性置信决策，确认并确保他们为毕业时执行核心 EPAs 做好准备。这些置信决策必须有效（即证据充分、合理、可重复），并且置信决策遵循的原则应适用于所有教育情境（参见第 18 ~ 21 章）。在执业前教育中，会出现关于置信决策的诸多问题，包括：何时该做出决策？何时或如何将其用于评价？以及它们的最终目的是什么？置信决策的目的究竟是单纯**以评促学**，还是有更进一步的意义［即**对学习的评价**，与晋级和（或）补救措施明确相关］[18]？现代的程序性评价方法认可多次低利害评价的价值，同时在高利害决策之前，帮助学员学习，促进他们最大限度地成长[19]。在 EPA 项目中，这种方法可能特别有利于学员在成长和发展过程中持续获得反馈。

对于基于课堂的教育，很多评价无论是低利害还是高利害程度，都聚焦于基础知识，这通常最适合采用传统方法。然而，如上所述，可以在课堂团队合作中引入置信概念进行评价，在考虑主动、可靠、诚信、能力和谦逊的同时，根据学员在团队学习中的贡献给予置信评价。

在基于工作场所的教育中，针对特定 EPA 的置信决策可用于促进学员学习、成长和（或）决定学员是否为晋级做好准备。置信决策仅用于促进学习，应以学员的需求为驱动。要思考该决策对学员的意义，以及它将如何帮助他们明确学习目标。

一些医学专业的执业前教育中，存在可能特有的评价难题，即出于选拔学员进入执业后教育的目的，需要对其进行区分。Epstein 将其描述为评价的重要目标之一，另外 2 个分别是确保学员能力以维护公共安全，以及促进学习和优化学员能力[20]。然而，基于 EPA 的课程是胜任力导向的，强调后两个目标。基于 EPA 的评价聚焦于督导级别与无督导实践的准备情况，并非按照学员的熟练度进行排名。根据毕业生执行核心 EPAs 的准备情况，对其进行认证，彼此之间不会进行“评比”。在某些体系中，利益相关者，例如执业后项目和寻求执业后培训的毕业生，会强烈要求对毕业生进行给出等级或排名，这就造成了采用 EPA 成果和置信决策进行评价的课程，与对学员进行评比或排名的体系之间难以调和的矛盾。这导致一些项目将 EPAs 作为课程结果来组织安排课程，且仅将置信用于不同程度的评价，例如仅用于形成性评价，而采用另一套系统用于给出等级和排名。

课程设计与规划

基于 EPA 课程的执业前教育在设计上面临独特挑战，尤其同时需要提供进入工作场所前的教育与基于工作场所的教育，并引导学员从学生向专业人士转变。理想的课程设计应当经过螺旋式自我迭代更新[13]，并纵向整合进入工作场所前的教育与基于工作场所的教育。这种纵向整合方式创建出所谓的“Z 形”课程（图 13.1）[21]。即便最初教学聚焦于培养规范能力，该课程也为早期运用并整合所学知识与技能创造了条件，同时开始构建情境能力。在学生运营的诊所中，早期学员的经历表明：给予机会和适当支持，他们能在工作场所中运用并提升自身知识与技能，并对患者照护做出贡献[22,23]。随着学员不断进步，课程会加强在工作场所中培养情境能力，并支持他们不断提升患者照护能力与责任。同时，即使在后期临床阶段，仍可能回归课堂空间，以强化和重新整合重要的基础知识和技能。

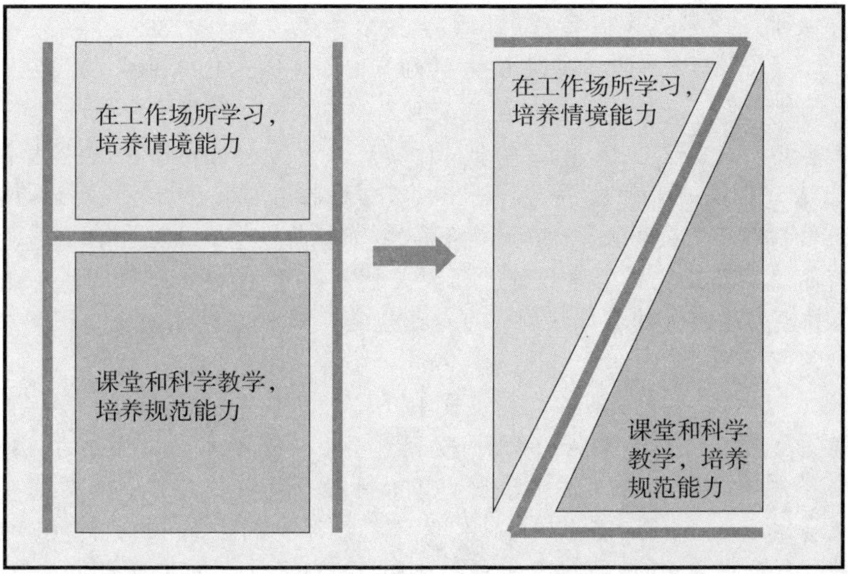

图 13.1 医学教育现代化，以培养专业人士为重点，采用纵向整合或“Z 形”课程

无论项目能否构建成“Z 形”课程，在设计课程时，一些重要原则都值得重点强调。第一个重要原则是创建综合性的内容，以支持学员将所学知识应用到患者照护中。这可以包括将不同的基础科学（例如解剖学、组织学）融合到基于器官或基于问题的课程中，以及将基础科学的学习与其在临床情境的运用整合起来。后者可通过并行安排课堂教育、模拟课程和基于工作场所的体验来实现。第二个重要原则是“纵向化”。纵向的督导者 - 学员关系和经历对支持学员学习并做出有效的置信决策至关重要。一些执业前医学教育项目把这两项原则结合起来，开创了纵向整合式见习（LIC）模式，让学员 1 年内在不同专科单位中工作、学习，例如，同时在儿科和外科见习，每个专科都有 1 名专职纵向督导者。最后一个原则是让所有利益相关者参与其中，包括负责课堂课程的教师、项目毕业生的接收方代表，以及学员。参阅框 13.1 和框 13.2 的案例研究，了解本章讨论的这些以及其他因素在课程规划中如何面临挑战并制定出潜在解决方案。

框 13.1 课程规划案例研究 1：针对执业前学员采用 EPAs

概 况

一个执业前教育项目希望采用 EPAs 来指导其课程与评价工作。该课程分为 2 个阶段，即以课堂授课为主的阶段和工作场所中的实操学习阶段。项目组建了一个委员会，由教育专家和接收项目毕业生的领域专家组成。委员会回顾了项目目标与宗旨，以及该领域的典型工作需求，以确定哪些 EPAs 可以定义该职业。定义 EPAs 时，委员会还纳入了一系列更小型的 EPAs，可作为嵌套 EPAs 融入更复杂的核心 EPAs 之中。他们还确定了每项 EPA 的细节，如完成该 EPA 所需的相关知识与技能应在何处教授，以及要达到何种置信级别才能进入工作场所阶段的培训并毕业。

当课程委员会分享他们拟订的课程计划时，教师们呈现出两种截然不同的反应。来自课堂阶段的教师表示他们似乎被“排除在外”了。有些教师询问，如果他们的课程无法“定义职业”，它们是不是会被取消。也有人指出，如果没有置信的机会，他们就无法把置信当作评价工具来使用。工作场所阶段的教师则感到愤怒，因为预期学生接受的督导级别设定低于规定。他们提出了对安全问题与法律后果的担忧。

分 析

此案例凸显了在基于 EPAs 课程的规划过程中，若不同培训阶段的教师未参与其中，则经常会出现的问题。由于错失了教师参与的关键契机，之后想获得他们的认可就会困难得多。重要的是向他们解释基础科学课程如何映射到核心 EPAs 或更直接地映射到嵌套 EPAs，以及传统知识和技能评价工具可以而且应该继续使用。回顾那些对置信至关重要且可以在工作场所之外评价的学员品质与行为（例如主动、可靠、诚信、能力和谦逊）[24]，是帮助课堂教师与整体教育目标建立关联的另一种方式。同时，也应确保那些熟悉与学员督导相关的法律和项目限制的人员参与其中，并在课程中考虑这些限制，这同样至关重要[25]。

此案例还展示了数项最佳实践，例如纳入作为项目毕业生“接收方”的利益相关者，以保证 EPAs 与该职业密切相关。通过从培训各阶段逆向推演所需的置信级别，有助于确保课程对学员发展进程的重视，并明确晋级决策。此外，将更小的 EPAs 嵌套到更复杂的核心 EPAs，并将知识和技能映射到 EPAs，有助于促进课程的连续性。

框 13.2　课程规划案例研究 2：建立针对执业前学员 EPAs 的程序性评价

概　况

一项执业前教育项目在数年前就已实施了 EPAs。该项目决定由不同教师对每项 EPA 进行多次低利害评价，作为向学员提供反馈的最佳方式，以及在工作场所培训阶段制定晋级决策。然而，教师们却将置信–督导量表视为一种熟练度量表，不愿意给学员判定较低的置信–督导级别，并依旧只在每次轮转结束时对学员进行评价。学员则抱怨评价与反馈数量不足，并且当他们接受晋级决策审查时，虽然评级为“通过”，却被告知“尚未准备好进入下一阶段”，他们为此感到惊讶。

分　析

这一情况凸显了在执业前项目中实施置信体系所面临的挑战。教师和学员也许很难从熟练度评级与“等级”思维转向置信–督导的理念。教师们可能因为过往使用评分量表时打高分的习惯，就会给学员评为已经准备好、可以给予更多自主性。学员则会把这理解为“通过”或高分/高等级，而没有意识到这并不能反映他们在完成某些任务时实际上可能仍需要什么级别的督导。

该案例说明了对教师与学员进行培训，使其理解“置信–督导量表”运作方式的重要性。如果没有对置信、督导以及基于工作场所评价目标的清晰理解，教师就难以从轮转结束时的评价转变为频繁的低利害评价，这种互动也可能变成对照核查单的打勾行为，而不是形成置信的过程。同理，学员可能仍只关注在临床实习/轮转中通过或拿到高分，却无法理解自己如何在某项 EPA 上获得置信，以及具备远程或无督导情况下执行该 EPA 意味着什么。此案例再度强调了帮助学员主动寻求反馈并在反馈基础上不断提升的重要性，这也是他们获得更大自主性的必经之路。

结　语

EPAs 可在执业前教育阶段加以实施，让学员以合法参与者身份参与患者照护。执业前培训为学员打下规范能力的基础、让他们做好获得置信的准备，并帮助学员从学生向新专业人士的身份转变。EPA 描述中所需的知识、技能与态度有助于为进入工作场所前的课程设计提供指引。执行特定 EPAs 的置信则会影响基于工作场所的课程。置信的使用也为探索并强化学员在后续培训和实践的临床阶段持续获得置信所需的特质提供了途径。最后，构建基于 EPAs 的课程时，一个重要步骤是让所有利益相关者（如课堂教师、临床管理者、学员）参与其中，并确保他们充分理解基于 EPA 课程的关键原则与差异。

利益冲突

作者声明没有任何利益冲突。

参考文献

1. Chen HC, van den Broek WS, ten Cate O. The case for use of entrustable professional activities in undergraduate medical education. *Acad Med*. 2015;90(4):431–436. DOI: https://doi.org/10.1097/ACM.0000000000000586
2. Shorey S, Lau TC, Lau ST, Ang E. Entrustable professional activities in health care education: a scoping review. *Med Educ*. 2019;53(8):766–777. DOI: https://doi.org/10.1111/medu.13879
3. Bramley AL, McKenna L. Entrustable professional activities in entry-level health professional education: a scoping review. *Med Educ*. 2021;55(9):1011–1032. DOI: https://doi.org/10.1111/medu.14539
4. Francischetti I, Holzhausen Y, Peters H. Entrustable professional activities for junior Brazilian medical students in community medicine. *BMC Med Educ*. 2022;22(1):737. DOI: https://doi.org/10.1186/s12909-022-03762-4
5. Wijnen-Meijer M, van den Broek M, ten Cate O. Six routes to unsupervised clinical practice. *Acad Med*. 2021;96(3):475. DOI: https://doi.org/10.1097/ACM.0000000000003880
6. Forero DA, Majeed MH, Ruiz-Díaz P. Current trends and future perspectives for medical education in Colombia. *Med Teach*. 2020;42(1):17–23. DOI: https://doi.org/10.1080/0142159X.2019.1659944
7. Hamui-Sutton A, Vives-Varela T, Durán-Pérez VD, Gutiérrez-Barreto SE, Millán-Hernández M. Mapping an EPA-based comprehensive curricular proposal for UME. *MedEdPublish. (2016)*. 2019;8:186. DOI: https://doi.org/10.15694/mep.2019.000186.1
8. Tielemans C, de Kleijn R, van der Schaaf M, van den Broek S, Westerveld T. The Westerveld framework for interprofessional feedback dialogues in health professions education. *Assess Eval High Edu*. 2023;48(2):241–257. DOI: https://doi.org/10.1080/02602938.2021.1967285
9. Hauer KE, ten Cate O, Boscardin C, Irby DM, Iobst W, O'Sullivan PS. Understanding trust as an essential element of trainee supervision and learning in the workplace. *Adv Health Sci Educ Theory Pract*. 2014;19(3):435–456. DOI: https://doi.org/10.1007/s10459-013-9474-4
10. ten Cate O, Chen HC, Hoff RG, Peters H, Bok H, van der Schaaf M. Curriculum development for the workplace using entrustable professional activities (EPAs): AMEE guide no. 99. *Med Teach*. 2015;37(11):983–1002. DOI: https://doi.org/10.3109/0142159X.2015.1060308
11. ten Cate O, Chen HC. The ingredients of a rich entrustment decision. *Med Teach*. 2020;42(12):1413–1420. DOI: https://doi.org/10.1080/0142159X.2020.1817348
12. Bray MJ, Bradley EB, Martindale JR, Gusic ME. Implementing systematic faculty development to support an EPA-based program of assessment: strategies, outcomes, and lessons learned. *Teach Learn Med*. 2021;33(4):434–444. DOI: https://doi.org/10.1080/10401334.2020.1857256
13. Harden RM. What is a spiral curriculum? *Med Teach*. 1999;21(2):141–143. DOI: https://doi.org/10.1080/01421599979752
14. ten Cate O, Khursigara-Slattery N, Cruess RL, Hamstra SJ, Steinert Y, Sternszus R. Medical competence as a multilayered construct. *Med Educ*. 2024;58(1):93–104. DOI: https://doi.org/10.1111/medu.15162
15. Merrill MD. Using the first principles of instruction to make instruction effective, efficient, and engaging. In: West RE, ed. *Foundations of Learning and Instructional Design Technology*. EdTech; 2017.
16. Pangaro L, ten Cate O. Frameworks for learner assessment in medicine: AMEE guide no. 78. *Med Teach*. 2013;35(6):e1197-e1210. DOI: https://doi.org/10.3109/0142159X.2013.788789
17. Jonker G, Booij E, Otte W, Vlijm C, ten Cate O, Hoff R. An elective EPA-based thematic final

medical school year. An appreciative inquiry study among students, graduates and supervisors. *Adv Med Educ Pract*. 2018:9 837–845. DOI: https://doi.org/10.2147/AMEP.S176649
18. van der Vleuten CP, Schuwirth L, Driessen E, et al. A model for programmatic assessment fit for purpose. *Med Teach*. 2012;34(3):205–214. DOI: https://doi.org/10.3109/0142159X.2012.652239
19. Schuwirth LW, Van der Vleuten CP. Programmatic assessment: from assessment of learning to assessment for learning. *Med Teach*. 2011;33(6):478–485. DOI: https://doi.org/10.3109/0142159X.2011.565828
20. Epstein RM. Assessment in medical education. *N Engl J Med*. 2007;356(4):387–396. DOI: https://doi.org/10.1056/NEJMra054784
21. Wijnen-Meijer M, Van den Broek S, Koens F, ten Cate O. Vertical integration in medical education: the broader perspective. *BMC Med Educ*. 2020;20(1):509. DOI: https://doi.org/10.1186/s12909-020-02433-6
22. Wilson OW, Broman P, Tokolahi E, Andersen P, Brownie S. Learning outcomes from participation in student-run health clinics: a systematic review. *J Multidiscip Healthc*. 2023:143–157. DOI: https://doi.org/10.2147/JMDH.S385709
23. Chen HC, Sheu L, O'Sullivan P, ten Cate O, Teherani A. Legitimate workplace roles and activities for early learners. *Med Educ*. 2014;48(2):136–145. DOI: https://doi.org/10.1111/medu.12316
24. ten Cate O, Carraccio C, Damodaran A, et al. Entrustment decision-making: extending Miller's pyramid. *Acad Med*. 2021;96(2):199–204. DOI: https://doi.org/10.1097/ACM.0000000000003800
25. Zainuldin R, Tan HY. Development of entrustable professional activities for a physiotherapy undergraduate programme in Singapore. *Physiotherapy*. 2021;112:64–71. DOI: https://doi.org/10.1016/j.physio.2021.03.017

第 14 章

基于置信职业行为的毕业后培训课程开发

Marije P. Hennus，J. Damon Dagnone，Roberta I. Ladenheim，Daniel J. Schumacher，Mabel Yap，Olle ten Cate，H. Carrie Chen

翻译：黄　华　校对：黄　浩

摘　要

置信职业行为（EPAs）通常应用于获得执业资格后的培训，特别是毕业后的专科医师培训[①]阶段。在这一阶段，学员和督导者必须应对患者照护（服务）和持续培训（教育）之间取得平衡的独特挑战。在患者照护过程中抓住机会进行学习是这阶段培训的重要部分。在此背景下，EPAs 在搭建服务与教育之间的关系中发挥关键作用，并帮助确定如何最有效地实施基于工作场所的评价。专科培训在不同临床环境中可能差异很大，且包含许多不可预测的因素。这可能会使培训变得复杂，但同时也有助于培养情境适应力和情境能力。

本章旨在支持对构建基于 EPAs 的专科医师培训项目感兴趣的读者和教育工作者。本章强调了需要考虑的关键问题，包括：①将 EPAs 作为课程设计的组织单元；②在创建工作场所课程时需要考虑的事项；③基于 EPA 的毕业后培训项目的评价需要考虑的因素；④基于 EPA 的毕业后课程中的学员体验；⑤跨专业团队成员和患者在毕业后培训项目中的角色；⑥在专科医师培训中基于 EPA 课程面临的挑战。

作　者

• Marije P. Hennus，MD，PhD，MClinEd。荷兰乌特勒支大学医学中心。邮箱：M. P.

本章引用格式：

Hennus MP，Dagnone JD，Schumacher DJ，Ladenheim RI，Yap M，ten Cate O，Chen HC. Curriculum development for postgraduate training with entrustable professional activities. In：ten Cate O，Burch VC，Chen HC，Chou FC，Hennus MP（Eds）. *Entrustable Professional Activities and Entrustment Decision- Making in Health Professions Education*，Chapter 14，pp. 157-174. [2024] London：Ubiquity Press. DOI：https：//doi.org/10.5334/bdc.n

本章包含了对本书其他章节的交叉引用。对于将本章作为独立出版物阅读的读者，所有交叉引用列于以下链接：https：//doi.org/10.5334/bdc

① 本章中 speciality training 和 specialist training 分别直译为专科培训和专科医师培训，其中，“专科”类同于国内的二级学科，专科培训的语义更接近国内的住院医师培训。

Hennus@umcutrecht.nl

- J. Damon Dagnone，MD，MSc，MMEd。加拿大女王大学，加拿大皇家内科和外科医师学院。
- Roberta I. Ladenheim，MD，MHPE。阿根廷布宜诺斯艾利斯意大利大学医院。
- Daniel J. Schumacher，MD，PhD。美国辛辛那提儿童医院医学中心 / 辛辛那提大学医学院。
- Mabel Yap，MBBS，MSc，PhD。新加坡卫生部和新加坡国立大学卫生系统。
- Olle ten Cate，PhD。荷兰乌特勒支大学医学中心；美国加州大学旧金山分校。
- H. Carrie Chen，MD，PhD。美国加利福尼亚州帕萨迪纳凯撒医疗集团伯纳德 - 泰森医学院。

引 言

置信职业行为（EPAs）被定义为专业实践单元，一旦学员展现出无督导执行某项行为的必要能力，就可完全置信学员实践。EPAs 最初是为毕业后培训而设计的，它根植于胜任力导向教育（CBE），是一种以结果为导向的教育项目设计、实施和评估的方法，其定义了临床实践所需的基本行为，以及从督导向无督导实践的过渡 [1,2]。毕业后培训也被称为住院医师培训或专科医师培训（医学、口腔、药学、物理治疗、兽医学），通常在获得执照后开展。在大多数医学专业中，在完成学位授予项目后获得执业资格或注册后，无需额外的毕业后培训就可进行无督导实践。

然而，在医学领域，许多国家，尤其是北半球国家 [a]，限制仅持有医学学位的毕业生执业，并要求额外的进一步培训，才能获得医学专业通用执照和认证，进行无督导的工作。因此，进入毕业后培训的医学学员拥有医师资格，但为患者提供照护的能力有限。他们具备核心知识、技能和态度（规范能力），并已在临床工作场所中积累了一些应用经验（情境能力），但在执行医疗任务时仍需要直接或间接的督导 [3]。在扩展规范能力（即与情境无关的知识和技能）和情境能力（即在相关情境中工作的能力）的同时，毕业后培训为个人实践方法或风格的日益发展（个人能力）提供了沃土 [3]。毕业后培训代表了医学教育的一个阶段，学员在此阶段获得执业许可，成为专业人士，因此拥有行动的权利和义务，同时也被期望进一步提升自身能力。

认识到学员在毕业后培训中作为学习者和服务提供者的双重身份至关重要，有时二者之间的角色甚至相互冲突。这需要利益相关者（包括机构、培训项目、临床督导者和学员，以及愿意接受学员作为其医疗照护提供者的患者）之间达成高度的共识与合作。项目和机构需要注意，避免仅由服务需求（如临床职责、轮转计划）来驱动学员的课程安排 [4]。临床督导者应在繁忙的日常专业工作中发现并抓住随机出现的教学契机。督导者在毕业后培训中通常以专科医师为主，他们未必意识到自己的教师身份，在培训项目中缺乏明确的角色定位，也缺乏在工作场所如何督导或教授学员的培训 [5]。此外，他们一般不会因教学而获得报酬或挤出专门的时间教学，教学工作要穿插在繁忙的临床实践中进行。他们选择在教学机构工作的主要原因往往是进行高水平的专科实践或研究，而对督导和教授学员的额外期望可能会成为

---

a 牛津词典：世界上那些经济和工业发展水平较高，且通常位于北半球的工业化程度较低的国家。

一种必然的负担。专科医生的招聘往往基于服务或研究需求，而非教学需求，这会影响教学的参与度和质量。虽然强烈建议为毕业后教育中的临床教师提供教师发展支持，但学员的主动性也很重要。学员需要积极寻找学习机会，寻求反馈，必要时调整教学过程，以满足他们的学习需求。因此，毕业后学习环境中的发展是双方努力的结果。

随着服务压力和工作场所需求增加，即使在日常工作中，学员的双重角色以及教育与服务之间也被认为经常存在着紧张的关系，可能会造成“非此即彼”的两极分化动态。无论是在教学和患者照护相结合的时刻，还是在课程的开发过程中，这种情况都贯穿于毕业后培训的全程。通过界定与学习和临床职责相一致的基本任务，EPAs 可以在一定程度上缓解这种因优先事项不同或相互竞争的潜在冲突，而创造出的一种“兼而有之”的现象。随着患者照护中能力、责任和自主性的提升，学员对临床服务的贡献也随之增加，EPAs 有助于框定学员的学习进程，统一教育学语言与工作场所语言。学员、临床督导者和教育领导者可以利用 EPAs 来定义和安排所需的培训经历，从而在安全地逐步增加服务贡献的同时，实现预期的教育成果。从本质上讲，EPAs 促进了这些看似对立的优先事项之间的“结合”，确保学员在提供安全和高质量患者照护的同时，构建情境能力（在扩展规范能力的基础上），并发展个人能力。

本章借鉴了已有的指南[6]、现有的文献和专家意见，概述了毕业后培训课程规划者面临的关键挑战和需要考虑的因素。本章涵盖了将 EPAs 作为课程设计的组织单元使用，包括在毕业后培训中创建工作场所课程和评价的注意事项。本章还讨论了学员的经验、跨专业团队成员和患者的参与，以及基于 EPAs 的专科医师培训项目所面临的挑战。

将 EPAs 作为课程设计的组织单元

毕业后培训的课程可以分为三个层面：**宏观**、**中观**和**微观**层面[7]。最高即宏观层面，是指国家课程；中观层面是机构和项目对国家课程的实施；微观层面是指在学员层面建立的课程。

国家层面的宏观课程

对于许多医学专业而言，国家专科委员会或认证机构已经规定了预期的毕业胜任力、项目时长、基本项目结构（例如轮转数量、住院 / 门诊经历的平衡），以及教学、学习和评价的整体条件。这可能包括对个别督导者和评价者角色的预期，以及晋级程序，比如使用胜任力委员会（更多信息请参见第 20 章）。框 14.1 ~框 14.5 提供了不同国家在毕业后培训项目的宏观层面上，采用不同策略在不同阶段（大致分为早期、中期和高级阶段）实施国家 EPAs 项目的实例。

地区或机构层面的中观课程

在大多数国家，认证机构要求拥有大量住院医师的机构（大学医学中心或非大学附属的大型教学医院）在国家核心（宏观）课程框架内，开发本地或区域课程。该中观课程项目应符合当地的法规和限制、临床结构以及现有的轮转机会。通常，EPA 前课程往往是由临床体验或轮转列表以及目标 / 目的（可能包含在一个胜任力框架内）来定义的[8]。有些国家课程现已给 EPAs 赋予了重要的角色，将胜任力预期与实践行为联系起来[9-13]。对于那些尚未如是者，大学和项目可以选择将国家课程指南解读为基于 EPA 的框架，定义当地 EPAs，并开发出当地基于 EPA 的课程（详见第 9 章）。

框 14.1 阿根廷毕业后教育中引入 EPAs（早期）

2017 年，布宜诺斯艾利斯意大利大学医院研究所首次将 EPAs 整合至医学院校教育。随后，其他大学也采用了 EPAs。随着时间推移，学术界对 EPAs 的接受度进一步提高，这体现在参与工作坊和会议的人数增加上，因此强调了教师发展的重要性。这催生了 EPAs 相关研究项目，以及开发当地指南。接下来，覆盖整个拉丁美洲的新兴教师网络应运而生。到 2023 年，国家卫生部认识到 EPAs 对于落实 CBE 的有效性，开始倡导将其纳入住院医师培训项目。这种认可显著加速了 EPAs 概念的传播，并提高了医学培训利益相关者的兴趣。包括大学、医疗机构和科学协会在内的各利益相关者通力合作，就阿根廷不同专业的 EPAs 达成了共识。将 EPA 理念应用于毕业后教育，特别是在能力评价方面，仍处于早期阶段。要实现基于 EPA 的专科培训，需要在教师发展、基于工作场所的评价、实践和学习经历的记录、督导和置信的概念化，以及在培训机构内建立临床胜任力委员会等方面做出不懈努力。阿根廷的经验强调了网络的作用，但也强调需要持续努力，将 EPAs 原则全面融入医学教育课程中。

框 14.2 新加坡毕业后医学教育中引入 EPAs（中期）

2014 年，新加坡将 EPAs 引入第 1 年住院医师（PGY1）培训课程成为重要的里程碑事件。2019—2020 年期间，在选定的部分医学专业试点成功，为在全国范围内将 EPAs 纳入所有 50 个毕业后住院医师培训项目铺平了道路。这项计划从 2023 年 7 月起，在 4 个学年内逐步开展，旨在实现以下目标：更明确地界定毕业后住院医师培训的结果，优化现有课程以实现培训目标，并设计出有效、可靠且符合目标的评价方法。

将 EPAs 纳入课程后，确定了培训期间的关键里程碑，勾勒出住院医师在特定时间点应达到的预期置信级别。这种对学习成果和成长轨迹的明确定义，促进项目有计划地安排轮转、病例接诊和讲授课程，以支持住院医师达到这些里程碑。住院医师以不同的速度前进，无论速度快慢，现在都有机会获得个性化的学习体验。这可能包括有更多机会在远距离督导下执行更有意义的任务，或在需要改进的 EPAs 中聚焦于特定胜任力进行针对性补习。考核蓝图中定义的评价内容领域，围绕 EPAs 划分主题，确保学习和评价过程的一致性。此外，EPA 模板中还规定，基于工作场所的评价是信息来源。这促使项目设计出有助于收集这些信息来源的工作体验[22]。

框 14.3 荷兰毕业后护理教育中引入 EPAs（中期）

2018 年，荷兰启动了以认证机构 CZO 命名的 CZO Flex Level 项目，旨在重建毕业后护理培训。在全国范围内的协调努力下，所有相关培训医院和教育机构通力合作，重新设计护理毕业后教育体系，利用 EPAs 专注于提高培训时间内的培训效能，加强护理专业间的交流，并为构建更加协调一致的初始教育、毕业后教育和继续专业发展体系做出贡献。筹备项目涉及 21 个教育项目的 200 项 EPAs，听取了大量医学专业人士、督导者、教育者、专业机构和学员的意见，已于 2022 年完成，新架构将于 2023 年开始实施。尽管有关新架构对护理能力、满意度和职业发展影响的数据将在未来几年内才收集齐全，但显而易见的是，该项目激发出人们的热情和强烈愿望，即让医学教育为解决医疗保健领域的重大社会挑战做出贡献[20]。

框 14.4 荷兰毕业后医学教育中引入 EPAs（高级）

部分专业试点获得经验后，2017—2019 年期间，在全国范围内所有毕业后医学教育（PGME）中实施 EPAs[31]。这一进程的推动力是政府计划缩短所有毕业后医学项目的时间，以减少包括住院医师薪资在内的国家卫生预算。医学界对此表示抵触，但表示愿意探讨弹性培训时间的可能性（即时间可变性）。对一些住院医师而言，缩短培训时间或许可行，但对于另一些住院医师而言，这是不负责任的做法，而对于极少数住院医师而言，有理由延长培训时间。为了实现这种弹性，医学界转向 EPAs，并在政府的支持和资助下，在国家和地区层面重新编制了所有专业课程。固定项目时长的绝对规则被推荐的时长和弹性所取代。住院医师有权在组建家庭、从事研究或其他原因的情况下，接受非全日制培训（全日制培训时长的 80% 或 90%）。在儿科、麻醉科和眼科，大多数住院医师都选择非全日制工作，因此培训总时长相应延长[28]。对住院医师成长的监测，以基于工作场所的观察和置信决策为基础，最终决定他们是否已准备好进行无督导实践。变化主要体现在 3 个方面：①从封闭式课程转变为开放式课程，包含核心 EPAs 和选修 EPAs；②个性化和定制化；③重点从问责转向信任[32]。

框 14.5 加拿大毕业后医学教育引入 EPAs（高级）

加拿大皇家内科和外科医师学院（Royal College of Physicians and Surgeons of Canada，RCPSC）自 2017 年起，针对所有专科和亚专科推出了能力源于设计（competence by design，CBD）模式，旨在将加拿大毕业后医学培训项目转变为胜任力导向的框架[42]。各专业 EPAs 源自全部 68 个学科专业委员会的全国性工作坊（线下和线上），加拿大各

（待续）

框 14.5（续）

地的领导者在此齐聚一堂，在全国范围内共同制定本学科的未来标准。借助这种新的 CBD 模式，各专业 EPAs 构建出毕业后培训的 4 个独立阶段的基础模块：学科过渡阶段、学科基础阶段、学科核心阶段和实践过渡阶段。如此一来，住院医师要想在这些培训阶段之间晋级，必须成功完成当前阶段内的一系列特定 EPAs。在过去的 7 年中，通过基于团队的多年实施的计划，加拿大几乎所有 68 个专科都已过渡到 CBD 模式。所有 68 个学科都有不同的 EPAs，以满足其学科内特定阶段的需求，国家 CBD 模式的演进正在进行中。项目评估工作和全国性论坛正在推动国家和机构层面的重大质量改进进程 [43]。特别是，一次国家高层会议进程勾勒出 CBD 框架第二次迭代所需的行动计划 [44]。加拿大 17 所院校需要改进的关键问题包括：减少 CBD 最初实施时产生的重大评价负担；进一步将评价与一线教师的即时反馈和指导分离开来；改进 RCPSC 的沟通和项目评估；加强对全国范围内可用电子平台优化的支持。

个人层面的微观课程

CBE 强调掌握特定的技能和知识，而不是仅关注培训时间的长短，并承诺增强培训弹性和以学员为中心 [14]。因此，CBE 的一个关键组成部分是根据个人情况量身定制学习体验 [15]，理想情况下允许个性化和时间可变地安排进度并完成培训 [16,17]。这是微观层面的个性化课程。基于 EPA 的课程特别适合根据个人模式和项目 EPAs 的置信达成率，实现个性化、时间可变的进度安排 [6]。毕业后培训项目中，毕业预期通常设定为学员能够准备好在无督导情况下进行实践 [18]。学员可能在某些 EPAs 早期达到置信，而在其他 EPAs 则较晚达到置信。参见图 14.1。

培训开始时，可以向学员提供一份示范课程计划，其中包括普通学员的预期进度。然后，可以结合学员之前的临床经验进行调整。个性化蓝图有助于设定预期目标，并作为学习和发展合同。随着学员成长，可能由于个人的优势或遇到的挑战、临床经验以及其他外部因素，再次偏离预期的时间表。定期审查学员的进展情况，应允许对课程计划进行调整——理想情况下，根据需要增加或减少轮转中的特定临床经历，以创建针对学员的微观层面课程，使各项 EPA 都能达到置信。

甚至在毕业后培训项目开始之前，就可以为学员制定个性化课程。在许多国家，完成医学学位课程后并不会立即进入高级医学培训阶段，而需要经过 1 年甚至更长时间的日常临床实践 [19]。这取决于学员毕业后的临床实践情况，他们的临床优势可能截然不同。项目可以利用新生指导阶段来规划新学员与项目 EPAs 相关的经验，并为该学员制定个性化的课程计划。

理想情况下，个性化课程源自与学员的共同努力。个性化路径的成功不仅取决于项目提供的机会，还取决于学员的投入。学员必须积极主动地明确自身学习需求，寻求有助于其发展的学习体验，并调整其培训路径，最大限度地提高学习效果。在经历了遵守院校教育各项规章制度的求学史后，这并不是学员自然而然要承担的角色，因此，必须引导学员确定自身

分级督导允许：
1 观察他人执行临床行为
2 在房间内被直接、主动地督导
3 需要时在数分钟内进行（被动反应性）督导
4 无督导下执行，但仍在临床监管之下
5 作为低年资学员的督导者执行

档案袋： 学员 *Jones*	PGY1		PGY2		PGY3		PGY4	
EPA a	1	2	2	2	3	4	4	5
EPA b	1	1	2	2	2	3	3	4
EPA c	2	2	3	4	5	5	5	5
EPA d	2	3	4	4	4	4	5	5

图 14.1 学员从毕业后培训第 1 年到第 4 年的个性化基于 EPA 课程的简化示例

预期，在评价和规划个人个性化微观课程时表现出主动性和积极性（另见第 12 章）。在荷兰的护理毕业后培训和助理医师培训中，根据个人需求量身定制多样化的 EPAs 已成为一种普遍的做法 [20,21]。

工作场所课程设计中的考虑因素

以下各小节将讨论在构建基于 EPAs 的课程时出现的常见问题，假设已经定义好相关的毕业后培训项目的 EPAs（以下简称项目 EPAs）。

学习体验的结构与顺序

EPA 可以帮助构建课程和定制个性化临床学习体验。首先是确定 EPA 框架：是否有可以采用的国家框架？如果没有，则应在当地建立一个 EPA 框架。第 8、9 和 11 章为这一步骤提供了指导。对 EPA 的描述不仅应包括对 EPA 的具体说明（获得 EPA 资格将包括哪些特定权限？），还应包括获得该 EPA 置信所需的知识、技能、态度和经验。

其次，必须将 EPA 框架与现有的临床轮转或选修课程 EPAs 的可选轮转相结合。对于每一个轮转项目，都应分析在此背景下实际开展的临床教学活动、学员在获得置信前需要的经验、如何学习和实践特定的知识和技能，以及学员进入轮转项目时的水平。与 EPA 相关的临床经历最好在不同环境中进行。获得 EPA 的置信意味着学员已经具备在多种环境中执行 EPA 的灵活性。如有需要，可寻求更多的实践机会和跨环境的机会。在罕见但重要的临床情况下，或在无法与真实患者进行临床实践时（如危及生命的紧急情况；患者固有风险较高的复杂手术)，应考虑使用模拟环境。模拟环境为安全掌握技能和评价能力提供了受控的环境，是对工作场所课程的补充（另见第 15 章）。

在轮转中安排临床体验的先后顺序时，应当谨慎地以增加责任为目标。学员何时获得首次实践机会？他们能否在模拟或严密督导和支持的环境中开始实践？使用早期的小型 EPAs，嵌套在后期的大型毕业 EPAs 中，可能有助于排序[6]。这些较小的、嵌套的 EPAs 可以代表后期较大 EPA 的子部分。例如，“获得知情同意”和“操作前准备”可以视为较大的、毕业 EPA“建立透析通路”的子部分。它们的范围或复杂程度较小（例如，首先仅适用于稳定期患者)，或仅限于特定的环境或患者群体（例如，首先仅适用于成年患者)。随着学员的进步，是否有意让他们在较少督导的环境中进行实践，并承担更大的责任？在毕业和过渡到无督导实践之前，是否提供了在最少督导下实践的机会？

在加拿大的“能力源于设计”（CBD）模型中，EPAs 被定为医学毕业后培训的 4 个阶段：学科过渡、学科基础、学科核心和向实践过渡（框 14.5)。但仍必须确定轮转，以确定必要的临床经历发生在哪里。例如，麻醉科医生课程结束时的 EPA“手术室外疼痛管理”可分为急诊科轮转时的“急诊科患者疼痛管理”和住院患者会诊轮转时的“重症监护患者疼痛管理”。在这两种情况下都需要做好处理疼痛的准备，以便在做出终结性置信决策时，能够得到完整的 EPA。另一种排序方法是考虑病例的复杂性。仍以麻醉学为例，患者的术前状况和麻醉风险可分为美国麻醉学会（ASA）Ⅰ、Ⅱ、Ⅲ和Ⅳ级，复杂程度依次增加，与 ASA Ⅲ级患者相比，低年资住院医师在手术室管理 ASA Ⅰ级患者时会获得更大的自主权。

排序决策应基于个人项目的需求以及项目中轮转和课程阶段的结构。蓝图最好包括每个项目 EPA 在学员培训各阶段的预期置信级别。例如，可以在毕业前、每个培训阶段结束前以及每次轮转结束前注明预期的置信级别，从而形成一张包含 EPA、轮转和预期自主水平的二维图（类似于图 14.1，但代表的是项目预期，而不是学员的个人进度)。虽然计划蓝图表达了期望，但在实践中，学员的个体差异和偏离蓝图的情况总会发生。

课程目标不能直接转换为置信职业行为

临床环境中的培训自然强调临床行为或 EPAs，因为这些任务的描述和所有预期的胜任力都可以与 EPAs 相对应。然而，我们必须承认，一个全面的课程不仅仅包括临床技能的培训。“如果某个目标没有反映在具体的 EPA 中，那么这个目标就不重要”，这种说法是不正确的。关注健康不平等、考虑气候变化对患者的影响以及跨专业合作等目标并不容易转化为 EPAs[23]。澳大利亚皇家医师学会和爱尔兰基于 EPA 的实习课程提供了一个实用的三支柱框架：**知**（know)、**行**（do)、**为**（be)，用于组织毕业后培训（另见第 2 章和第 8 章）[24,25]。这是因为我们认识到，EPAs 和置信在关注临床任务的执行（**行**）的同时，也需要为基本的基础知识（**知**）和职业行为、价值观及身份认同（**为**）方面提供指导，以确保学员为提高自主性做好准备。除了详细说明毕业生在培训结束时应该能够做到（**行**）什么（EPAs）之外，该模式还规定了毕业生应该知道（**知**）什么（包括将知识融入实践，并致力于终身学习不断发展知识的能力)，以支持安全地完成 EPAs。它还强调了毕业生应该（**为**）如何发展其职业认同和职业行为（如合作者、角色榜样、患者安全促进者)、价值观（如同情心、诚信、责任感等）和习惯（如反思、终身学习)。

知识、技能和职业素养是置信的重要条件。虽然在 EPA 指导和评价中涉及“**知**”和

“行”这两个属性，但它们往往需要各自独立的教学方法，包括讲座、在线系统、定期进展测试（**知**）或 360° 反馈、学习者反思和档案袋（**为**）。使督导者能够信任学员开展关键医疗行为的学员可信因素中，有 4 个因素（主动、可靠、诚信和谦逊）[26] 代表了**“为”**的属性。在评价学员表现时，将**“为”**的预期与 EPAs 分开强调，有助于确保将明确设计用于支持学员在这些领域发展的课程，以及特别适合捕捉这些行为和习惯的评价纳入其中。

知识和职业认同形成的某些组成部分可能与 EPAs 没有明确的联系。例如，医疗保健政策或倡导更健康社会的知识可能与 EPAs 无关，但仍然是重要的培训目标。无论采用哪种方法，整体课程体系都应明确培养和评价对毕业后实践非常重要的所有胜任力，包括那些不易在 EPA 框架中体现的胜任力。

小型机构的毕业后课程

设在单一临床机构（如医院、诊所、医疗中心）的小型毕业后培训项目可能需要应对服务供给方面的限制，这些限制可能导致同一专业的机构间培训的差异。例如，在有移植患者的三甲医院开设儿科药学项目，与在没有移植患者但有其他广泛经验的农村社区医院开设儿科药学项目，所提供的临床经历截然不同。这些局限性可能会与国家宏观层面的课程相冲突，并在机构中观层面导致不希望出现毕业生结果的差异。在服务供给差异较大的情况下，项目应考虑建立机构间合作关系，以获取在原培训机构所不具备的重要经验，从而提高培训结果的标准化程度，并确保与国家课程预期保持一致 [27]。

应对时间可变性带来的局限性

胜任力导向教育的原则，特别是时间可变性涉及学员晋级或毕业，与规章制度相冲突时，就会出现挑战。虽然也有时间可变的选择 [28]，但许多项目无法根据学员的具体情况调整培训时间 [29]。不过，这些项目可能会创造机会，让那些尽早做好准备的学员有资格获得更多的自主权，仅需要远程督导，这有时也被称为项目内的“保护下的自主” [30]。这样，学员就能在培训项目的脚手架下继续成长，并能够进行更大程度的自主实践。一些机构试点了**“原位晋级”**的理念——获得执照后的学员继续留在培训项目中，但被赋予更大的自主权和与教师同等的责任，并被允许在机构内作为教师发挥作用 [30]。另一种方法是将更多的选修时间纳入课程，并提供额外的选择性或选修 EPAs，以便探索感兴趣的专业领域。专科 EPAs 框架甚至可以包括为快速进步的学员提供选修 EPAs。这种方法丰富了学员的学习体验，使他们能够开发个性化的补充性 EPAs 组合，展示他们对特定就业机会的独特适应性。对于其他学员来说，选修空间可以用于增加个性化的临床经历，以学员为中心进行针对性的补习，以解决进步较慢的学员需要改进的具体领域。荷兰乌特勒支大学医学中心在儿科专业培训中就采用了这种方法。定制化策略为弹性较低的系统创造了灵活性，使学员能够不断成长，同时也能防止那些尚未准备好无督导实践的学员毕业。

基于 EPA 的毕业后培训项目的评价考虑因素

本章主要讨论课程，但也有必要关注评价。我们强调了课程设计中的两个关键考虑因素。有关基于 EPA 的课程评价的详细讨论，请参阅第 17 ～ 21 章。

不同督导者的频繁观察与建立学员的连贯纵向画像之间的张力

无论是否使用 EPAs，建立一个不依赖于单一评价者的评价程序都是基于工作场所评价的核心，这有利于提高信度和减少误差。然而，在大型项目中，如果每个观察者都是新手督导者，且没有与其他人就所关注的学员进行沟通，那么这种程序性评价就可能变得支离破碎。由于评价的目的不仅在于**学习评价**，也是**以评促学** [33]，因此需要在不同的时间段内对学员的各种临床经历进行充分的督导，以提供频繁的反馈，并在理想情况下为学员的发展提供纵向持续支持。虽然在个别观察中，学员与个别督导者之间可能会进行反馈和学习交流，但这种反馈和学习通常仅限于观察到的情况，不太可能会涉及纵向发展模式或需求。这就是教育团队（通常称为临床胜任力委员会，CCC）发挥重要作用的地方。在一些司法管辖区，CCC 是必须成立的机构，由至少 3 名、大多数情况下为在职教师组成。CCC 负责审查项目中所有住院医师或专科医师的进展情况，并协助项目主任做出正式的进度决策或终结性置信决策 [34]。一些 CCC 每个月召开一次会议，有些则频率较低。合格的胜任力委员会监测项目中所有学员进展情况的数据，他们的档案袋系统允许学员能够自我监控进度、查看汇总反馈，并认识到自己的行为表现模式 [35,36]。

另一种提供**连贯性**的方法是教练法①。有些项目能够将教练计划纳入课程结构中，从而克服委员会无法经常开会的局限性 [37]。教练可以提供更频繁的综合反馈（即基于所有工作场所和其他评价数据），并在轮转期间提供指导，以支持学员的纵向发展。教练法可以将 EPAs 作为锚点，专注于特定技能的培养和行为表现的提高，同时也可以鼓励和跟踪“知”和“为”的预期进展。教练法可以促使学员对自身学习计划的预期负责；鼓励学员寻求反馈和学习机会，培养学员在基于工作场所评价之外的自主性和责任感 [38,39]。教练法还可以帮助学员制定学习目标，进行刻意练习 [40]；帮助学员解读反馈，制定有针对性的练习计划；寻找提高行为表现的演练机会。要充分发挥教练的潜能，学员不应将其视为评价者，而应将其视为盟友、成长的促进者和个人微观课程的指导者。加拿大的 CBD 项目都聘请了教练，为学员提供持续的支持和发展 [41]。

终结性置信决策所需的数据

主要数据来源是临时性置信决策后报告的 EPAs 行为表现经验。然而，评价程序还应收集 EPA 行为表现以外的数据。来自同伴、督导者、跨专业团队成员和潜在患者的多源（360°）反馈通常可以扩展特定于行为表现的 EPAs 评价，对于捕捉一贯的职业素养行为和习

---

① 教练法（coaching）：指教练（coach）通过询问和协助，引导学习者实现基于个人价值观的目标和个性化路径，以应对挑战，是引导个体完成掌握型自适应学习过程的有效策略。——译者注

惯特别有用[45,46]（详见第 17 章）。这些不同评价的综合结果，包括多源反馈和知识测试，为 EPAs 未能完全捕捉到的"知"和"为"预期提供了额外的信息。

有效的终结性置信决策需要对不同情境和督导者进行充分抽样[47]，结合对临床行为的直接和间接观察，并使用定量和定性数据。这些可以由工作场所行为（例如书面笔记和总结、骨科石膏）、模拟行为的成果作为补充，并辅以"知"和"为"领域的评价数据。最后，学员对无督导 EPAs 实践的准备情况的自我评估，可以提供额外的见解。档案袋和电子数据视窗[48,49]可视化地呈现学员的进步，并将其整合为全面的画像；便于跟踪和理解多个数据点；支持反馈、指导和终结性决策；有助于制定个性化的学习计划和补救策略[27]。

如果只有少数督导者提交临时性置信决策，那么要在督导者中实现充分抽样并组建均衡的胜任力委员会可能会更加困难。在决策过程中，应确保程序透明，避免出现不公平、偏见和利益冲突的情况。

基于 EPA 的毕业后培训课程中的学员体验

学员是胜任力导向教育的核心，但关于毕业后学员对 EPAs 见解的资料却很少。加拿大最近的一项研究显示了两极分化的观点：一些人认为 EPAs 对职业发展很有价值，而另一些人则认为 EPAs 是一种负担，会干扰学习[50]。这些见解受到项目管理、教师评价者的参与程度和学员行为的影响。研究结果表明，学员体验受到 EPA 课程实施环境和具体实施方式的影响。为了使 EPA 系统有效运行，所有 3 类 CBE 利益相关者（项目管理者、督导者和学员）之间必须存在动态的、相互依存的关系，系统的价值取决于其最薄弱的环节[50]。

跨专业团队成员和患者在毕业后培训项目中的作用

除了临床教师和督导者外，跨专业团队成员和患者也在毕业后培训项目中扮演着重要的角色。

作为临床实践共同体的一部分，跨专业团队成员与学员合作，提供患者照护。然而，他们之间的关系有时也会面临挑战。团队成员对学员的信任程度可以作为患者安全和获得学习机会的另一种保障机制。根据学员在团队中的角色，他们可能会督导一名跨专业团队成员（例如，一名住院医师督导一名医师助理），同时向这名团队成员（通常更有经验）学习。同样，跨专业团队成员不仅是同事，也是学员的重要评价者[45]。在理想情况下，跨专业团队成员会感到自己是培训项目的一部分，而督导和学习之间的微妙关系，也需要作为学习和评价过程的一部分加以考量。

患者是患者 - 学员 - 督导者三方成员之一，在教育过程中发挥着重要的作用。他们对学员、督导者和培训项目的信任会影响学员的学习机会。例如，临床督导者可能会尊重患者的意愿，限制学员执行某些操作，尽管最初打算让学员负责这些操作[51]。患者参与学习过程，还能为学员的胜任力和临床表现提供独特的视角，为全面评价学员的能力提供宝贵的数据[52,53]。将患者反馈纳入 EPA 档案袋或多源反馈流程可能非常有价值。虽然患者反馈有助于基于实践的学习，但需要谨慎处理治疗关系中的角色冲突和权力动态[54]。患者和医疗卫生人员都需要接受自己的脆弱性，并可能需要协助和指导才能有效利用患者反馈。妥善处理权力动态并可能转向更协作的关系，对于让患者参与反馈对话并利用其宝贵视角至关重要。

专科医师培训中基于 EPA 课程的挑战

大多数报告都强调了在毕业后教育中广泛引入 EPAs 的优势[55,56]，但这并不意味着实施没有遇到挑战。首先，Moore 等最近报告说，人们通常只提出 EPA 框架的名称，而没有明确阐述 EPAs，这会导致实施上的问题[57]。相反，对行为描述得过于详细以及规定得过于具体，可能会影响 EPA 的实用性[58]。新的项目从一长串新定义的 EPAs 起始，经常发现需要将它们合并为更广泛的实践单元，才能制定出可行的项目。荷兰麻醉学 EPAs[11] 在实施的第 1 年，从 45 项严格定义的 EPAs 被缩减为 28 项（更大的）EPAs。这个数字对于严肃的置信决策和评价计划似乎更可行。项目制定者需要采取一种平衡的方法，以确保 EPAs 足够具体，能够为教学和评价提供明确的指导，但又足够宽泛，在真实临床环境中实用且灵活。因此，建议一套完整的培训计划应包含 20 ～ 30 项 EPAs，每年度不超过 10 项[59]。其次，时间可变性是 CBE（无论是否包含 EPAs）的固有特征，会带来重大的实际障碍[29]，正如上文所述，仍有时间可变的毕业后培训课程正在涌现[28,30]。最后，频繁的观察和报告是程序性评价的特征，适用于基于 EPA 的课程，但据称这对临床教师和学员而言都是不受欢迎的负担。加拿大 CBD 模式的采用出乎意料地增加了学员的焦虑和评价负担感[61]。如果 EPAs 仅仅成为学员认为必须完成勾选并“通过”的任务，那么 EPAs 就会失去其作为衡量某人是否具备资格的实践单元的原有意义。即使在临床医生的工作场所评价的行政负担实际上比他们想象的要少[62]，也必须创造条件，使反馈、观察和评价对临床工作流程的影响降到最低；通过移动设备实施自动化可能会对此有所帮助。

结　语

毕业后培训环境面临一些特殊的挑战，主要体现在学员需要在照护患者的同时学习和培养独立开展专科实践的胜任力。考虑到工作学习环境的复杂性与偶然性，这个过程需要教育领导者仔细规划。教育领导者开始将 EPAs 作为课程框架，用以解决教育和医疗服务之间的紧张关系，实施 CBE 原则，并构建临床学习经历用以支持学员向无督导的专科实践发展。

图表说明

图 14.1 改编自：ten Cate O. What entrustable professional activities add to a competency-based curriculum. Acad Med，2014，89（4）：691.

利益冲突

作者声明没有任何利益冲突。

参考文献

1. ten Cate O. Entrustability of professional activities and competency-based training. *Med Educ.* 2005;39(12):1176–1177.
2. ten Cate O, Scheele F. Viewpoint: Competency-based postgraduate training: can we bridge the gap between theory and clinical practice? *Acad Med.* 2007;82(6):542–547. DOI: https://doi.org/10.1097/ACM.0b013e31805559c7
3. ten Cate O, Khursigara-Slattery N, Cruess RL, Hamstra SJ, Steinert Y, Sternszus R. Medical competence as a multilayered construct. *Med Educ.* 2024;58(1):93–104. DOI: https://doi.org/10.1111/medu.15162
4. Ngo E, Paterick ZR, Patel N, et al. Professional liability pertinent to graduate medical education: the intersection of medical education, patient care, and law. *J Med Pract Manage.* 2016;31(4):233–237.
5. Booij E, van Dam M, Jonker G, et al. An interprofessional faculty development program for workplace-based learning. 2024;13(1):266–273. DOI: https://doi.org/10.5334/pme.1242
6. ten Cate O, Chen HC, Hoff RG, Peters H, Bok H, Van Der Schaaf M. Curriculum development for the workplace using entrustable professional activities (EPAs): AMEE guide no. 99. *Med Teach.* 2015;37(11):983–1002. DOI: https://doi.org/10.3109/0142159X.2015.1060308
7. ten Cate O, Balmer DF, Caretta-Weyer H, Hatala R, Hennus MP, West DC. Entrustable professional activities and entrustment decision-making: a development and research agenda for the next decade. *Acad Med.* 2021;96(7):S96-S104. DOI: https://doi.org/10.1097/ACM.0000000000004106
8. Frank JR, Danoff D. The CanMEDS initiative: implementing an outcomes-based framework of physician competencies. *Med Teach.* 2007;29:642–647. DOI: https://doi.org/10.1080/01421590701746983
9. Hennus MP, Nusmeier A, Heesch GGMV, et al. Development of entrustable professional activities for paediatric intensive care fellows: a national modified Delphi study. *PLoS ONE.* Published online 2021:1–19. DOI: https://doi.org/10.1371/journal.pone.0248565
10. Amare EM, Siebeck M, Sendekie TY, Fischer MR, Berndt M. Development of an entrustable professional activities (EPA) framework to inform surgical residency training programs in Ethiopia: a three-round national Delphi method study. *J Surg Educ.* 2022;79(1):56–68. DOI: https://doi.org/10.1016/j.jsurg.2021.06.023
11. Wisman-Zwarter N, Van Der Schaaf M, ten Cate O, Jonker G, Van Klei WA, Hoff RG. Transforming the learning outcomes of anaesthesiology training into entrustable professional activities. *Eur J Anaesth.* 2016;33(8):559–567. DOI: https://doi.org/10.1097/EJA.0000000000000474
12. Hall AK, Oswald A, Frank JR, et al. Evaluating Competence by Design as a large system change initiative: readiness, fidelity, and outcomes. *Perspect Med Educ.* 13(1):95–107. DOI: https://doi.org/10.5334/pme.962
13. The American Board of Pediatrics. Entrustable professional activities for general pediatrics. Accessed May 31, 2024. https://www.abp.org/content/entrustable-professional-activities-general-pediatrics
14. Dagnone JD, Bandiera G, Harris K. Re-examining the value proposition for competency-based medical education. *Can Med Educ J.* 2021;12(3):155–158. DOI: https://doi.org/10.36834/cmej.68245
15. Van Melle E, Frank JR, Holmboe ES, et al. A core components framework for evaluating imple-

mentation of competency-based medical education programs. *Acad Med*. 2019;94(7):1002–1009. DOI: https://doi.org/10.1097/ACM.0000000000002743

16. Lucey CR, Thibault GE, ten Cate O. Competency-based, time-variable education in the health professions: crossroads. *Acad Med*. 2018;93(3S):S1-S5. DOI: https://doi.org/10.1097/ACM.0000000000002080
17. Schumacher DJ, Caretta-Weyer H, Busari J, et al. Competency-based time-variable training internationally: ensuring practical next steps in the wake of the COVID-19 pandemic. *Med Teach*. 2021;43(7):810–816. DOI: https://doi.org/10.1080/0142159X.2021.1925098
18. ten Cate O, Schwartz A, Chen HC. Assessing trainees and making entrustment decisions: on the nature and use of entrustment–supervision scales. *Acad Med*. 2020;95(11):1662–1669. DOI: https://doi.org/10.1097/acm.0000000000003427
19. O'Brien BC, Forrest K, Wijnen-Meijer M, ten Cate O. A global view of structures and trends in medical education. In: *Understanding Medical Education*. John Wiley & Sons, Ltd; 2018:7–22. DOI: https://doi.org/10.1002/9781119373780.ch2
20. Pool IA, van Zundert H, ten Cate O. Facilitating flexibility in postgraduate nursing education through entrustable professional activities to address nursing shortages and career prospects. *International Nursing Review*. Published online 2023, October 11. DOI: https://doi.org/10.1111/inr.12892
21. Wiersma F, Berkvens J, ten Cate O. Flexibility in individualized, competency-based workplace curricula with EPAs: analyzing four cohorts of physician assistants in training. *Med Teach*. 2017;39(5):535–539. DOI: https://doi.org/10.1080/0142159X.2017.1297526
22. Tan N, Chan YC, Tan K. Implementing neurology EPAs in Singapore using the consolidated framework for implementation research (1186). *Neurology*. 2020;94(15 Supplement):1186. DOI: https://doi.org/10.1212/WNL.94.15_supplement.1186
23. ten Cate O, Pool IA. The viability of interprofessional entrustable professional activities. *Adv Health Sci Educ*. 2019;25(5):1255–1262. DOI: https://doi.org/10.1007/s10459-019-09950-0
24. Boland J, Offiah G. Curriculum framework for the internship programme in Ireland. Published online October 2023. Accessed May 11, 2024. https://www.lenus.ie/handle/10147/638294
25. The Royal Australasian College of Physicians. Accessed June 2, 2024. https://www.racp.edu.au/trainees/basic-training/curricula-renewal/standards
26. ten Cate O, Chen HC. The ingredients of a rich entrustment decision. *Med Teach*. 2020;42(12):1413–1420. DOI: https://doi.org/10.1080/0142159X.2020.1817348
27. Royal College of Physicians and Surgeons of Canada. Competence by Design document suite – handbook and guidelines for review. Published online 2015. https://canmeds.royalcollege.ca/uploads/en/framework/CanMEDS%202015%20Framework_EN_Reduced.pdf
28. Hoff RG, Frenkel J, Imhof SM, ten Cate O. Flexibility in postgraduate medical training in the Netherlands. *Acad Med*. 2018;93(3S):S32. DOI: https://doi.org/10.1097/ACM.0000000000002078
29. Kogan JR, Whelan AJ, Gruppen LD, Lingard LA, Teunissen PW, ten Cate O. What regulatory requirements and existing structures must change if competency-based, time-variable training is introduced into the continuum of medical education in the United States? *Acad Med*. 2018;93(3S):S27-S31. DOI: https://doi.org/10.1097/ACM.0000000000002067
30. Goldhamer MEJ, Pusic MV, Nadel ES, Co JPT, Weinstein DF. Promotion in place: a model for competency-based, time-variable graduate medical education. *Acad Med*. 2024;99(5):518–523. DOI: https://doi.org/10.1097/ACM.0000000000005652
31. de Graaf J, Bolk M, Dijkstra A, van der Horst M, Hoff RG, ten Cate O. The implementation of entrustable professional activities in postgraduate medical education in the Netherlands: rationale, process, and current status. *Acad Med*. 2021;96(7):S29-S35. DOI: https://doi.org/10.1097/ACM.0000000000004110

32. de Heer MH, Driessen EW, Teunissen PW, Scheele F. Lessons learned spanning 17 years of experience with three consecutive nationwide competency based medical education training plans. *Front Med (Lausanne)*. 2024;11:1339857. DOI: https://doi.org/10.3389/fmed.2024.1339857
33. Dannefer EF. Beyond assessment of learning toward assessment for learning: educating tomorrow's physicians. *Med Teach*. 2013;35(7):560–563. DOI: https://doi.org/10.3109/0142159X.2013.787141
34. Ekpenyong A, Padmore JS, Hauer KE. The purpose, structure, and process of clinical competency committees: guidance for members and program directors. *J Grad Med Educ*. 2021;13(2 Suppl):45–50. DOI: https://doi.org/10.4300/JGME-D-20-00841.1
35. Hauer KE, ten Cate O, Holmboe E, et al. Ensuring resident competence: a narrative review of the literature on group decision-making to inform the work of clinical competency committees. *J Grad Med Educ*. 2016;8(2):156–164. DOI: https://doi.org/10.4300/JGME-D-15-00144.1
36. Smit MP, de Hoog M, Brackel HJL, ten Cate O, Gemke RJBJ. A national process to enhance the validity of entrustment decisions for Dutch pediatric residents. *J Grad Med Educ*. 2019;11(4s):158–164. DOI: https://doi.org/10.4300/jgme-d-18-01006
37. Baenziger K, Chan M, Colman S. Coaching in postgraduate competency-based medical education: a qualitative exploration of three models. *Acad Psychiatr*. 2023;47(1):10–17. DOI: https://doi.org/10.1007/s40596-022-01628-x
38. Santiesteban L, Young E, Tiarks GC, et al. Defining advising, coaching, and mentoring for student development in medical education. *Cureus*. Published online July 27, 2022. DOI: https://doi.org/10.7759/cureus.27356
39. Wolff M, Deiorio NM, Miller Juve A, et al. Beyond advising and mentoring: competencies for coaching in medical education. *Med Teach*. 2021;43(10):1210–1213. DOI: https://doi.org/10.1080/0142159X.2021.1947479
40. Ericsson KA. Acquisition and maintenance of medical expertise: a perspective from the expert-performance approach with deliberate practice. *Acad Med*. 2015;90(11):1471–1486. DOI: https://doi.org/10.1097/ACM.0000000000000939
41. Richardson D, Landreville JM, Trier J, et al. Coaching in Competence by Design: a new model of coaching in the moment and coaching over time to support large scale implementation. *Perspect Med Educ*. 2024;13(1):33–43. DOI: https://doi.org/10.5334/pme.959
42. Frank JR, Karpinski J, Sherbino J, et al. Competence by Design: a transformational national model of time-variable competency-based postgraduate medical education. *Perspect Med Educ*. 13(1):201–223. DOI: https://doi.org/10.5334/pme.1096
43. Commitment to Action | Statement on enhanced flexibility for CBD program implementation. Accessed May 28, 2024. https://news.royalcollege.ca/en/newsroom/posts/commitment-to-action-statement-on-enhanced-flexibility-for-cbd-program-implementation.html
44. Microsoft Power BI. Accessed May 28, 2024. https://app.powerbi.com/view?r=eyJrIjoiNjc0ZmZlNTItMjgyNS00YTA2LWIzNDMtNjk2YWMyNjNlZDg1IiwidCI6ImM0OGUxZTJhLTljZjAtNGNkZC04MjIxLWRkZGM5MWRlMDgzNCJ9
45. van Keulen SG, de Raad T, Raymakers-Janssen P, ten Cate O, Hennus MP. Professional activities for pediatric intensive care fellows: a proof-of-concept study. *Teaching and Learning in Medicine*. Published online 2023. DOI: https://doi.org/10.1080/10401334.2023.2200760
46. Baines R, Regan de Bere S, Stevens S, et al. The impact of patient feedback on the medical performance of qualified doctors: a systematic review. *BMC Med Educ*. 2018;18:173. DOI: https://doi.org/10.1186/s12909-018-1277-0
47. Van Der Vleuten CPM, Schuwirth LWT. Assessing professional competence: from methods to programmes. *Med Educ*. 2005;39(3):309–317. DOI: https://doi.org/10.1111/j.1365–2929.2005.02094.x
48. Yilmaz Y, Carey R, Chan TM, et al. Developing a dashboard for faculty development in competency-based training programs: a design-based research project. *Can Med Educ J*. 2021;12(4):48–64. DOI: https://doi.org/10.36834/cmej.72067

49. McEllistrem B, Hennus MP, Fawns T, Hanley K. Exploring the Irish general practice training community's perceptions on how an entrustable professional activities dashboard implementation could facilitate general practice training in Ireland. Published online March 24, 2023:1–9. DOI: https://doi.org/10.1080/14739879.2023.2191340
50. Ahn E, LaDonna KA, Landreville JM, Mcheimech R, Cheung WJ. Only as strong as the weakest link: resident perspectives on entrustable professional activities and their impact on learning. *J Grad Med Educ*. 2023;15(6):676–684. DOI: https://doi.org/10.4300/JGME-D-23-00204.1
51. Tiyyagura G, Balmer D, Chaudoin L, et al. *The Greater Good: How Supervising Physicians Make Entrustment Decisions in the Pediatric Emergency Department*. Vol 14; 2014:597–602. DOI: https://doi.org/10.1016/j.acap.2014.06.001
52. Finnegan R, Flanagan O, Cantillon P, McGlacken-Byrne S. The hidden benefits of patient encounters. *Clin Teach*. 2023;20(1):e13544. DOI: https://doi.org/10.1111/tct.13544
53. Wykurz G, Kelly D. Developing the role of patients as teachers: literature review. *BMJ*. 2002;325(7368):818–821.
54. Sehlbach C, Bosveld MH, Romme S, Nijhuis MA, Govaerts MJB, Smeenk FWJM. Challenges in engaging patients in feedback conversations for health care professionals' workplace learning. *Med Educ*. Published online February 28, 2024. DOI: https://doi.org/10.1111/medu.15313
55. O'Dowd E, Lydon S, O'Connor P, Madden C, Byrne D. A systematic review of 7 years of research on entrustable professional activities in graduate medical education, 2011–2018. *Med Educ*. 2019;53(3):234–249. DOI: https://doi.org/10.1111/medu.13792
56. Liu L, Jiang Z, Qi X, et al. An update on current EPAs in graduate medical education: a scoping review. *Med Educ Online*. 26(1):1981198. DOI: https://doi.org/10.1080/10872981.2021.1981198
57. Moore SJ, Egerton T, Merolli M, Lees J, La Scala N, Parry SM. Inconsistently reporting post-licensure EPA specifications in different clinical professions hampers fidelity and practice translation: a scoping review. *BMC Med Educ*. 2023;23:372. DOI: https://doi.org/10.1186/s12909-023-04364-4
58. Van Loon KA, Driessen EW, Teunissen PW, Scheele F. Experiences with EPAs, potential benefits and pitfalls. *Med Teach*. 2014;36(8):698–702. DOI: https://doi.org/10.3109/0142159X.2014.909588
59. ten Cate O. An updated primer on entrustable professional activities (EPAs). *Revista Brasileira de Educação Médica*. 2019;43:712–720.
60. van Rossum TR, Scheele F, Sluiter HE, Paternotte E, Heyligers IC. Effects of implementing time-variable postgraduate training programmes on the organization of teaching hospital departments. *Med Teach*. 2018;40(10):1036–1041. DOI: https://doi.org/10.1080/0142159X.2017.1418850
61. Ott MC, Pack R, Cristancho S, Chin M, Van Koughnett JA, Ott M. 'The most crushing thing': understanding resident assessment burden in a competency-based curriculum. *J Grad Med Educ*. 2022;14(5):583–592. DOI: https://doi.org/10.4300/JGME-D-22-00050.1
62. Cheung K, Rogoza C, Chung AD, Kwan BYM. Analyzing the administrative burden of competency based medical education. *Can Assoc Radiol J*. 2022;73(2):299–304. DOI: https://doi.org/10.1177/08465371211038963

第 15 章

模拟在基于 EPA 课程中的作用

Timo de Raad，周致丞，Adrian P. Marty，Ryan Brydges
翻译：嵇 艳 校对：王庭轩

摘 要

置信职业行为（EPAs）是胜任力导向医学教育的基石，聚焦于学员未来在无督导的临床实践中必须掌握的关键任务。鉴于评价 EPAs 所面临的挑战，特别是某些临床事件的罕见性以及医疗环境的动态性所带来的挑战，人们越来越倾向于将模拟视作一种辅助手段。通过使用模拟的方式，教育工作者可以设计可控且相关的学习和评价环境，让学生在无风险的环境中应用理论知识、实践技能和职业态度。本章将深入探讨模拟是否可以融入基于 EPA 的课程以及如何融入，用以加强对执行 EPAs 的培训与准备度，并为评价学员的置信级别提供可控的环境。

我们探讨了将模拟应用于基于 EPA 课程的理论基础，并强调其在联结教育体验与评价活动，以及将两者与真实临床实践相结合中的潜在双重作用。虽然我们提出了一个将模拟有效融入基于 EPA 课程的模型，但我们也注意到，支持其有效性的证据仍然是初步的。需要进一步的研究来证实模拟在基于 EPA 的培训与评价模式中的作用和价值。我们的模型描述了 EPAs 可能的应用范围，即从习得个人基本技能进展到使其能够应对复杂、更广泛的基于团队的临床挑战。将模拟有意义地融入基于 EPA 的课程，代表着培养医疗卫生专业人士应对临床实践挑战的变革性方法。

作 者

• Timo de Raad，PA-C，RN，MHPE。荷兰乌特勒支大学医学中心。邮箱：T.deRaad@umcutrecht.nl

本章引用格式：

de Raad T，Chou FC，Marty，AP，Brydges R. The roles of simulation in EPA-based curricula. In：ten Cate O，Burch VC，Chen HC，Chou FC，Hennus MP（Eds）. *Entrustable Professional Activities and Entrustment Decision-Making in Health Professions Education*，Chapter 15，pp. 175-182.［2024］London：Ubiquity Press. DOI：https：//doi.org/10.5334/bdc.o

本章包含了对本书其他章节的交叉引用。对于将本章作为独立出版物阅读的读者，所有交叉引用列于以下链接：https：//doi.org/10.5334/bdc

- 周致丞，MD，PhD。中国台湾省“中国医药大学”和“中国医药大学医院”。
- Adrian P. Marty，MD，MME。瑞士苏黎世大学巴尔格里斯特大学医院。
- Ryan Brydges，PhD。加拿大多伦多大学。

引　言

置信职业行为（EPAs）是许多胜任力导向医学教育模式的基础[1]。EPAs 是学员必须在专业实践各方面有效学习的任务[2]。通常情况下，EPAs 的评估是在实际临床工作场所进行的。然而，由于多种压力，如许多 EPAs 所指示的临床事件发生频率较低，促使学者们寻求增加 EPAs 相关的学习与评价机会的方法，包括使用模拟方式[2-5]。

模拟是一项技术，通过创造情境或环境，使个体能够体验真实医疗事件的再现，用于实践、学习、评估、测试，或增进对系统或人类行为的理解[6]。由于其用途、目的和技术的多样性，医学教育工作者和领导者采用了各种模拟方式（例如从人体模型到模拟病人）来进行培训、评价和质量改进[7]。模拟提供了一个可控且逼真的环境，在此环境中，学员通过应用职业行为所必需的知识、技能和态度，构建对临床实践的理解。

随着基于 EPA 的课程成为医学培训项目和机构中的基础选项，学者们开始研究模拟如何在这些课程中有效发挥作用及其原因。EPAs 和模拟领域的研究者（他们往往是不同研究方向的学者）各自开展研究，但同时声称，模拟可以实现两个目的：①将其作为在学员整个临床培训期间纵向教授 EPA 技能的准备环境[8,9]；②用于评价的技术，为做出学员临床能力的高利害决策提供信息[2,4]。在本章中，我们回顾了支持“模拟技术能够有效融入基于 EPA 课程”的理论支撑和最新证据：①为发展支撑 EPAs 的胜任力，量身定制学习体验；②用于对学员行为表现结果做出高利害决策的评价数据。

基于 EPA 的课程可能包括一系列模拟学习环境，从模拟中心的类似课堂活动到实际临床环境的动态现场情景。我们必须考虑在这些不同环境中使用模拟的影响，包括这种教育模式如何以及为什么能够有效弥合教育经验与真实实践之间的鸿沟。我们注意到，目前，将 EPAs 与模拟相结合的理论依据多于评估模拟在基于 EPA 的课程中价值的证据[10]。因此，我们旨在探索整合 EPAs 和基于模拟的培训能否以及如何提高医学教育的质量和效果。

模拟在基于 EPA 的课程中的作用

我们提出一个核心观点，即模拟不应仅限于对 EPA 表现的评价；作为一种学习方式，其效能可能同等，甚至更为强大。当设计得当时，模拟场景能够吸引学员参与，锤炼其技能，提升其临床推理能力，并增强其自信心。因此，在设计、实施和评价基于 EPA 的课程时，模拟方式成为教育者工具箱中的关键工具。例如，在工作场所中，转化模拟（即在实际临床环境中发生的模拟场景）已成为一种精细化的模拟应用方式，用于评估个人、团队及其所在工作系统是否需要教育干预[7]。同样，在院校和毕业后教育阶段，模拟作为一种提升临床胜任力并为医学专业人士未来临床实践做好准备的方式，也展现了巨大的潜力。

胜任力导向教育的核心组成框架，为设计医学教育中基于 EPA 的课程提供了潜在的蓝图[11]。教育者首先需要定义 EPA，然后设计支持每项 EPA 所需胜任力的教学活动和课程顺序[11]。虽然基于课堂和基于工作场所的学习可以满足此类课程的大部分要求，但基于模拟的培训可以弥补关键的缺陷，通过结构化、全面的设计和定制的学习体验来完善基于 EPA 的课程。

EPAs 可以与模拟培训活动紧密联系起来：教育者可以使用基于 8 项框架[12]编写每项 EPA 描述，并做成“微型课程”，来指导他们设计模拟场景。特别是框架的第二项“具体说明和限制条件”和第四项“所需知识、技能、态度和经验”（knowledge，skills，attitudes and experience，KSAE）都为设计基于 EPA 课程的模拟场景提供了基础蓝图。例如，“具体说明”涉及按时间顺序排列并以要点形式列出的子任务来详细阐述 EPA，这些子任务可以指导模拟场景来设计构成要素。同时，KSAE 为教育工作者在模拟场景后的复盘环节需涵盖的内容提供了标准。总之，我们建议利用 EPAs 来指导模拟设计，从而制定出与课程蓝图中所确定的需求直接对应的定制化培训计划。邀请经验丰富的模拟教育者参与，可以确保模拟场景的复杂性能够根据学员能力水平进行适当调整。

模拟在评价置信方面的作用

医学教育工作者会设定置信级别，以确定何时及以何种方式置信学员在无督导情况下履行临床职责[3]。可以将模拟场景设想为与每个置信级别相对应，使教育工作者能够在可控环境中观察和评价学员表现。一些作者认为，如果能够建立模拟评价和工作场所评价之间的紧密联系，那么学员在 EPA 模拟相关场景中的表现就可以补充甚至替代高风险现实世界中的评价[2,13]。

为了成功评价出与现实世界实践相符的置信级别，基于模拟的评价方案必须经过精心设计，具备多项特征[13,14]。第一，设计者需要明确如何通过模拟场景（例如，使用人体模型配合角色扮演的同事）来激活所关注的构念（例如，特定 EPA 映射的胜任力）。第二，不同背景（即具有不同先验知识和自我效能水平）的学员都必须始终受到激励，按预期执行 EPA。第三，负责评价 EPA 表现的人员必须经过培训，以便系统且标准化地观察每位学员的表现。第四，评价者还必须接受培训，学会将他们的观察结果转化为“督导级别”，更重要的是，要根据先前制定的标准提供有意义的反馈。模拟中心工作人员及其临床合作者是否具备实施这些特征所必需的基础技能和培训，很可能在不同的医学专业和医疗保健组织中差异很大。最终，需要开展大量严谨的效度研究[14]，以确定模拟能否补充甚至替代现实世界评价。许多培训项目对模拟方式感兴趣，是因为它有可能减轻工作场所中 EPAs 的评价负担[2,4,5,8,9]。如果模拟环境中进行的 EPAs 评价与工作场所中的评价高度相关，就像操作性 / 精神运动技能评价[13]，那么模拟的诸多优点——对患者安全、对学员心理安全、对一系列临床技能有效、高度可控、高度灵活等——就变得极具吸引力。

评估证据：模拟对基于 EPA 的培训与评价的影响

我们再次强调，关于将模拟融入基于 EPA 的课程和评价中的概念性论文数量，远超实证性论文的数量。尽管如此，不同的医学教育研究团队报告如何使用模拟进行基于 EPA 的培训与评价已形成趋势。

一些团体已经将基于模拟的活动作为培训和评价学员（主要是医学生）在培训接近尾声

时的置信准备情况的“顶石”①（capstone）方法。例如，有团队研究利用模拟来评价临床医学生向住院医师培训过渡过程中的多项 EPAs 结果[15,16]。另外，两个团队将这一理念扩展到医学[17]和药学专业[18]中的多日形成性和终结性顶石课程。因此，这些研究者将模拟视为一种“保证”，用于检查学员是否为重要的职业过渡做好了充分准备。

研究者还将模拟作为测试平台，为基于 EPAs 的评价提供效度证据。多项研究调查了基于模拟的评价和基于工作场所的评价是否具有定量相关性[4,19,20]，结果显示，对于复苏等可观察技能，两者之间的相关性从中等相关至不相关。对于这些结果不一情况的解释可以在一项访谈研究中找到，该研究中，相同医师评价者对基于模拟和真实内镜室中相同学员的息肉切除技能进行 EPA 评级；值得注意的是，评价者在两种情境下对置信的定义和判断迥异[2]。其他人则将评价仅限于模拟环境，以了解如何将置信 - 督导量表最好地融入客观结构化临床考试[21]等现有流程中，或研究“督导级别”与其他相关胜任力结果之间的相关性[22]。在这些研究中，当研究者确定了与可直接观察技能（尤其是操作技能和沟通相关胜任力）相关的 EPA 时，模拟似乎是最有效的方法。

现有证据表明，我们需要制定有针对性的研究计划，旨在确定模拟在基于 EPA 的课程和评价中的双重作用。以这些明确目标为基础，研究者可以在共同的研究基础上，开展定义明确的研究，而不是不利于基础理解的相互独立研究，为集体知识进步做贡献。通过研究已经采用模拟教学的机构的经验和成果，研究者可以为教育工作者提供在基于 EPA 课程中实施模拟的潜在益处和挑战的见解[19]。

基于 EPA 课程的综合模拟模型

根据现有文献，我们发现两大主要趋势。首先，综述表明，与基于 EPA 的课程实施相比，多达 3 倍的研究集中在创建 EPAs 上[23]。因此，我们提出的将模拟技术用于实施基于 EPA 的培训和评价的建议，尚未在理论建议之外得到全面、系统的探索。其次，在实施方面的实证研究中，研究者往往关注模拟在 EPAs 评价中的应用，而不是将其作为培训 EPAs 的准备环节。在此，我们针对模拟和 EPAs 研究领域提出一个具有挑战性的建议：所有学员都应在被允许对患者执行 EPAs 之前，在基于模拟的环境中体验一项 EPA 及其相关胜任力，而这些胜任力和 EPAs 可以由教育工作者通过模拟有效地传授。

基于模拟的教育作为一种培训和评价方式，可以包含从有针对性的任务分析到全面、真实临床场景的各种情景，这反映了医学培训从早期学习到高级实践的发展进程[24]。在撰写本章时，我们为教育工作者开发了一个初步的模型，以考虑模拟在基于 EPA 课程中培养学员能力上可能发挥的关键作用（图 15.1）。

早期培训——注重分析和细节

在早期培训环境中，模拟可用于帮助学员独立完成精细任务和基本操作技能。教育工作者可以设计部分任务模拟，以帮助学员在可控的环境中掌握核心技能，如缝合或基础生命支

① 顶石课程是针对高年级学生，特别是临近毕业学生开设的一门综合性课程，旨在帮助学生整合所学领域的 KSA，充分利用这些 KSA 解决实际问题。——译者注

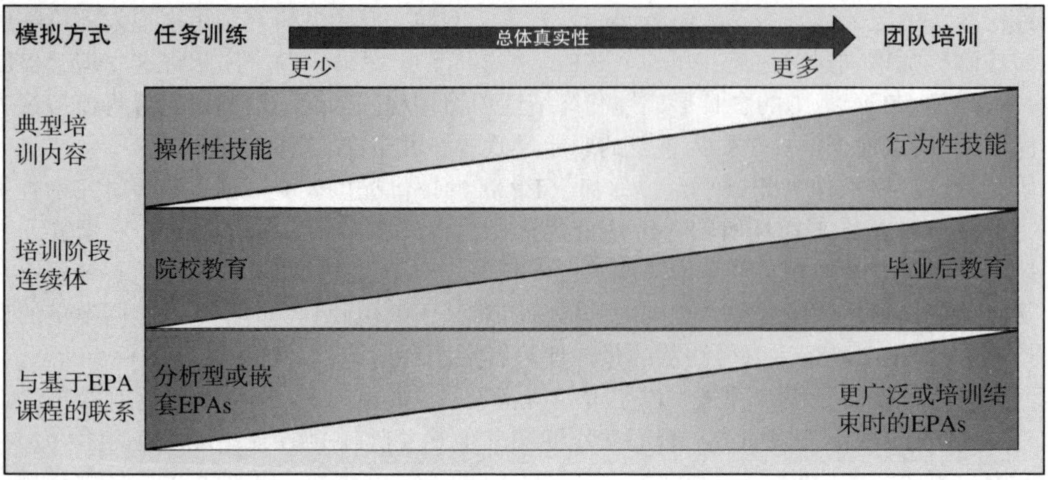

图 15.1　模拟在基于 EPA 课程中的作用

持。这些行为对应于分析型或嵌套 EPAs（见第 10 章），更侧重于掌握更广泛职业行为的特定组成部分。

高阶培训——注重整体性和培训结束时的表现

随着学员从院校阶段过渡到毕业后教育阶段，模拟的复杂性会逐步提升，侧重于将技术性和行为性技能（如沟通、团队合作、决策制定）融为一体。在高阶培训阶段，模拟可以呈现全面、真实的场景，完全还原临床诊疗或完整的患者照护，这与整体性或培训结束时的 EPAs 相呼应。在这一阶段，教育者会考查学员在置信执行完整专业任务时的表现，模拟真实世界的实践，将操作技能与基于团队医疗保健的挑战相结合。

结　语

我们的初步模型展示了教育者如何在培训内容、学员晋级，以及最适合当前情况的模拟目的与方式之间建立联系[25]。本章针对如何在医学教育和模拟不断发展的背景下，将模拟融入基于 EPA 课程中的未来方向，提出并综合了关键考虑因素。我们鼓励研究者使用既定框架（无论是我们引用的，还是他们自己偏好的框架）来系统设计、实施和评估使用模拟方式支持学员为未来实践做好准备的影响。将模拟融入基于 EPA 的课程，是医学教育领域的一种变革性方法。

利益冲突

作者声明没有任何利益冲突。

参考文献

1. ten Cate O. Nuts and bolts of entrustable professional activities. *J Grad Med Educ.* 2013;5(1):157–158. DOI: https://doi.org/10.4300/JGME-D-12-00380.1
2. Jeyalingam T, Walsh CM, Tavares W, et al. Variable or fixed? Exploring entrustment decision-making in workplace- and simulation-based assessments. *Acad Med.* 2022;97(7):1057–1064. DOI: https://doi.org/10.1097/ACM.0000000000004661
3. ten Cate O, Chen HC, Hoff RG, Peters H, Bok H, van der Schaaf M. Curriculum development for the workplace using entrustable professional activities (EPAs): AMEE guide no. 99. *Med Teach.* 2015;37(11):983–1002. DOI: https://doi.org/10.3109/0142159X.2015.1060308
4. Weersink K, Hall AK, Rich J, Szulewski A, Dagnone JD. Simulation versus real-world performance: a direct comparison of emergency medicine resident resuscitation entrustment scoring. *Adv Simul.* 2019;4(1):9. DOI: https://doi.org/10.1186/s41077-019-0099-4
5. Dwyer T, Wadey V, Archibald D, et al. Cognitive and psychomotor entrustable professional activities: can simulators help assess competency in trainees? *Clin Orthop Relat Res.* 2016;474(4):926–934. DOI: https://doi.org/10.1007/s11999-015-4553-x
6. Lioce L, ed. *Healthcare Simulation Dictionary*. Agency for Healthcare Research and Quality; 2020. DOI: https://doi.org/10.23970/simulationv2
7. Nickson CP, Petrosoniak A, Barwick S, Brazil V. Translational simulation: from description to action. *Adv Simul.* 2021;6(1):6. DOI: https://doi.org/10.1186/s41077-021-00160-6
8. Herrigel DJ, Donovan C, Goodman E, et al. Simulation as a platform for development of entrustable professional activities: a modular, longitudinal approach. *Cureus.* Published online October 22, 2020. DOI: https://doi.org/10.7759/cureus.11098
9. Miller DT, Gibb W, Caretta-Weyer H, Ng K, Sebok-Syer SS, Gisondi MA. Filling the core EPA10 assessment void: a framework for individual assessment of core entrustable professional activity 10 competencies in medical students. *AEM Educ Train.* 2022;6(6). DOI: https://doi.org/10.1002/aet2.10787
10. Brydges R, Boyd VA, Tavares W, et al. Assumptions about competency-based medical education and the state of the underlying evidence: a critical narrative review. *Acad Med.* 2021;96(2):296–306. DOI: https://doi.org/10.1097/ACM.0000000000003781
11. Van Melle E, Frank JR, Holmboe ES, Dagnone D, Stockley D, Sherbino J. A core components framework for evaluating implementation of competency-based medical education programs. *Acad Med.* 2019;94(7):1002–1009. DOI: https://doi.org/10.1097/ACM.0000000000002743
12. ten Cate O, Taylor DR. The recommended description of an entrustable professional activity: AMEE guide no. 140. *Med Teach.* 2021;43(10):1106–1114. DOI: https://doi.org/10.1080/0142159X.2020.1838465
13. Brydges R, Hatala R, Zendejas B, Erwin PJ, Cook DA. Linking simulation-based educational assessments and patient-related outcomes: a systematic review and meta-analysis. *Acad Med.* 2015;90(2):246–256. DOI: https://doi.org/10.1097/ACM.0000000000000549
14. Cook DA, Hatala R. Validation of educational assessments: a primer for simulation and beyond. *Adv Simul.* 2016;1(1). DOI: https://doi.org/10.1186/s41077-016-0033-y
15. Brätz J, Bußenius L, Brätz I, Grahn H, Prediger S, Harendza S. Assessment of final-year medical students' entrustable professional activities after education on an interprofessional training ward: A case-control study. *Perspect Med Educ.* 2022;11(5):266–272. DOI: https://doi.org/10.1007/s40037-022-00720-0
16. Eliasz KL, Ark TK, Nick MW, Ng GM, Zabar S, Kalet AL. Capturing entrustment: using an end-of-training simulated workplace to assess the entrustment of near-graduating medical

students from multiple perspectives. *Med Sci Educ*. 2018;28(4):739–747. DOI: https://doi.org/10.1007/s40670-018-0628-0

17. Salzman DH, McGaghie WC, Caprio T, et al. Use of a simulation-based capstone course to teach and assess entrustable professional activities to graduating medical students. *Med Sci Educ*. 2016;26(3):453–456. DOI: https://doi.org/10.1007/s40670-016-0267-2
18. Croft H, Gilligan C, Rasiah R, Levett-Jones T, Schneider J. Development and inclusion of an entrustable professional activity (EPA) scale in a simulation-based medicine dispensing assessment. *Curr Pharm Teach Learn*. 2020;12(2):203–212. DOI: https://doi.org/10.1016/j.cptl.2019.11.015
19. Keating S, McLeod-Sordjan R, Lemp M, Willenbrock D, Fried AM, Cassara M. Evaluating entrustable professional activities in a nurse practitioner readiness for practice simulation. *J Nurse Pract*. 2021;17(5):611–614. DOI: https://doi.org/10.1016/j.nurpra.2021.01.003
20. Prudhomme N, O'Brien M, McConnell MM, Dudek N, Cheung WJ. Relationship between ratings of performance in the simulated and workplace environments among emergency medicine residents. *CJEM*. 2020;22(6):811–818. DOI: https://doi.org/10.1017/cem.2020.388
21. Holzhausen Y, Maaz A, März M, Sehy V, Peters H. Exploring the introduction of entrustment rating scales in an existing objective structured clinical examination. *BMC Med Educ*. 2019;19(1). DOI: https://doi.org/10.1186/s12909-019-1736-2
22. Fincke F, Prediger S, Schick K, et al. Entrustable professional activities and facets of competence in a simulated workplace-based assessment for advanced medical students. *Med Teach*. 2020;42(9):1019–1026. DOI: https://doi.org/10.1080/0142159X.2020.1779204
23. O'Dowd E, Lydon S, O'Connor P, Madden C, Byrne D. A systematic review of 7 years of research on entrustable professional activities in graduate medical education, 2011–2018. *Med Educ*. 2019;53(3):234–249. DOI: https://doi.org/10.1111/medu.13792
24. Rotthoff T, Kadmon M, Harendza S. It does not have to be either or! Assessing competence in medicine should be a continuum between an analytic and a holistic approach. *Adv Health Sci Educ*. 2021;26(5):1659–1673. DOI: https://doi.org/10.1007/s10459-021-10043-0
25. Petrosoniak A, Brydges R, Nemoy L, Campbell DM. Adapting form to function: can simulation serve our healthcare system and educational needs? *Adv Simul*. 2018;3(1). DOI: https://doi.org/10.1186/s41077-018-0067-4

第 16 章

贯穿于培训和实践过程中的置信职业行为与过渡

Olle ten Cate，David A. Turner，Martin V. Pusic，Daniel J. Schumacher
翻译：嵇　艳　校对：王庭轩

摘　要

医学生向新环境、新培训阶段和无督导医学实践的过渡，是学习的关键阶段，其中，置信职业行为（EPAs）能发挥至关重要的作用。在做出置信决策时，关键问题是：学员是否已经准备好进入下一个阶段？这通常需要更大的自主权；毕业生是否已经达到通常需要在无督导环境下工作的实践要求？

本章从这些过渡的角度探讨与 EPAs 相关的问题，以及它们如何应用于整个教育和实践的连续过程。督导在过渡前后都发挥着关键作用。

作　者

- Olle ten Cate，PhD。荷兰乌特勒支大学医学中心；美国加州大学旧金山分校。邮箱：t.j.tencate@umcutrecht.nl
- David A. Turner，MD。美国儿科委员会；美国杜克大学医学中心。
- Martin V. Pusic，MD，PhD。美国哈佛大学。
- Daniel J. Schumacher，MD，PhD。美国俄亥儿童医院医疗中心 / 辛辛那提大学医学院。

引　言

在医学专业培训中，过渡无处不在——从课堂到临床工作环境，从一种临床环境到另一种临床环境，从有督导到无督导，从一个机构到另一个机构，从获得执照前到成为执业者，整体而言，从培训到实践。基于置信职业行为（EPAs）的置信在细微之处反映出一种过渡，

本章引用格式：

ten Cate O，Turner DA，Pusic MV，Schumacher DJ. Entrustable professional activities and transitions across the continuum of training and practice. In：ten Cate O，Burch VC，Chen HC，Chou FC，Hennus MP.（Eds）. *Entrustable Professional Activities and Entrustment Decision-Making in Health Professions Education*，Chapter 16，pp. 183-193. [2024] London：Ubiquity Press. DOI：https：//doi.org/10.5334/bdc.p

因为置信决策使学员置身于需要承担更大责任和自主权的情境中。EPAs 被定义为专业实践单元，学员在经过一段时间的培训后，必须准备好在无督导的情况下执行这些单元。最初由毕业后医学培训提出[1]，但很快也被院校阶段项目所接受。目前，关于 EPAs 的提议和使用已经体现在几乎所有医学专业领域。鉴于 EPAs 定义了一个职业，它们也适用于培训后的从业人员，例如，帮助他们认识到自己在某些能力方面的不足，或识别出在完成培训后该职业新增的、未曾接触过的职业行为。

对医疗任务的置信不仅仅发生在培训结束时或之后。即使医疗执业许可的正式规定与资格认证、执照或委员会认证相关联，但从学员开始第一次临床轮转并由导师分配和督导专业任务的那一刻起，医疗任务的督导就开始执行了[2]。即使完成了所有培训，专科医生也可能会遇到以前未曾涉足的新的工作领域。执业医师获取新知识和技能的方式各不相同，对于不熟悉的外科[3]和内科[4]任务也有所不同，但对新职业行为承担责任的理念始终贯穿于教育和实践的全过程。换句话说，EPAs 并不一定代表一种教育构念；事实上，构成“实践单元”的是专业工作，而非教育训练。

图 16.1 从国际视角展示了连续体中的过渡，承认了全球各地的培训和实践中存在着各种各样的阶段。这些不同的阶段都可以采用 EPAs，而间断性的服务期可以从 EPAs 的资格认证中受益。对于每个阶段，其前一个阶段都应该为学员做好在指定督导级别下工作的准备。

承担专业工作的临床责任是一个关键转折点。从课堂阶段到临床阶段，以及从教育到实践的转变，一直令人担忧[6]。从掌握知识到承担临床责任的转变，尤其令人感觉压力巨大。这种转变后的几周和几个月被称为“关键强化学习期”[7]。虽然对这类转变所做的准备往往可以优化，但它们仍是专业成长过程中不可避免且充满挑战的阶段，为学习如何变得坚韧提供了巨大的机会[8]。当学员首次跨过能力阈值，并被初次赋予执行无督导任务的责任时，他

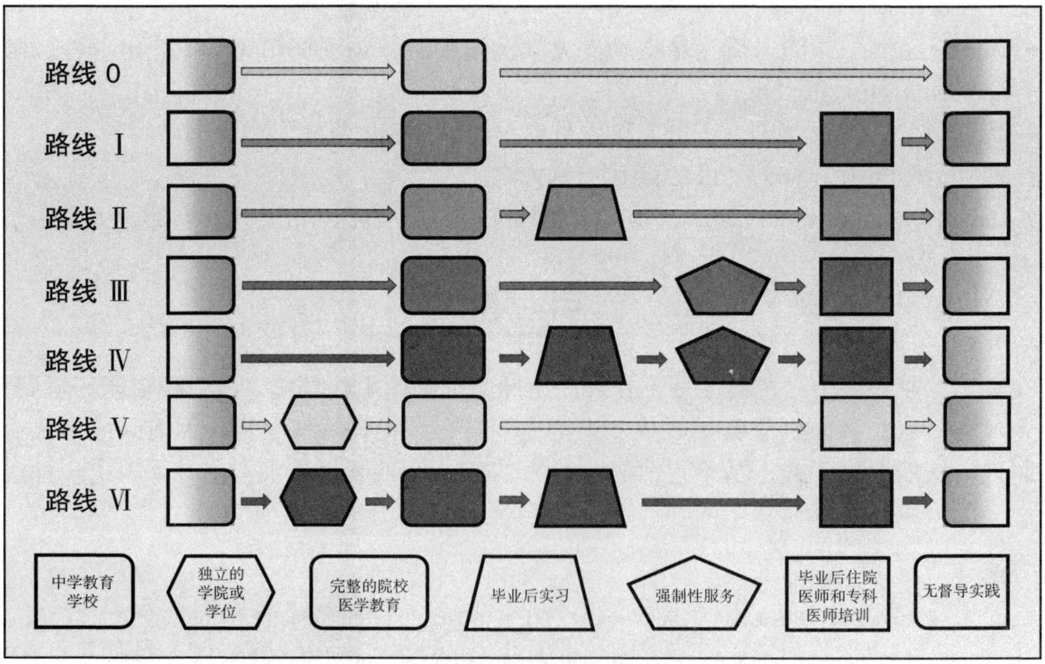

图 16.1　全球医学连续体中的过渡
改编自 Wijnen-Meijer 等（2021）[5]

们可能表现得很出色，但还未常规化，因此需要时间[9]。在这一转变之后，情境意识的发展有助于加快任务执行速度，并被允许增加工作量（框 16.1）。

框 16.1　理论说明：培养过渡后的情境意识

跨越承担医疗任务（即一项 EPA）终结性置信的阈值是一个重要的转折点。根据 Dreyfus 技能发展模型（新手—高级新手—胜任—熟练—专家），此时学员正处于“胜任”阶段[10,11]。越过这一阈值，即获得无督导工作的许可，无论是在培训期间还是培训之后，都只是迈向精通和专家之路的开始。在一篇出色的综述中，美国空军工业工程师 Endsley（2018）阐述了培养情境意识（situation awareness，SA）的关键作用，以及如何通过三个阶段向专家水平发展：**感知**相关的情境线索、**理解**环境中的动态变化，以及**预测**，即对未来相关事件发生的预测，并从团队运动、航空和医学等方面进行举例说明[12]。准备好跨过无督导执行某项 EPA 的阈值，并不意味着掌握了该 EPA，即在多变环境下高负荷、稳健、自主地执行。在过渡初期，需要降低工作量，为每个病例预留充足的时间，这也是为了避免超负荷工作、伦理挫败感（能胜任，但没有足够的时间做好工作）和职业倦怠[13]。

在本章中，我们讨论了与 EPAs 以及教育和实践的连续性相关的重要问题，包括其中的过渡问题。虽然胜任力导向教育（CBE）在医学教育领域占据主导地位，但贯穿整个临床执业生涯的胜任力导向实践才是其最终目的[14]。

早期学员为首次 EPAs 做准备

可以设想为培训早期学员设立 EPAs，但由于 EPAs 反映了对患者照护行为的贡献，学员能够（且必须）具备相应资格，课堂教学永远无法使学员为被置信 EPAs 做好准备。不过仍然存在一些适合培训早期学员的合理 EPAs 实例。例如，一些项目要求医学生在第一年成为急救医疗技术员[15]，或在督导下由学生运营的诊所中为难以获得服务的人群提供服务（如患者分诊、病史采集和体格检查、患者健康教育、实验室检查和免疫接种等）[2]。这些也可以作为选修课，引导学生参与需要资格和许可的正规医疗行为。

由于培训早期学员（及其服务对象）极易受到影响，因此充分的培训、督导以及明确的规章制度至关重要。不过，如果保障得当，那么此类经历是非常宝贵的。它们为学员提供了职业导向，有助于巩固（或引导）其职业选择的信念。此外，它们还为学员获取基础、规范的知识所需的努力提供了相关的背景信息。这种纵向课程的整合从专业培训和身份形成初期就将知、行、为结合起来，有助于学员为向承担更多责任的过渡做好准备[16]。

院校教育中的真正置信并为患者照护做出贡献

执业前学员在参与患者照护方面的自主权往往受到限制。虽然这出于对患者（和学员）

安全的考虑，这种限制是必要且合理的，但严格的限制会导致他们在毕业后面临更大的过渡差距，相比之下，进一步培养学员承担责任的能力会更稳妥。在国际比较中，执业前的高年资学员所拥有的自主权差异很大。在一些司法管辖区，执业前学员可能只能进行体格检查和病史采集，且这些工作还需要由执业主治医师全面审核；而在其他环境中，执业前学员可以在有限且间接的督导下承担大部分初级患者医疗保健工作。根据改良版陈氏置信 - 督导量表[17]，这些毕业前的差异范围从 3a 级（所有结果均需复核）的有限任务，到 4a 级（可通过电话沟通的远程督导）的重要任务，例如无并发症的分娩。重大的责任促使学习者更好地做好准备，但患者安全需要明确的监督规定来保障。在这种两难的情况下，对学员进行充分评价后做出的终结性置信决策至关重要，以说服合作者和公众，证明赋予学员重大责任是合理的。

置信职业行为和住院医师培训过渡

EPAs 定义了具体的职业范围。对于医学院校的 EPAs 而言，这个范围是整个医学职业，但更侧重于普遍性。在医学院校实现的 EPAs 必须为具备多种潜能（而非多种胜任力）的学生做好准备，适应从精神病学到神经外科不同领域的工作。因此，从医学院校向住院医师培训过渡阶段的 EPAs 值得特别关注。美国医学院校协会（AAMC）通过定义他们认为所有执业医师都需要执行的 EPAs 活动明确回应了这个问题，而无论他们的专业领域是什么[18,19]，并期望这些活动能与后续各专科的 EPAs 相衔接。AAMC 制定了一套包含 13 项入职住院医师培训的核心 EPAs（AAMC core EPAs），如开发鉴别诊断、开具和解读常规检查、记录临床接诊情况以及致力于安全文化和改进[19]。

美国首个尝试将院校与毕业后阶段 EPAs 相衔接的专科是儿科。作为一项时间可变的试点项目（儿科连续教育项目，即 EPAC）的一部分，在这项小型试点项目中，儿科教育工作者将他们的普通儿科 EPAs[20] 与 AAMC 核心 EPAs 相映射，并根据医学生的个人准备度，将其提前过渡到儿科住院医师培训阶段[21,22]。接下来，他们统一了专科培训学员的普通儿科与各亚专科 EPAs。其中包括普通儿科和每个亚专科的通用 EPAs，如“领导团队”和“为其他儿童的医疗工作者提供咨询”[23]。

置信决策和向新培训环境的过渡

随着学员在培训过程中的不断进步，对于个人执行特定 EPA 的准备度，既有形成性考虑，也有终结性考虑。对 EPAs 的关注能够有效提升反馈机制，并促进学员沿着发展轨迹前进[24-26]，但在新环境中，针对实践 EPAs 的准备情况所做出的终结性置信决策同样重要。一些项目在学员展现出准备好无督导实践某行为时，会颁发“责任授予声明”（STAR），作为一种非正式的微认证，这在荷兰所有的医学和护理学毕业后项目中非常常见[1,27]。证明这种准备状态可能只是为了完成一个培训阶段，如加拿大的 CBD 模式[28]，或者是为了在患者照护中获得更大的自主权和责任。CBD 模式要求学员在进入下一阶段 EPAs 培训之前，必须掌握上一阶段所包含的一系列 EPAs。这种模式存在一定的风险，即学员自己认为需要“追求”EPAs 的评分以满足课程要求，而不是为了获得更多的自主权进行实践[29]。

EPAs 资格认证在向全新的培训环境过渡时也发挥着重要作用，例如从院校医学教育（UME）向毕业后医学教育（GME）的过渡。如上所述，AAMC 核心 EPAs 是在院校医学教育阶段开发和试点的，数据表明，执行这些 EPAs 的准备度与向毕业后医学教育培训的过渡间存在关联 [30]。数据还表明，在过渡时期，学员可能尚未做好执行这些核心 EPAs 的准备 [31,32]。这些数据可用于识别院校和毕业后医学教育培训之间的差距，进一步证明了需要将 CBE 和评价视为一个真正的连续体，以解决许多医学教育体系中存在的突然过渡问题 [14,18,33]。

终结性置信决策的可迁移性

在正式获得执照和专业认证之前，对于 EPAs 督导级别 4 级（基本为“允许在无督导下执业，但仍需接受监督”）的终结性决策，是为了使高年资学员具备承担过渡后阶段与职责相匹配的资格。这些终结性决策或被称为 STAR，也可以转化为数字徽章 [34]，并得到医疗团队成员的认可。然而，学员可能在培训期间转到新的环境，例如转到另一家附属医院。于是问题出现了：在新的环境下，STAR 的认可度如何？新的督导者是否应该接受学员的 STAR 状态，并允许他们在夜班时自主工作？有如下两点建议：一是接受学员在新环境下的 STAR 状态；二是设置一个适应阶段，包括足够的观察期以确认其 STAR 状态。因此，对于新环境的转变，我们的建议是：“信任，但须验证”。

在护理领域，过渡性项目被广泛应用于支持毕业生适应实践环境 [35]，近期，荷兰创建了一个全国范围内的 EPAs 模式，用于毕业后培训，该模式采用了跨学科 EPAs 的概念，为职业发展和医疗保健需求 [36] 提供了更大的灵活性 [37]。

置信职业行为：从培训到全面实践的过渡

培训后进入实践，首次承担全部责任的阶段是至关重要的一步 [38,39]。执行 EPAs 的准备情况可以作为进入实践领域的决策基础，并为明确某一职业或专科实践的入门要求提供了机会 [40]。然而，在许多情况下，在孤立式医学教育体系中，关于毕业生过渡到实践阶段需要具备的准备度存在不一致性。以美国儿科为例，开发 EPAs 旨在明确儿科医生和儿科亚专科医生预期开展的行为，过去几年的调查数据表明，毕业生在培训结束后执行这些行为的准备度存在显著差异。一项普通儿科的研究显示，在 17 项普通儿科 EPAs[41] 中，针对其中 6 项 EPAs，只有不足 80% 的结业住院医师做好了无督导实践的准备；而在儿科亚专科领域，项目主任建议，无督导实践不应成为毕业时大多数 EPAs 的最低要求 [42,43]。

考虑到过渡阶段，对医学专业人士而言，将无督导实践列为过渡到获取完全资格认证的严格要求之一，这可能并不现实。我们认为，不应将持续需要某种程度的督导视为学员个人或培训项目的缺陷，而应将其视为一个持续的、动态的置信节点，这一节点不仅在获得认证和过渡到实践阶段时需要跨越，并且在从业者的整个职业生涯中也都需要持续跨越。这既承认了个体差异性，也承认了情境差异性。框 16.2 提供了一些示例。

以兽医培训和应对家养动物急症管理的准备度为例。在院校兽医教育中，由于潜在治疗动物种类繁多，其患病情况迥异，因此无法教授并确认学员掌握全部内容。每位新晋兽医都会存在不足之处（而且持续的毕业后兽医住院医师培训也并非常态）。因此，兽医学毕业生虽然具备资格，但尚未达到**完全**胜任的水平 [46]。

“实践准备度”这一概念并非绝对。新毕业的从业者**必须**确保技能的进一步提升，这需要更有经验的从业者作为后援和专门的实践培训提供支持[46]。此外，适应新环境可能需要截然不同的新技能。临床胜任力委员会在判定学员能否完成培训时，应可靠地评估出学员识别支持和指导需求的能力。“尚未准备好被置信”是向学员（和系统）发出一个信号，表明学员需要额外的支持。回到急诊兽医实践领域，图 16.2 显示了荷兰最近的一个项目，即在过渡到这一新环境后的第一天就要协商需要多少督导以及督导的时长[47]。其他医学职业在过渡阶段也可采用类似方法。

兽医急诊新员工的EPAs列表												
兽医急诊必需的EPAs		针对该EPA 我预估的督导级别*					我争取在×个月后做好无督导实践的准备					
对伴有……的狗或猫进行初步治疗		1	2	3	4	5	0	1	2	3	4	5
1	创伤，流血，伤口											
2	心肺骤停（需要CRP）											
3	癫痫											
4	胃扩张/肠扭转（不包括手术干预）											
5	排尿困难/尿痛/尿频											
6	中毒											
7	呼吸困难											
8	眼球脱出											
9	急性青光眼											
10	急性失明											
11	角膜穿孔											
12	难产（包括剖宫产）											
13	子宫积脓（也括子宫切除术）											
14	口腔科急症											
15	急性心力衰竭（心肌、心包、心律失常）											
16	腹泻、呕吐和（或）腹痛											
17	贫血											
18	急性轻瘫/瘫痪											
19	鼻腔、口腔、喉、气管、食管异物											
20	热射病											
21	过敏反应											
22	糖尿病酮症酸中毒/高血糖											
23	确定适应证并实施安乐死											

*督导级别

1. 准备见习但无法执行这项EPA
2. 准备在督导者在场的情况下实践这项EPA
3. 准备好在间接（随叫随到）督导下实践这项EPA
4. 准备好无督导的实践
5. 准备好督导低年资学习者

姓名：……　　日期：……　　与督导者的讨论：……

图 16.2　用于协商过渡后的督导需求的自我评估工具示例

一旦深入实践，可以设想 EPAs 在持续维护和更新从业者技能中发挥重要作用。对每位从业者而言，一个重要的胜任力“优势”在于适应职业生涯中不断变化的环境。在个人层面，“失用性萎缩”可能导致实际上丧失对关键活动的准备能力，这对继续教育和持续认证都有影响[48]。EPAs 能够明确这些能力的边界。在环境层面，在从业者的职业生涯中，实践很可能持续快速变化。随着实践的发展，可能会出现新 EPAs，而旧 EPAs 则会逐渐被淘汰。例如，有 6 个急诊医学合作组织维护着一个实践模型，称为“急诊医学临床实践模型”，它由 3 个主要“维度”组成，即患者危重程度、医师任务和医师胜任力[49]，其中，任务维度与 EPA 框架相契合。这种合作模式通过急诊医学界的共同努力，保障专业实践要素的持续相关性，从而确保共同创建的包容性框架能够在保护公众利益和尊重个体从业者自主权之间取得适当平衡。另一个例子来自医师助理培训，培训后 EPAs 被添加至个人档案袋内[50]。

框 16.2 关注低年资主治医师督导的向实践过渡模式

- “原位晋级”是美国的一项试点计划，它允许住院医师以时间可变的方式，在住院医师培训机构内逐步过渡到完全经过认证且独立的角色。其优势在于，在医生早期独立执业阶段，仍然可以获得密切的督导和支持[44]。
- 美国手术类专科委员会要求新毕业的外科医生收集一系列完整连续的病例详细信息，然后在口试委员会考试时接受审查，从而评估他们与特定实践环境中对置信准备情况的匹配程度。
- 最近，24 项非常具体的 EPAs 详细定义了心脏超声综合检查，其中 10 项被视为毕业后培训的核心内容，7 项在毕业后培训之后仍需督导，还有 8 项需要进行额外的重点培训，并由经过认证的心脏病专家进行督导[45]。

下一个步骤可以为每位专科医生明确其核心活动，即在该专科领域内，所有医生都必须随时准备好执行的行为（这些行为定义了该专科的共同基础），并在个人、动态档案袋中添加额外的 EPAs，展示其在特定时刻已准备好执行该行为的能力。

EPAs 通常与毕业后教育或院校教育中的单一项目相关联。本章中，我们论证了 EPAs 如何在整个教育连续体中，尤其是在过渡时期发挥关键作用。在此过程中，督导的作用不容忽视，它是保障照护安全和质量，同时促进学习者成长的关键因素。

图表说明

图 16.1 改编自 Wijnen-Meijer 等（2021）的文献[5]。图 16.2 摘自 ten Cate & Favier（2022）的文献[47]。

利益冲突

作者声明没有任何利益冲突。

参考文献

1. ten Cate O, Scheele F. Competency-based postgraduate training: can we bridge the gap between theory and clinical practice? *Acad Med*. 2007;82(6):542–547. DOI: https://doi.org/10.1097/ACM.0b013e31805559c7
2. Chen HC, Sheu L, O'Sullivan P, ten Cate O, Teherani A. Legitimate workplace roles and activities for early learners. *Med Educ*. 2014;48(2):136–145. DOI: https://doi.org/10.1111/medu.12316
3. Jaffe TA, Hasday SJ, Knol M, et al. Strategies for new skill acquisition by practicing surgeons. *J Surg Educ*. 2018;75(4):928–934. DOI: https://doi.org/10.1016/j.jsurg.2017.09.016
4. Grossman SN, Han SC, Balcer LJ, et al. Rapid implementation of virtual neurology in response to the COVID-19 pandemic. *Neurology*. 2020;94(24):1077–1087. DOI: https://doi.org/10.1212/WNL.0000000000009677
5. Wijnen-Meijer M, van den Broek M, ten Cate O. Six routes to unsupervised clinical practice. *Acad Med*. 2021;96(3):475. DOI: https://doi.org/10.1097/ACM.0000000000003880
6. Becker HS, Geer B, Huges EC, Strauss AL. *Boys in White. Student Culture in Medical School*. University of Chicago Press; 1961.
7. Kilminster S, Zukas M, Quinton N, Roberts T. Preparedness is not enough: understanding transitions as critically intensive learning periods. *Med Educ*. 2011;45(10):1006–1015. DOI: https://doi.org/10.1111/j.1365-2923.2011.04048.x
8. Rosenbaum L. Being well while doing well – distinguishing necessary from unnecessary discomfort in training. *N Engl J Med*. 2024;390(6):568–572. DOI: https://doi.org/10.1056/NEJMms2308228
9. Balziano S, Heyman E, Prat D. Patellar fracture surgery performed autonomously by residents, yields similar short-term outcomes to surgery performed by fellowship-trained surgeons. *J Surg Educ*. April 26, 2024. DOI: https://doi.org/10.1016/j.jsurg.2024.03.002
10. Dreyfus HL, Dreyfus SE. *Mind over Machine*. Free Press; 1986.
11. ten Cate O, Chen HC, Hoff RG, Peters H, Bok H, van der Schaaf M. Curriculum development for the workplace using entrustable professional activities (EPAs): AMEE Guide No. 99. *Med Teach*. 2015;37(11):983–1002. DOI: https://doi.org/10.3109/0142159X.2015.1060308
12. Endsley MR. Expertise and situation awareness. In: Ericsson KA, Hoffman RR, Kozbelt A, Williams AM, eds. *The Cambridge Handbook of Expertise and Expert Performance*. Cambridge University Press; 2018:714–742. DOI: https://doi.org/10.1017/9781316480748.037
13. Injured, not sidelined: NOS episode 2.10. *N Engl J Med*. 2024;390(15):e37. DOI: https://doi.org/10.1056/NEJMp2400700
14. ten Cate O, Carraccio C. Envisioning a true continuum of competency-based medical education, training, and practice. *Acad Med*. 2019;94(9):1283–1288. DOI: https://doi.org/10.1097/ACM.0000000000002687
15. Brenner J, Bird J, Ginzburg SB, et al. Trusting early learners with critical professional activities through emergency medical technician certification. *Med Teach*. 2018;40(6):561–568. DOI: https://doi.org/10.1080/0142159X.2018.1444745
16. Wijnen-Meijer M, ten Cate O, van der Schaaf M, Burgers C, Borleffs J, Harendza S. Vertically integrated medical education and the readiness for practice of graduates. *BMC Med Educ*. 2015;15:229. DOI: https://doi.org/10.1186/s12909-015-0514-z
17. Chen HC, van den Broek WES, ten Cate O. The case for use of entrustable professional activities in undergraduate medical education. *Acad Med*. 2015;90(4):431–436. DOI: https://doi.org/10.1097/ACM.0000000000000586
18. Carraccio C, Englander R, Gilhooly J, et al. Building a framework of entrustable professional activities, supported by competencies and milestones, to bridge the educational continuum.

Acad Med. 2017;92(3):324–330. DOI: https://doi.org/10.1097/ACM.0000000000001141
19. Englander R, Flynn T, Call S, et al. Toward defining the foundation of the MD degree: core entrustable professional activities for entering residency. *Acad Med.* 2016;91(10):1352–1358. DOI: https://doi.org/10.1097/ACM.0000000000001204
20. Andrews JS, Bale JF, Soep JB, et al. Education in Pediatrics Across the Continuum (EPAC): first steps toward realizing the dream of competency-based education. *Acad Med.* 2018;93(3):414–420. DOI: https://doi.org/10.1097/ACM.0000000000002020
21. Murray KE, Lane JL, Carraccio C, et al. Crossing the gap: using competency-based assessment to determine whether learners are ready for the undergraduate-to-graduate transition. *Acad Med.* 2019;94(3):338–345. DOI: https://doi.org/10.1097/ACM.0000000000002535
22. Geraghty JR, Ocampo RG, Liang S, et al. Medical students' views on implementing the core EPAs: recommendations from student leaders at the core EPAs pilot institutions. *Acad Med.* 2021;96(2):193–198. DOI: https://doi.org/10.1097/ACM.0000000000003793
23. Mink RB, Schwartz A, Herman BE, et al. Validity of level of supervision scales for assessing pediatric fellows on the common pediatric subspecialty entrustable professional activities. *Acad Med.* 2018;93(2):283–291. DOI: https://doi.org/10.1097/ACM.0000000000001820
24. Bremer AE, Ruczynski LIA, Bot P, Fluit CRMG, van de Pol MHJ. A qualitative study on how entrustable professional activities support medical students in their transitions across clerkships. *Perspect Med Educ.* 2023;12(1):187–197. DOI: https://doi.org/10.5334/pme.825
25. Arnstead N, Campisi P, Takahashi SG, et al. Feedback frequency in competence by design: A quality improvement initiative. *J Grad Med Educ.* 2020;12(1):46–50. DOI: https://doi.org/10.4300/JGME-D-19-00358.1
26. Berger S, Stalmeijer RE, Marty AP, Berendonk C. Exploring the impact of entrustable professional activities on feedback culture: a qualitative study of anesthesiology residents and attendings. *Acad Med.* 2023;98(7):836–843. DOI: https://doi.org/10.1097/ACM.0000000000005188
27. Sigurdsson V, ten Cate O. Do summative entrustment decisions actually lead to entrustment? *Clin Teach.* October 10, 2023:e13668. DOI: https://doi.org/10.1111/tct.13668
28. Hall AK, Oswald A, Frank JR, et al. Evaluating competence by design as a large system change initiative: readiness, fidelity, and outcomes. *Perspect Med Educ.* 2024;13(1):95–107. DOI: https://doi.org/10.5334/pme.962
29. Ott MC, Pack R, Cristancho S, Chin M, Van Koughnett JA, Ott M. 'The most crushing thing': understanding resident assessment burden in a competency-based curriculum. *J Grad Med Educ.* 2022;14(5):583–592. DOI: https://doi.org/10.4300/JGME-D-22-00050.1
30. Obeso V, Grbic D, Emery M, et al. Core entrustable professional activities (EPAs) and the transition from medical school to residency: the postgraduate year one resident perspective. *Med Sci Educ.* 2021;31(6):1813–1822. DOI: https://doi.org/10.1007/s40670-021-01370-3
31. Lindeman BM, Sacks BC, Lipsett PA. Graduating students' and surgery program directors' views of the Association of American Medical Colleges core entrustable professional activities for entering residency: where are the gaps? *J Surg Educ.* 2015;72(6):e184–92. DOI: https://doi org/10.1016/j.jsurg.2015.07.005
32. Angus SV, Vu TR, Willett LL, Call S, Halvorsen AJ, Chaudhry S. Internal medicine residency program directors' views of the core entrustable professional activities for entering residency: an opportunity to enhance communication of competency along the continuum. *Acad Med.* 2017;92(6):785–791. DOI: https://doi.org/10.1097/ACM.0000000000001419
33. Aschenbrener CA, Ast C, Kirch DG. Graduate medical education: its role in achieving a true medical education continuum. *Acad Med.* 2015;90(9):1203–1209. DOI: https://doi.org/10.1097/ACM.0000000000000829
34. Mehta NB, Hull AL, Young JB, Stoller JK. Just imagine: new paradigms for medical education. *Acad Med.* 2013;88(10):1418–1423. DOI: https://doi.org/10.1097/ACM.0b013e3182a36a07

35. Alshawush K, Hallett N, Bradbury-Jones C. The impact of transition programmes on workplace bullying, violence, stress and resilience for students and new graduate nurses: a scoping review. *J Clin Nurs*. 2022;31(17–18):2398–2417. DOI: https://doi.org/10.1111/jocn.16124
36. Pool IA, van Zundert H, ten Cate O. Facilitating flexibility in postgraduate nursing education through entrustable professional activities to address nursing shortages and career prospects. *Int Nurs Rev*. October 11, 2023. DOI: https://doi.org/10.1111/inr.12892
37. Pool I, Hofstra S, van der Horst M, ten Cate O. Transdisciplinary entrustable professional activities. *Med Teach*. 2023;45(9):1019–1024. DOI: https://doi.org/10.1080/0142159X.2023.2170778
38. Teunissen PW, Westerman M. Junior doctors caught in the clash: the transition from learning to working explored. *Med Educ*. 2011;45(10):968–970. DOI: https://doi.org/10.1111/j 1365-2923.2011.04052.x
39. Hampton KB, Smeltzer SC, Ross JG. Evaluating the transition from nursing student to practicing nurse: an integrative review. *J Prof Nurs*. 2020;36(6):551–559. DOI: https://doi.org /10.1016/j.profnurs.2020.08.002
40. Taylor D, Park YS, Smith C, Cate OT, Tekian A. Constructing approaches to entrustable professional activity development that deliver valid descriptions of professional practice. *Teach Learn Med*. 2021;33(1):89–97. DOI: https://doi.org/10.1080/10401334.2020.1784740
41. Schumacher DJ, West DC, Schwartz A, et al. Longitudinal assessment of resident performance using entrustable professional activities. *JAMA Netw Open*. 2020;3(1):e1919316. DOI: https://doi.org/10.1001/jamanetworkopen.2019.19316
42. Turner DA, Schwartz A, Carraccio C, et al. Continued supervision for the common pediatric subspecialty entrustable professional activities may be needed following fellowship graduation. *Acad Med*. 2021;96(7S):S22-S28. DOI: https://doi.org/10.1097/ACM.0000000000004091
43. Weiss PG, Schwartz A, Carraccio CL, et al. Achieving entrustable professional activities during fellowship. *Pediatrics*. 2021;148(5). DOI: https://doi.org/10.1542/peds.2021-050196
44. Goldhamer MEJ, Pusic MV, Nadel ES, Co JPT, Weinstein DF. Promotion in place: a model for competency-based, time-variable graduate medical education. *Acad Med*. January 29, 2024. DOI: https://doi.org/10.1097/ACM.0000000000005652
45. Perry R, Forshaw A, Childs J, Chester D, Edwards C. Cultivating competency in cardiac sonography: aligning entrustable professional activities with industry expectations. *Heart Lung Circ*. March 7, 2024. DOI: https://doi.org/10.1016/j.hlc.2024.01.027
46. Duijn C, Bok H, ten Cate O, Kremer W. Qualified but not yet fully competent: perceptions of recent veterinary graduates on their day-one skills. *Vet Rec*. 2020;186(7):216. DOI: https://doi.org/10.1136/vr.105329
47. ten Cate O, Favier RP. Approaching training-practice gaps after the transition: a practice proposal for supervision after training. *Front Med (Lausanne)*. 2022;9:881274. DOI: https://doi.org/10.3389/fmed.2022.881274
48. Pusic MV, Kessler D, Szyld D, Kalet A, Pecaric M, Boutis K. Experience curves as an organizing framework for deliberate practice in emergency medicine learning. *Acad Emerg Med*. 2012;19(12):1476–1480. DOI: https://doi.org/10.1111/acem.12043
49. Beeson MS, Bhat R, Broder JS, et al. The 2022 model of the clinical practice of emergency medicine. *J Emerg Med*. 2023;64(6):659–695. DOI: https://doi.org/10.1016/j.jemermed.2023.02.016
50. de Raad T, Wiersma F, Kuilman L, ten Cate O. The fate of entrustable professional activities after graduation: a survey study among graduated physician assistants. *J Contin Educ Health Prof*. 2023;43(1):28–33. DOI: https://doi.org/10.1097/CEH.0000000000000467

第四篇

评　价

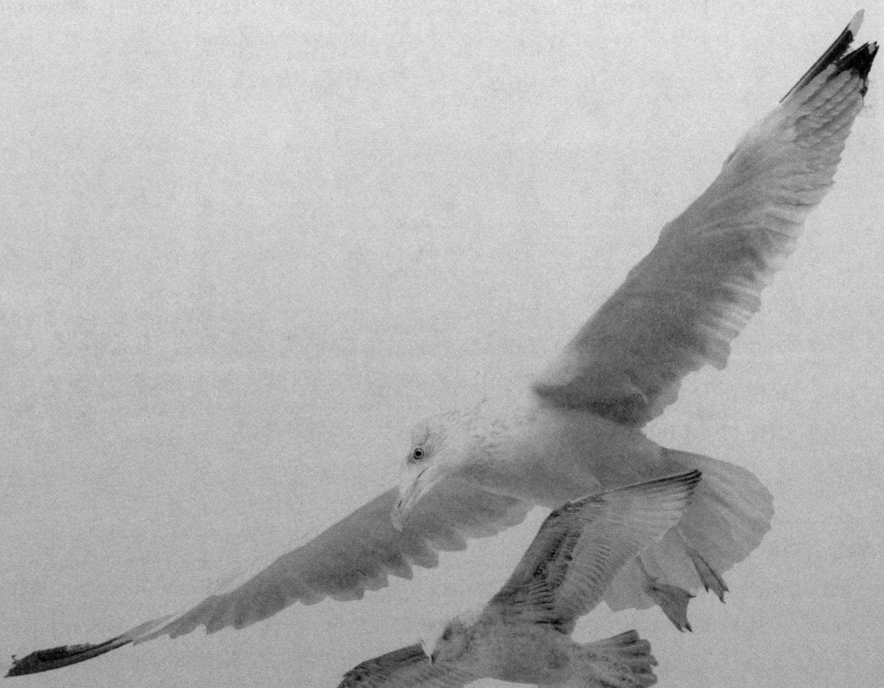

第 17 章

基于工作场所的评价以支持置信决策：四个信息来源

Olle ten Cate，Gersten Jonker，Yoon Soo Park，Eric S. Holmboe，Vanessa C. Burch

翻译：陈俊春　校对：陈俊妍　陈韶华

摘　要

对学员准备情况进行终结性评价程序，如临床胜任力委员会，需要综合各种信息和足够的数据。除了在工作场所外评价知识和技能（书面考试和标准化技能测试）以外，基于工作场所的评价根据学员的信息来源可以分为四类：直接观察、对话、纵向观察和对患者照护“成果”的评价。直接观察是在真实的临床情境中观察学员进行患者照护，通常持续 10 ～ 20 分钟，随后是几分钟的针对性反馈。对话是与学员开展 5 ～ 20 分钟的一对一讨论，内容包括知识、理解、推理和（或）决策。纵向观察或督导是由合作者和其他人（包括患者）在与学员自然接触的过程中，经过一段时间内自然、非计划的观察，通常采用多源反馈的形式。成果评价是通过对学员患者照护行为的成果进行评价，评价时不需要学员在场。

我们通过实例和参考文献讨论了所有四种信息来源。最后，我们探讨了信息记录以及反馈流程，这是基于工作场所的评价中不可或缺的部分。

作　者

- Olle ten Cate，PhD。荷兰乌特勒支大学医学中心；美国加利福尼亚大学。邮箱：t.j.tencate@umcutrecht.nl
- Gersten Jonker，MD，PhD。荷兰乌特勒支大学医学中心麻醉科。
- Yoon Soo Park，PhD。美国伊利诺伊大学医学院医学教育系。
- Eric Holmboe，MD。美国宾夕法尼亚州费城。

本章引用格式：

ten Cate O，Jonker G，Park Ys，Holmboe ES，Burch VC. Workplace-based assessment to support entrust.ment decision-making：four sources of information. In：ten Cate O，Burch VC，Chen HC，Chou FC.Hennus P.（Eds）. Entrustable Professional Activities and Entrustment Decision-Making in HealthProfessions Education，Chapter 17，pp.197-211.［2024London：Ubiquity Press. DOI：https：//doi.org110.5334/bdc.q

本章包含了对本书其他章节的交叉引用。对于将本章作为独立出版物阅读的读者，所有交叉引用列于以下链接：https：//doi.org/10.5334/bdc

- Vanessa C. Burch，MD，PhD。南非医学院。

基于工作场所的评价支持反馈和终结性置信决策

1990 年，医学教育领域资深学者乔治·米勒（George Miller）提出了著名的评价模型——米勒金字塔。终其一生，他使人们在标准化环境中对知识、应用知识和推理以及综合知识和技能进行评价的心理测量质量提高方面取得了显著进步。

然而，他提出的金字塔模型中“实践”（do）层面留待医学教育的未来进行探索[1]，基于工作场所的评价反映金字塔第 4 层的评价，但在当时并未充分发展。

自米勒的著作发表以来，基于工作场所的评价（workplace-based assessment，WBA）在工具、形式、程序和方法等方面[2,3]都得到了发展。对医学生是否做好执业准备的评价，已经从有限、静态、高利害的评价，发展为与学员进行更持续、发展性的互动，以支持他们学习，并评估其在不同督导和支持水平下实践的准备度[4]。实践准备度越来越多地转化为置信：将患者照护的职责交给已证明具备所需胜任力学员的决策。

置信决策需要关于学员的可靠信息。在临床工作场所中，有许多信息来源可以为学员的发展以及为实践准备情况提供参考。

WBA 是在多变的患者照护环境中进行的评价。虽然学员已经掌握了与情境无关的、通用的知识和技能（这可以被称为能力的规范层），但在实践工作中他们需要在不同的情况下应用这些通用的知识和技能。必须评估能力的“情境层”，以便于做出终结性置信决策。在被允许实践前，学生必须在真实实践中被观察到达到情境表现标准。与标准化条件下的评价不同，WBA 需要个人根据具体情况做出判断，因为工作场所的条件（病例、评价者的经验和专业知识、团队组成、一天中的时间和周几）不容易标准化。评价者通常是工作场所中有空的临床教师，但也包括跨专业的其他人员。传统的心理测量标准在标准化评价（如笔试）中非常有效，但在基于工作场所的评价中却很少能符合这些标准[5,6]。需要采用不同的方法，包括汇总多个来源的数据[7]。Crossley 等认为，在评价学员时，优秀、直观的问题会带来更可靠的答案[8]。“你会让这位学员治疗下一位患者吗？”比“请用 9 分制对学员的职业素养进行评分”更直观。尽管置信决策已经非正式地应用了很长时间，久远到无人不知，但是作为一种评价学员的方法，置信决策的理念还很新颖。对未来无督导实践的置信可以被概念化为米勒金字塔的第 5 层，超越了仅观察学员过去“实践”得如何[9]。

虽然对知识、推理的评价和标准化技能评价在医学教育中非常重要，但本章的重点是在工作场所中的评价，用以支持在卫生保健中做出置信决策。

基于工作场所的评价中的 EPAs 和置信决策

评价通常是对已完成工作所做的结论，因此得出回顾性的终结性结论。而**前瞻性**视角则意味着着眼于对未来实践的准备度的预估，这不仅限于对已完成考试和作业的回顾。比如，一名学员考试成绩优异，在临床工作中表现良好，但在需要时不愿寻求帮助或不善于合作，与另一位考试成绩稍差却知道何时寻求帮助、如何调动资源解决临床问题[10]，或在“不知所

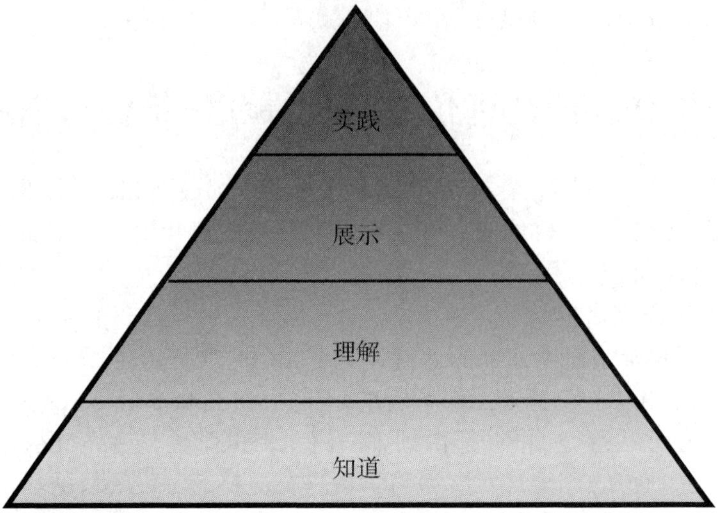

图 17.1 米勒金字塔

措”时懂得应对的学员相比，前一位学员在未来任务中的可信度可能会更低[a]。

允许从事患者照护工作可以是完全不受督导的，但在教育领域，它通常是指在特定级别的督导下获得允许从事患者照护工作。转化成常用的置信 - 督导（ES）级别[12]，**仅观察**（1 级）是指不允许学员参与照护工作，**直接督导**（2 级）表示督导者在场观察并在需要时接管行为，**间接督导**（3 级）表示督导者不在现场，但现场如有需要或要求，可提供协助。**场外督导**（4 级），例如通过电话，主要取决于学员是否准备好在几乎没有督导的情况下工作，以及是否愿意在确实需要时寻求帮助。

临时性置信决策是指在临床工作中即时做出的决定（“现在你去处理这名患者；如果需要我，就打电话给我”）。这反映了督导者的个人决定，与终结性置信决策相比，后者更正式而且有团队决策的支撑。

置信职业行为（EPAs）是指一旦学员表现出所需的能力就置信学员实践的单元，是可以很好地观察、监督和监测的任务（或一系列任务）。只有当学员表现出准备好拥有更多自主权时，才能做出终结性置信决策。这需要由一群经验丰富的教育者组成的团队（通常称为**临床胜任力委员会**或置信委员会）根据各种数据做出深思熟虑的决策[10]。

工作场所的多种信息来源可用于评价能力，并建立基于证据的信任[13]。显然，有效、全面的学员画像不可能只基于单次观察。在**程序性评价**的前提下[14]，必须结合多次不同的观察，才能充分了解学员对从事实践的准备度。这不仅包括知识和技能，还包括谦逊、主动、诚信和可靠等专业特质[15]。

在一个认真对待逐步提高学员自主权和责任感的项目中，临床教学应包括正式的 EPAs 终结性置信。EPAs 可以是狭义的任务，也可以是广义的任务，这取决于行为的内容。但一个教育项目在组织其 EPAs 时，应使学员有资格在无督导的情况下实践（4 级；在院校医学教育中为间接督导，为 3 级）的终结性置信决策每年不超过几次，反映了迈向更大自主权的重要步骤。在早期教学中，EPA 的范围通常较小（例如，采集常规的神经病学病史、放置宫

① 源自一本儿童教育学书籍[11]，并在 Ian Bates 博士 2017 年荷兰医学教育会议的主题演讲中被引用。

内节育器、切除良性小肿块）；而在后期，EPAs 的范围可能会较广（例如，管理内科病房的日间服务、负责周五的麻醉夜班）。

支持终结性置信决策的四个评价信息来源

WBA 强调的是情境能力。前提是学员已经具备了基本的规范知识和技能，对他们进行评价的目的是临床任务置信。为了做出终结性置信决策，临床胜任力委员会必须依赖各种来源的数据。这些数据来源可分为四类：直接观察、对话、纵向观察和对学员提供的照护“成果”进行评价（表 17.1）[16,17]。在**评价程序**中，必须确定最符合特定 EPA 的信息来源，并为终结性置信决策提供信息。建议充分利用四个信息来源来获取数据。

1. 直接观察

在真实的临床环境中，对学员在自然的患者照护行为中进行直接、针对性观察，通常需要 10 ～ 20 分钟，并随后进行几分钟的评分和反馈。学员和督导者应共同理解观察的目的，即既要评价学员的表现，又要通过反馈给予学员支持。最常见的直接观察聚焦于临床接诊和操作（框 17.1）。

表格和量表。传统的评分表与临床评价者的思维不太一致，因此一直受到批评[8]。ES 量表越来越多地取代数值量表（如 1 ～ 9 分，或不满意 - 满意 - 较好，或低于 - 符合 - 超出预期），ES 量表可以是回顾性的（“需要多少指导？”）[28,29] 或前瞻性的（“根据我的观察，我建议该学员对于该 EPA 已准备好接受 × 级的督导”）[12]。目前，叙述性、描述性的评价数据逐渐得到了更多的推荐，尽管优化评价数据的质量和应用仍需要更多的研究[30,31]。

需要多少次观察？这个问题没有简单的答案，因为这取决于任务性质、学员及其所处的培训或发展阶段。复杂的任务可能需要在直接督导下进行大量练习；而简单、低风险的任务则需要较少的练习。高年资或技术熟练的学员可能需要的观察次数比初学者少，而患者的可及性和临床工作量[32] 可能是观察次数的限制因素。

表 17.1　支持终结性置信决策的四个工作场所信息来源

	定义	实例和参考资料
直接观察	在真实临床环境中，对学员的患者照护行为进行重点观察，通常为 10 ～ 20 分钟，随后进行几分钟的针对性反馈	在数十种工具[18] 和指南[19] 中，在临床接诊中观察病史采集和体格检查时经常使用的是 mini-CEX，观察操作技能时经常使用的是 DOPS[3]。ES 量表用于支持所做的置信决策[12]
对话	与学员进行 5 ～ 20 分钟的一对一讨论，以探究其知识、理解、推理和（或）决策能力	基于病例的讨论（case-based discussions，CBDs）和病例引导回忆（chart-stimulated recall，CSR）[2,3,20] 侧重于知识和推理以及已执行的行动；基于置信的讨论（entrustment-based discussion，EBD）[21] 侧重于预期的行动和风险评价。SNAPPS* 和 OMP* 等简短教学对话[22] 以及接诊前准备和复盘有助于对学员进行评价

续表

	定义	实例和参考资料
纵向观察	合作者和其他与学员有自然接触的人员（包括患者）对学员进行的自然、非计划性的观察	多源反馈程序[23]通常是纵向的。自动化程序可以完成[24,25]。Mini-PAT 是一种著名的 MSF 形式[2]，A RICH 框架[15]可为描述性建议提供参考
成果评价	通过学员的患者照护成果对其进行评价，评价期间学员无需在场	例如，病历（出院小结）、实物成果（口腔科、整形外科、骨科等）、患者体验、临床指标、并发症发生率和再入院率[26,27]

* 参见正文。

不过，重要的是，只要求固定观察数量忽略了个体差异的重要性。设定通过数量（至少 × 次）无可厚非，但前提是不以"完成这个数量"来断定学员能否胜任[33]。更重要的是考虑近期表现满意的数量，最好在不同情况下观察。对于院校医学教育中的 EPAs，有人建议将 8 次以上令人满意的观察作为置信的阈值[34]，但对于某些 EPAs 而言，次数略少可能已经足够。显然，在学员还缺乏经验时，早期观察结果的重要性不应与最近的观察相提并论。抽样调查应充分体现代表性来足以支持做出置信决策，但这并不意味着每个学员都应得到同样多的观察。例如，表现不佳的学员通常需要更多的观察。

谁发起观察？在许多项目中，是由学员发起直接观察，邀请临床医生进行观察和报告。学员主导他们的课程和发展方向是有益的，这减轻了工作人员规划观察的负担[35]。缺点是，学员发起的观察并不总是随机的"快照"或足够的实践样本，可能会促使学员记录自己的最佳表现，包括事后记录临床医师在场且完成出色的情况。这并不一定总是问题，但它可能造成一种不平衡的画面。展示自己的"最佳实践"本身并不是问题，只要它没有掩盖关键的不足之处。与此相对，由督导者选定的便于观察的时机可能会导致偏倚，包括宽大误差（leniency bias）[36]。建议学员和多位督导者共同创造个性化的 WBA，以实现观察选择的平衡。

框 17.1　直接观察

患者接诊。包括对患者进行病史采集、体格检查，与患者就临床决定进行交谈、征求知情同意、告知坏消息等。观察结果将记录在结构化表格中，这就要求观察者评估问诊技巧、体格检查技巧、人文素质、临床判断、咨询技巧、组织 / 效率、总体评价以及自由评论。

技术性技能涉及患者操作。操作包括静脉注射、疫苗接种、静脉或动脉采血、各种穿刺、外科操作、进行认知筛查测试等。通常，评估的不仅是技术性技能，还包括医患互动。

教师和学员直接观察的经验。直接观察需要教师投入大量精力，而这些精力无法用于高质量的患者照护。经常可以听闻对实施直接观察的抵触情绪[37]，但建立以观察为基础的培训文化并不一定意味着要投入大量的时间[38]。学员可能会因为要求主治医师观察他们而感到尴

尬或不自在 [39,40]。此外，当学员将每次观察都视为一个关键、高利害的评价时机，而不是一个受欢迎、低利害的学习时机 [41]，就需要改变，重新定位教学医院，而非仅仅作为一个医疗机构。当形成性评价和反馈成为常规，而不仅仅是偶然事件，观察就可以被视为培训文化的自然组成部分，而不是一项持续的考试。

2. 对话

基于病例的讨论（CBD）是一种成熟的方法，用于捕捉学员在患者照护对所需的知识和理解。如果 CBD 聚焦于学员已记录在案的病例，那么也被称为病例引导回忆（CSR）。与标准化的推理测试不同，这些讨论通常与本机构的病例有关，通常是学员自己管理的患者，并且测试一些作者所称的情境认知 [42]，而非去情境化认知。CBD 和 CSR 特别关注学员的推理和与病例相关的原理。这些对话持续 10 ～ 20 分钟，包括反馈和记录在内。在其他地方对这些程序有详细的描述 [2,3,20]。

一些对话方法原本是为个性化教学设计，而非用于评价，但确实增加了督导者对学员情况的了解。众所周知的有 SNAPPS（summarize history and findings-narrow the differential-analyze-probe the preceptor about uncertainties-select issues for further study，总结病史和结果 - 缩小鉴别诊断范围 - 分析 - 向导师询问不确定之处 - 选择进一步学习的问题），该方法由学员主导，以及 1 分钟导师（one-minute preceptor，获得承诺 - 探究潜在推理 - 教授一般规则 - 强化做得好之处 - 纠正错误），后者更多由督导者主导 [43]。

一种特别适合置信决策的方法是“基于置信的讨论”[21]。这种 10 ～ 20 分钟的对话聚焦于在预期置信决策时的风险评价，既可以在完成某项 EPA 后直接进行，也可以在即将执行的行为之前（支持临时性置信）。框 17.2 解释了该程序的具体步骤。

框 17.2　基于置信的讨论的四个步骤 [21]

1. 解释行为

程序步骤是什么？你以前这样做过吗？什么是关键部分？

2. 为什么需要这样做？

相关解剖 / 生理学，适应证，治疗的基本原理。

3. 相关风险是什么？

表现不佳的后果是什么？可能会发生什么？

4. 如果……你会怎么做？

给出情境（不寻常或不合作的患者，不同的病史和体格检查结果，不同的检查结果，合并症），并探讨采取的措施。

所有这些接诊都应该是简短、规律、形成性的，而不是长时间、频次低且仅用于评价。例如，在轮转结束时进行的长时间的口试，如“长病例”（与患者进行 1 小时或更长时间的交流，随后审核），不再被认为是合适的 WBA 方法 [44]。

3. 纵向观察

并非所有对终结性置信决策至关重要的行为都能在简短的直接观察和对话中被捕捉到。在直接观察期间，学员通常意识到自己正在被观察，可能不会完全自然地表现[45]。而纵向观察并非在安排好的环境中进行，更适合捕捉与置信决策相关的职业素养特征（如准时参加会议、履行承诺、设定优先级、充分地跨专业沟通等）。纵向观察是由合作者或其他人（包括患者）在与学员自然接触的过程中，随时间对学员进行的自然、非计划的观察。适合纵向观察的特征包括对置信至关重要的行为特征，这些特征最近被总结并归纳为五个类别，即“A RICH”置信决策（框 17.3）[15]。

框 17.3 与 A RICH 置信决策相关的学员特征[15]

主动（agency）：自信，对工作、团队、安全和个人发展秉持积极主动态度
可靠（reliability）：认真负责、可预期、有担当和责任心
诚信（integrity）：诚实，具有良好的、善意的意图，以患者为中心
能力（capability）：具备特定的知识和技能、经验、适应性专业知识
谦逊（humility）：察觉到自我局限性，愿意寻求帮助，乐于接受反馈

督导者和其他人的意见可能会随着时间积累，构建成了其同事眼中的学员画像。这种非正式的意见对于重要的决策来说并不足够充分，因此需要更加规范化、结构化的方法。有一种方法是多源反馈（multisource feedback，MSF）或 360° 评价，评价者可以包括临床工作人员、同事和其他学员、跨专业同事以及患者及其家属。纵向观察必须事先要求评价者在一段时间内（1 周、1 次周末值班、1 次轮转）进行观察。虽然 MSF 可能需要相当多的后勤工作[46]，但基于网络的方法可以减轻大部分行政负担。图 17.2 展示了一个在荷兰的许多住院医师项目中成功应用的 MSF 程序，它作为一个完全自动化的程序，所需的行政工作很少[24,25]。

在这个例子中，学员自己选择观察者（6 位医疗同事、6 位非医疗同事和 10 位患者），然后这些观察者会回应一个简短的结合了评分量表和叙述性评论空间的电子邮件调查。系统生成的自动化匿名报告（2 ~ 3 页）被证明非常有用，特别是描述性部分[24,25]。另一个经常使用的 MSF 表格示例是迷你同伴评价工具（mini-peer assessment tool，mini-PAT）[2]。虽然 A RICH 组成部分不太适合用于评分量表，但它们可以为 MSF 评价者在纵向时间段内提供描述性评论的参考框架。学员对 MSF 报告的反思很重要，并且可以得到教练或导师的支持[25]。

纵向监测为临床胜任力委员会（CCC）提供了重要信息。如果多个来源信息指向相似的方向，MSF 报告则可以显示出趋势。这种分析应该为 CCC 提供信息；即使是结构化程度较低的纵向信息，也可能有用，但需要通过不同观察者的观点来证实，就像高质量的新闻报道依赖于多个独立来源一样。

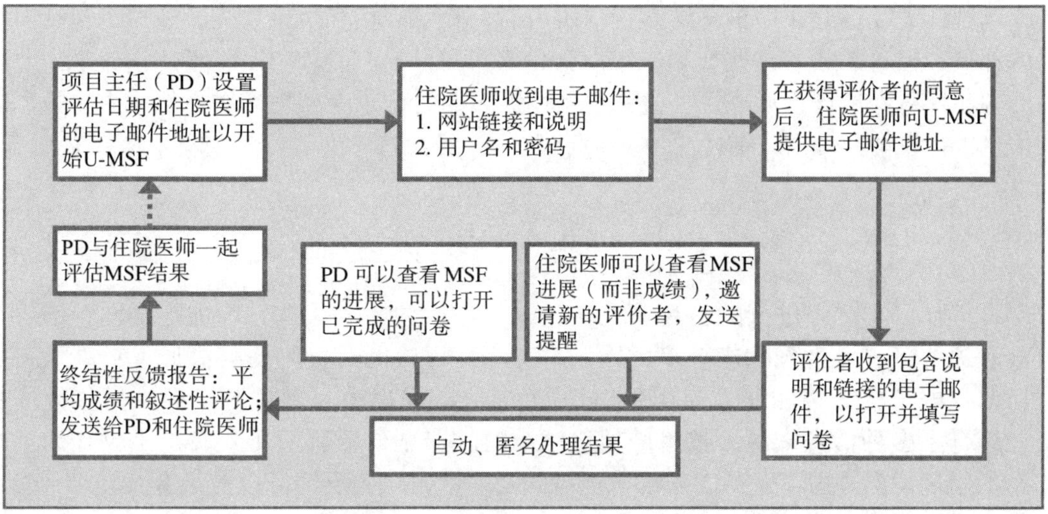

图 17.2　自动化 MSF 程序的示例

4．成果评价

EPAs 的特征之一是其结果可以测量，这使得我们能够判断某项行为是"做得好"还是"做得不好"[47,48]。这涉及行为的结果或成果。通过成果评价，即通过学员提供的患者照护结果来评价他们，而在评价过程中并不需要他们直接在场。熟悉 Kirkpatrick 教育效果四层模型（满意度→学习→行为改变→结果）[49] 的人会同意，大多数 WBA 关注"学习"（如在测试和表现中所确定的）和一些行为改变，但较少关注"结果"，即提供的有效的医疗保健服务。在社会的其他领域，专业服务及其提供者经常通过结果（如报告、设计、制造和工程产品）来评价，但在医疗保健领域，结果评价的发生频率较低。学习、培训和能力对患者照护的影响，包括对患者的益处并不容易证明或测量，但值得重视 [50]。医疗保健领域个人的成果可以包括电子病历、出院小结、操作后的实物成果、质量改进与患者安全（quality improvement and patient safety，QIPS）措施、患者体验、临床指标 [26]、记录在案的接诊，以及其他专科成果。研究产出、学员创建的报告和汇报有时也可以包括在内，即使它们与临床照护的联系较少。

一些操作性专业和专科会产生明确的成果（例如，口腔科的牙冠种植、整形外科的面部重建、骨科的骨折重建，这些可以通过影像学证明）。虽然这些成果可能仍然反映了团队的工作，但成果是可见的。在非操作性专科中，如精神病学，必须记录患者的自杀倾向状态，并且可以书面评价患者交接、病历的一致性以及治疗的依从性。

虽然手术并发症率和患者再入院率是其他结果衡量标准，但它们可能更难以直接与个人努力联系起来，尽管在诸如产科领域中确实存在这样的例子 [51]。一些学者认为，在医疗保健中，团队的质量或能力比个人更重要 [52]，但团队并不从项目中毕业，也没有执业许可。为了将个人能力与医疗保健成果联系起来，有人建议使用贡献分析来确定每个人对团队成果的贡献 [53,54]。目前，正在探索、开发和研究与 EPAs 相关的 WBA 的住院医师敏感性或学员可归因的质量测量标准 [27,55]。在这些测量标准可以用于成果评价之前，该领域还需要更多的研究和探索。

临床胜任力委员会在做出终结性置信决策时，除了观察和讨论之外，还可以包括对照护结果的评价，但这意味着这些成果应该对评价者可见。与其他 WBA 要素一样，这需要两个阶段的程序：对学员进行形成性评价并提供反馈，同时记录在档案袋中；然后由决策团队对这些信息进行权衡并做出终结性决策。

记 录

在日常临床实践中进行的 WBAs 必须记录在案以便收集数据，增加终结性置信决策的有效性和透明度。考虑到临床环境的限制，程序性评价的目标是实现高质量、高效率的记录。目前，电子档案袋和移动应用程序[56]可通过数据视窗实现这些目标，这些数据视窗系统地综合了多种信息来源。技术应尽量减少对临床工作流程的干扰，这不仅是为了减少额外的工作量，也是为了保持工作场所环境的真实性。口头反馈可以被录音、转录、发送到档案袋中[57]，并与评分一起汇总，向项目主任和临床胜任力委员会提供分析后的可视化展示。评分表格必须包括精心设计的问题和选项[8]，以优化观察者的回答过程，同时又不需要过于详细的指导。其他章更深入地讨论了评分量表的使用（第 19 章）和对 WBA 技术的支持（第 20 章）。描述性信息在 WBA 中变得越来越重要，无论是用于反馈对话，还是用于支持教育团队的终结性决策[58]。学习分析和人工智能的新进展可能会在不久的将来进一步优化对学员和项目的结论和决策[53-55]。

反 馈

在工作场所中，评价、评估、反馈和教学是不可分割的。关于将教练、指导与评价分开以提高客观性的建议[59]存在争议，原因在于，与不了解学员的独立评价者相比，导师更了解学员是否准备好被赋予置信。评价与指导之间的角色冲突最好通过以下方式解决：①将直接观察视为低利害的形成性评价；②要求反馈对话不仅提供评论，而且将支持改进作为观察的固有组成部分；③将关于进展和终结性置信的高利害决策留给教育团队；④尽可能地让学员通过反馈对话参与评价过程；⑤共同制定发展路径。临床工作场所的评价主要是为了支持持续的学习过程[60-62]，并且只在特定时刻做出终结性决策。

教师发展

技能通过培训和刻意练习得以提升[63]。临床技能如此，观察和评价学员的技能也是如此。专家很容易忘记需要积累多少临床经验才能达到专家水平[b]，这同样适用于观察和评价。针对教师观察和评价学员的培训必须辅以定期、刻意的评价实践。

评价不仅由临床督导者进行，还可由同伴（例如，住院医师评价医学生）和临床工作中的其他人员进行，如多源反馈。虽然建议制定简单、易于理解的程序，但高质量的观察和反

---

b 例如，机器学习研究显示，在肾脏病学中，需要经过多达 100000 份注释的标本训练，机器算法才能学会识别肾小球[64]。资深病理学家可能会忘记自己看了多少标本才能成为专家。

馈也需要指导和培训 [19]，包括所谓的“参考框架”培训，需要教育团队共享规范和标准，以确保他们判断的质量。第 23 章提供了更多关于教师发展的信息。

结　语

为了支持终结性置信决策的 WBA，需要利用临床工作场所中可用的各种信息来源。这些信息的收集应作为日常临床工作的重要组成部分，并融入任何负责培养医学专业人士的临床环境文化。四种信息来源（直接观察、对话、纵向观察以及对学员的照护成果进行评价）都在程序性评价中占有一席之地，也是胜任力导向教育的重要组成部分 [65]。

图表说明

图 17.1 来源于 Miller（1990）的著作 [1]。

利益冲突

作者声明不存在任何利益冲突。

参考文献

1. Miller GE. The assessment of clinical skills/competence/performance. *Acad Med*. 1990;65(9 Suppl):S63-S67. DOI: https://doi.org/10.1097/00001888-199009000-00045
2. Norcini J, Burch V. Workplace-based assessment as an educational tool: AMEE guide no. 31. *Med Teach*. 2007;29(9):855–871. DOI: https://doi.org/10.1080/01421590701775453
3. Norcini JJ, Zaidi Z. Workplace-based assessment. In: Swanwick T, Forrest K, O'Brien B, eds. *Understanding Medical Education*. 3rd ed. Wiley; 2018:319–334.
4. Holmboe ES, Yamazaki K, Hamstra SJ. The evolution of assessment: thinking longitudinally and developmentally. *Acad Med*. 2020;95(11S):S7-S9. DOI: https://doi.org/10.1097/ACM.0000000000003649
5. Govaerts MJB, van der Vleuten CPM, Schuwirth LWT, Muijtjens AMM. Broadening perspectives on clinical performance assessment: rethinking the nature of in-training assessment. *Adv Health Sci Educ Theory Pract*. 2007;12(2):239–260. DOI: https://doi.org/10.1007/s10459-006-9043-1
6. Ryan MS, Gielissen KA, Shin D, et al. How well do workplace-based assessments support summative entrustment decisions? A multi-institutional generalisability study. *Med Educ*. January 2, 2024. DOI: https://doi.org/10.1111/medu.15291
7. Moonen-van Loon JMW, Overeem K, Donkers HHLM, van der Vleuten CPM, Driessen EW. Composite reliability of a workplace-based assessment toolbox for postgraduate medical education. *Adv Health Sci Educ Theory Pract*. 2013;18(5):1087–1102. DOI: https://doi.org/10.1007/s10459-013-9450-z
8. Crossley J, Johnson G, Booth J, Wade W. Good questions, good answers: construct alignment improves the performance of workplace-based assessment scales. *Med Educ*. 2011;45(6):560–569. DOI: https://doi.org/10.1111/j.1365-2923.2010.03913.x
9. ten Cate O, Carraccio C, Damodaran A, et al. Entrustment decision-making: extend-

ing Miller's pyramid. *Acad Med*. 2021;96(2):199–204. DOI: https://doi.org/10.1097/ACM.0000000000003800

10. Schumacher DJ, Michelson C, Winn AS, Turner DA, Martini A, Kinnear B. A realist synthesis of prospective entrustment decision-making by entrustment or clinical competency committees. *Med Educ*. December 13, 2023. DOI: https://doi.org/10.1111/medu.15296
11. van Manen M. *Pedagogical Tact - Knowing What to Do When You Don't Know What to Do*. Routledge; 2016. DOI: https://doi.org/10.4324/9781315422855
12. ten Cate O, Schwartz A, Chen HC. Assessing trainees and making entrustment decisions: on the nature and use of entrustment-supervision scales. *Acad Med*. 2020;95(11):1662–1669. DOI: https://doi.org/10.1097/ACM.0000000000003427
13. ten Cate O, Hart D, Ankel F, et al. Entrustment decision-making in clinical training. *Acad Med*. 2016;91(2):191–198. DOI: https://doi.org/10.1097/ACM.0000000000001044
14. Hauer KE, O'Sullivan PS, Fitzhenry K, Boscardin C. Translating theory into practice: implementing a program of assessment. *Acad Med*. 2018;93(3):444–450. DOI: https://doi.org/10.1097/ACM.0000000000001995
15. ten Cate O, Chen HC. The ingredients of a rich entrustment decision. *Med Teach*. 2020;42(12):1413–1420. DOI: https://doi.org/10.1080/0142159X.2020.1817348
16. ten Cate O, Chen HC, Hoff RG, Peters H, Bok H, van der Schaaf M. Curriculum development for the workplace using entrustable professional activities (EPAs): AMEE guide no. 99. *Med Teach*. 2015;37(11):983–1002. DOI: https://doi.org/10.3109/0142159X.2015.1060308
17. McBride ME, Adler MD, McGaghie WC. Workplace-based assessment. In: Yudkowsky R, Park YS, Downing SM, eds. *Assessment in Health Professions Education*. 2nd ed. Routledge; 2020:160–172.
18. Kogan JR, Holmboe ES, Hauer KE. Tools for direct observation and assessment of clinical skills of medical trainees - a systematic review. *JAMA*. 2009;302(12):1316–1326.
19. Kogan JR, Hatala R, Hauer KE, Holmboe E. Guidelines: the do's, don'ts and don't knows of direct observation of clinical skills in medical education. *Perspect Med Educ*. 2017;6(5):286–305. DOI: https://doi.org/10.1007/s40037-017-0376-7
20. Holmboe ES, Durning SJ, eds. *Assessment of Clinical Competence*. 3rd ed. Elsevier; 2025.
21. ten Cate O, Hoff RG. From case-based to entrustment-based discussions. *Clin Teach*. 2017;14(6):385–389. DOI: https://doi.org/10.1111/tct.12710
22. Irby DM, Wilkerson L. Teaching when time is limited. *BMJ*. 2008;336(7640):384–387. DOI: https://doi.org/10.1136/bmj.39456.727199.AD
23. Lockyer J. Multisource feedback in the assessment of physician competencies. *J Contin Educ Health Prof*. 2003;23(1):4–12. DOI: https://doi.org/10.1002/chp.1340230103
24. Alofs L, Huiskes J, Heineman MJ, et al. User reception of a simple online multisource feedback tool for residents. *Perspect Med Educ*. 2015;4(2):57–65. DOI: https://doi.org/10.1007/s40037-015-0173-0
25. Buis CAM, Eckenhausen MAW, ten Cate O. Processing multisource feedback during residency under the guidance of a non-medical coach. *Int J Med Educ*. 2018;9:48–54. DOI: https://doi org/10.5116/ijme.5a7f.169d
26. Fava GA, Tomba E, Sonino N. Clinimetrics: the science of clinical measurements. *Int J Clin Pract*. 2012;66(1):11–15. DOI: https://doi.org/10.1111/j.1742-1241.2011.02825.x
27. Schumacher DJ, Holmboe ES, van der Vleuten C, Busari JO, Carraccio C. Developing resident-sensitive quality measures: a model from pediatric emergency medicine. *Acad Med*. 2018;93(7):1071–1078. DOI: https://doi.org/10.1097/ACM.0000000000002093
28. Gofton WT, Dudek NL, Wood TJ, Balaa F, Hamstra SJ. The Ottawa Surgical Competency Operating Room Evaluation (O-SCORE): a tool to assess surgical competence. *Acad Med*. 2012;87(10):1401–1407. DOI: https://doi.org/10.1097/ACM.0b013e3182677805

29. Zwischenberger JB, Hatchett SP, Rahman NA, Chadha P, Sebok-Syer SS, George BC. Implementing workplace-based assessments at scale: The SIMPL approach. *Ann Surg Open*. 2023;4(4):e353. DOI: https://doi.org/10.1097/AS9.0000000000000353
30. Holmboe ES, Osman NY, Murphy CM, Kogan JR. The urgency of now: rethinking and improving assessment practices in medical education programs. *Acad Med*. 2023;98(8S):S37-s49. DOI: https://doi.org/10.1097/ACM.0000000000005251
31. Burch V. The changing landscape of workplace-based assessment. *Journal of Applied Testing Technology*. 2019;20(S2):37–59.
32. Park YS, Hicks PJ, Carraccio C, Margolis M, Schwartz A, PMAC Module 2 Study Group. Does incorporating a measure of clinical workload improve workplace-based assessment scores? Insights for measurement precision and longitudinal score growth from ten pediatrics residency programs. *Acad Med*. 2018;93(11S):S21-S29. DOI: https://doi.org/10.1097/ACM.0000000000002381
33. ten Cate O. The false dichotomy of quality and quantity in the discourse around assessment in competency-based education. *Adv Health Sci Educ Theory Pract*. 2015;20(3):835–838. DOI: https://doi.org/10.1007/s10459-014-9527-3
34. Harvey A, Paget M, McLaughlin K, et al. How much is enough? Proposing achievement thresholds for core EPAs of graduating medical students in Canada. *Med Teach*. 2023;45(9):1054–1060. DOI: https://doi.org/10.1080/0142159X.2023.2215910
35. Holleran C, Konrad J, Norton B, Burlis T, Ambler S. Use of learner-driven, formative, ad-hoc, prospective assessment of competence in physical therapist clinical education in the United States: a prospective cohort study. *J Educ Eval Health Prof*. 2023;20:36. DOI: https://doi.org/10.3352/jeehp.2023.20.36
36. Albanese MA. Challenges in using rater judgements in medical education. *J Eval Clin Pract*. 2000;6(3):305–319. DOI: https://doi.org/10.1046/j.1365-2753.2000.00253.x
37. Ras T, Stander Jenkins L, Lazarus C, et al. 'We just don't have the resources': supervisor perspectives on introducing workplace-based assessments into medical specialist training in South Africa. *BMC Med Educ*. 2023;23(1):832. DOI: https://doi.org/10.1186/s12909-023-04840-x
38. Cheung K, Rogoza C, Chung AD, Kwan BYM. Analyzing the administrative burden of competency based medical education. *Can Assoc Radiol J*. 2022;73(2):299–304. DOI: https://doi.org/10.1177/08465371211038963
39. Ott MC, Pack R, Cristancho S, Chin M, Van Koughnett JA, Ott M. 'The most crushing thing': understanding resident assessment burden in a competency-based curriculum. *J Grad Med Educ*. 2022;14(5):583–592. DOI: https://doi.org/10.4300/JGME-D-22-00050.1
40. Ahn E, LaDonna KA, Landreville JM, Mcheimech R, Cheung WJ. Only as strong as the weakest link: resident perspectives on entrustable professional activities and their impact on learning. *J Grad Med Educ*. 2023;15(6):676–684. DOI: https://doi.org/10.4300/JGME-D-23-00204.1
41. Schut S, Maggio LA, Heeneman S, van Tartwijk J, van der Vleuten C, Driessen E. Where the rubber meets the road - an integrative review of programmatic assessment in health care professions education. *Perspect Med Educ*. 2021;10(1):6–13. DOI: https://doi.org/10.1007/s40037-020-00625-w
42. Rencic J, Schuwirth LWT, Gruppen LD, Durning SJ. A situated cognition model for clinical reasoning performance assessment: a narrative review. *Diagnosis (Berl)*. 2020;7(3):227–240. DOI: https://doi.org/10.1515/dx-2019–0106
43. Pascoe JM, Nixon J, Lang VJ. Maximizing teaching on the wards: review and application of the One-Minute Preceptor and SNAPPS models. *J Hosp Med*. 2015;10(2):125–130. DOI: https://doi.org/10.1002/jhm.2302
44. Boursicot K, Roberts TE, Burdick WP. Structured assessment of clinical skills. In: Swanwick T, Forrest K, O'Brien BC, eds. *Understanding Medical Education*. 3rd ed. John Wiley & Sons Inc;

2019:335–346.
45. LaDonna KA, Hatala R, Lingard L, Voyer S, Watling C. Staging a performance: learners' perceptions about direct observation during residency. *Med Educ*. 2017;51(5):498–510. DOI: https://doi.org/10.1111/medu.13232
46. Lockyer J. Multisource feedback. In: Holmboe ES, Durning SJ, Hawkins RE, eds. *Evaluation of Clinical Competence*. 2nd ed. Elsevier; 2018:204–214.
47. ten Cate O. Entrustability of professional activities and competency-based training. *Med Educ*. 2005;39(12):1176–1177. DOI: https://doi.org/10.1111/j.1365-2929.2005.02341.x
48. Taylor DR, Park YS, Egan R, et al. EQual, a novel rubric to evaluate entrustable professional activities for quality and structure. *Acad Med*. 2017;92(11S Association of American Medical Colleges Learn Serve Lead: Proceedings of the 56th Annual Research in Medical Education Sessions):S110-S117. DOI: https://doi.org/10.1097/ACM.0000000000001908
49. Kirkpatrick DL, Kirkpatrick JD. *Evaluating Training Programs: The Four Levels*. 3rd ed. Berrett-Koehler Publishers, Inc; 2006.
50. Yardley S, Dornan T. Kirkpatrick's levels and education 'evidence.' *Med Educ*. 2012;46(1):97–106. DOI: https://doi.org/10.1111/j.1365-2923.2011.04076.x
51. Epstein AJ, Nicholson S, Asch DA. The production of and market for new physicians' skill. *American Journal of Health Economics*. 2016;2(1):41–65. DOI: https://doi.org/10.1162/AJHE_a_00033
52. Lingard LA. Rethinking competence in the context of teamwork. In: Hodges BD, Lingard L, eds. *The Question of Competence: Reconsidering Medical Education in the Twenty-First Century*. Cornell University Press; 2012.
53. ten Cate O, Carrie Chen H. The parts, the sum and the whole - evaluating students in teams. *Med Teach*. 2016;38(7):639–641. DOI: https://doi.org/10.3109/0142159X.2016.1170794
54. Schumacher DJ, Dornoff E, Carraccio C, et al. The power of contribution and attribution in assessing educational outcomes for individuals, teams, and programs. *Acad Med*. 2020;95(7):1014–1019. DOI: https://doi.org/10.1097/ACM.0000000000003121
55. Schumacher DJ, Kinnear B, Burk-Rafel J, Santen SA, Bullock JL. The next era of assessment: can ensuring high-quality, equitable patient care be the defining characteristic? *Acad Med*. December 18, 2023. DOI: https://doi.org/10.1097/ACM.0000000000005603
56. Marty AP, Linsenmeyer M, George B, Young JQ, Breckwoldt J, ten Cate O. Mobile technologies to support workplace-based assessment for entrustment decisions: guidelines for programs and educators: AMEE guide no. 154. *Med Teach*. 2023;45(11):1203–1213. DOI: https://doi.org/10.1080/0142159X.2023.2168527
57. Young JQ, McClure M. Fast, easy, and good: assessing entrustable professional activities in psychiatry residents with a mobile app. *Acad Med*. 2020;95(10):1546–1549. DOI: https://doi.org/10.1097/ACM.0000000000003390
58. Cook DA, Kuper A, Hatala R, Ginsburg S. When assessment data are words: validity evidence for qualitative educational assessments. *Acad Med*. 2016;91(10):1359–1369. DOI: https://doi.org/10.1097/ACM.0000000000001175
59. Cavalcanti RB, Detsky AS. The education and training of future physicians - why coaches can't be judges. *JAMA*. 2011;306(9):993–994.
60. Schuwirth LWT, Van der Vleuten CPM. Programmatic assessment: from assessment of learning to assessment for learning. *Med Teach*. 2011;33(6):478–485. DOI: https://doi.org/10.3109/0142159X.2011.565828
61. Wiliam D. What is assessment for learning? *Studies in Educational Evaluation*. 2011;37(1):3–14. DOI: https://doi.org/10.1016/j.stueduc.2011.03.001
62. Castanelli D. Sociocultural learning theory and assessment for learning. *Med Educ*. 2023;57(5):382–384. DOI: https://doi.org/10.1111/medu.15028

63. Ericsson KA, Krampe RT, Tesch-Römer C. The role of deliberate practice in the acquisition of expert performance. *Psychol Rev*. 1993;100(3):363–406. DOI: https://doi.org/10.1037/0033-295X.100.3.363
64. Fogo AB, Kronbichler A, Bajema IM. AI's threat to the medical profession. *JAMA*. 2024;331(6):471–472. DOI: https://doi.org/10.1001/jama.2024.0018
65. Van Melle E, Frank JR, Holmboe ES, et al. A core components framework for evaluating implementation of competency-based medical education programs. *Acad Med*. 2019;94(7):1002–1009. DOI: https://doi.org/10.1097/ACM.0000000000002743

第 18 章

医疗任务的置信：平衡学员自主权、督导与患者安全

Gersten Jonker，Jennifer M. Klasen，Marije P. Hennus，Jacqueline de Graaf，Daniel J. Schumacher，Olle ten Cate

翻译：张　宇　校对：陈俊春　陈韶华

摘　要

置信无督导实践是医学教育的终极目标之一，培训期间不断调整学院的自主权是必要且至关重要的。临床培训期间，学员从自主权赋予过程获益，但患者安全要求限制了其实施。要想平衡两者，必须通过调整适当的督导级别来实现。患者、学员和督导者构成了工作场所中的三方关系，始终围绕着提供安全有效的医疗服务和高效的教学而展开。在与学员建立教育合作关系时，督导者会根据学员需求和愿景、实践的变化、患者安全因素和培训阶段调整其角色。采用置信职业行为和置信决策的教育项目，应有意识地关注置信学员承担医疗任务的条件。

在教学医院的日常临床教学实践中，关于学员自主权的置信决策通常是临时性的，有时未明确表达的是，大多数是在学员 - 督导者良好的教育联盟中，经过深思熟虑与协商后做出的。

团队基于充分评价数据的终结性置信评价的目的是在正式赋予学员在未来执行任务时更多的自主权，同时遵守标准与制度的限制。

可靠的终结性置信决策过程允许在责任和问责方面进行合理调整，并支持督导者实施适当级别的监督。在确定学员具备自主行为表现后，将任务置信给学员的方式具有教育意义，并会对患者安全问题产生积极影响。

作　者

- Gersten Jonker，MD，PhD。荷兰乌特勒支大学医学中心。
- Jennifer M. Klasen，MD，PhD，MME。瑞士圣克拉拉医院和巴塞尔大学医院。

本章引用格式：

Jonker G，Klasen J，Hennus MP，de Graaf J，Schumacher DJ，ten Cate O. Entrustment with health care tasks：balancing trainee autonomy，supervision，and patient safety. In：ten Cate O，Burch VC，Chen HC，Chou FC，Hennus MP（Eds）. *Entrustable Professional Activities and Entrustment Decision-Making in Health Professions Education*，Chapter 18，pp. 213-223.［2024］London：Ubiquity Press. DOI：https：//doi.org/10.5334 /bdc.r

- Marije P. Hennus，MD，PhD，MSc Clin Ed。荷兰乌特勒支大学医学中心。
- Jacqueline de Graaf，MD，PhD。荷兰亨拉德布德大学医学中心。
- Daniel J. Schumacher，MD，PhD，MEd。美国辛辛那提儿童医院医学中心 / 辛辛那提大学医学院。
- Olle ten Cate，PhD。荷兰乌特勒支大学医学中心；美国加利福尼亚大学。

引　言

20 世纪 90 年代的毕业后医学教育改革运动起源于对患者安全的关注。1984 年，纽约一位著名检察官和记者的女儿——18 岁的利比 · 锡安（Libby Zion）去世，原因是过度劳累的低年资住院医师在繁忙且长时间轮班中进行无督导照护。这一事件引发了确保充分督导并限制住院医师工作时间的法规出台。这一法规最初在纽约实施，并在 2003 年全美范围内推广 [1,2]。此事件之后，在美国医学研究所《人非圣贤，孰能无过》（*To Err Is Human*）以及其他报道的推动下 [3,4]，关于住院医师在临床工作中实际工作权限的问题变得突出，限制了住院医师的自主权，并使专科主治医师更主动地介入临床工作。这一事件影响了其他地区的医学教育培训，但在加拿大和美国尤为显著。

这些变化发生以后，一些研究表明，患者安全和学员的幸福感确实有所改善，但教育质量并未得到提升 [5]。实际上，面临毕业的住院医师似乎对即将面临无督导工作的准备不足，这反而加剧了学员培训结束后患者安全问题的风险增加 [6,7]。即使是负责制定轮班时间和项目执行规则的美国毕业后医学教育认证委员会（ACGME），现在也表示住院医师自主权的减少和住院医师任务的“高年资化”等问题变得令人担忧 [8]。许多专科例子 [8] 值得引起关注，有许多工作任务可以被视为置信职业行为（EPAs，即使未使用该术语），但显然均缺乏置信内涵。然而，近期外科领域教育研究表明，几十年来住院医师自主权的减少并未改善患者的临床结局 [9-11]。学员在培训中缺乏足够的责任感和自主权体验，培训后将面临无督导实践责任的挑战。必须找到适当的平衡或最佳位置，以确保患者安全和教育价值，包括逐步赋予学员分级自主权的经历。

EPAs 被定义为置信学员执行的专业实践单元，提供在课程中逐步增加学员自主权的方法，旨在重建患者安全与教育需求之间的正确平衡 [12]。

督导在这种平衡中至关重要，可以被定义为“通过观察和指导任务或实践行为的执行，以确保其正确且安全地完成，在督导层面为有效学习和工作提供指导和支持”[13]。

本章探讨了学员自主权、医疗保健任务的置信与患者安全之间的关系。文章详细阐述了患者、学员和督导者的三方关系，不同类型的置信决策，以及工作场所中置信的障碍和促进因素。

作者关注到潜在获益与当前证据之间、理想与当前实践之间的差距。本章旨在为安全医疗任务的置信提供指导方案。

患者、学员与督导者的三方关系

在平衡安全与自主权关系的过程中，患者、学员和督导者三方成员各自发挥着重要的作用。他们之间复杂的三方互动关系围绕着医疗任务的安全性这一核心展开。患者作为关键角色，不仅是医疗干预的重点，同时对学员的学习和成长也至关重要。相应地，学员时常在能力边缘工作，面临自主权和培养责任感的挑战。督导者则扮演着情境引领者的角色，将患者安全与学员学习结合起来。在引导过程中，督导者必须平衡教师、评价者和患者守护者的角色，同时避免过度干预临床教学[14]。

在临床工作中，督导者通过选择和切换观察与（重新）指导之间的方式，逐步调整对学员的指导和支持。督导者将教学机会融入常规的患者接诊中，在交流过程中暂停，提供简短的解释、澄清概念或探讨循证治疗方法。通过抓住这些可教学的时刻，经验丰富的督导者能够最大限度地利用患者照护中的学习机会，将其转化为一个综合过程，积极确保培训**有助于**而不是损害患者安全[15]。

督导者根据经验和直觉（即他们对学员准备度的直觉感受）不断调整学员的自主程度，在允许自主与决定“介入”之间做出抉择[15,16]。在赋予自主权时，督导者承认实践中可接受的差异性，甚至允许犯错，同时不断评价并确保患者安全[15]。

学员的进步和分级自主权通常被描述为线性或曲线对应关系。整体而言确实如此。然而，对于个体学员而言，学习曲线要复杂得多[16]。在工作场所中学习的复杂性，受到督导者、学员和患者之间相互作用的多种变量的影响，能力提升和自主权无法实现线性演进。基于早期研究确定的 5 个因素（学员、督导者、情境、关系和任务），这些因素有助于决定赋予学员的信任程度，即被允许的自主权[17,18]。我们建议将“患者”作为一个独立因素加入其中（表 18.1）。尽管患者通常被视为任务的一部分[18]，但在日常临时性决策中，患者变量因素（临床特征、复杂性、严重程度和患者偏好）会独立于具体任务而产生影响。

发展过程的非线性特征加深了对学员如何在不可预测、不断变化的环境中学习的理解[15]。在这些复杂性中，学员与督导者之间的教育联盟成为关键纽带，将三方紧密联系在一起。它代表了一种协作努力关系，其中，信任不仅建立在学员的临床能力上，还建立在对高质量医疗和患者安全的共同承诺上。教育联盟关系营造了一种氛围，学员能够在其中学习、犯错并逐渐成长[20]，同时督导者在监管指导与给予学员自主权之间维持谨慎的平衡，以保护患者安全。

表 18.1 影响学员执行医疗任务时所被允许的临时自主权程度的因素

因素	示例
学员特征	学习需求、主动、可靠、诚信、能力、谦逊[19]
督导者	临床能力、临床经验、督导能力、信任倾向、识别学习机会
督导者 - 学员关系	熟悉程度、相互理解、先前的合作经验、对督导应用的解释和协商
患者	临床特征、病情复杂程度、严重程度、个人偏好、社会经济地位、语言等
工作任务（独立于患者）	任务的一般难度、任务的一般风险
内容	团队成员的能力、快速干预的时机、需要的人手 / 人员配备、工作时段、将工作委托给学员的机构文化

置信：临时性与终结性决策

《牛津英语词典》[21] 将“置信”定义为将某件有价值或重要的事物的责任赋予某人。在医学教育中，特别是采用 EPAs 落实胜任力导向教育时，“置信”指的是授予学员在没有直接督导的情况下执行医疗保健任务的自主权，这意味着对患者安全存在一定程度的风险。置信可以是临时的，由督导者在特定时刻授予，也可以是终结性的，意味着更持久和全面的决策 [22]。

临时性置信

举例来说，临时性置信决策可以是让麻醉住院医师单独留在手术室 [23]，这可能是经过深思熟虑的，但通常是一时做出的未明确表达的决策。临床督导者每天都会考虑何时以及是否允许学员独立完成某项特定任务。与此相对的是，学员面对处于他们能力边界的任务时，也会考虑是自主执行任务，还是请求督导者的指导和支持。在所有这些决策中，患者安全都最重要。

在一个卓有成效的教育联盟关系中，学员和督导者会就特定任务所需的督导和自主权水平进行协商。有意的临时性置信决策是刻意教育方法 [24] 的一部分，是属于胜任力导向医学教育（CBME）的核心组成部分（即量身定制的学习体验活动和循序渐进的提升）[25]。通常，督导者做出临时性置信决策时会综合考虑学员的预估可信度、临床情境风险感知、任务的紧迫性、患者特征以及特定时刻分配给学员的任务适当性（表 18.1）[26]。一般而言，临时置信决策是情境性、短期、针对单一事件的前瞻性决策。

在临时性置信决策之后，学员和督导者可以通过反馈对话来评价执行情况。从患者的视角来看，临时性决策可能是高风险的；但从学员进步的角度来看，它们是低利害且具备形成性的；其评价结果是学员档案袋中的一个数据点。即使在低利害评价中，置信 - 督导量表 [27] 的使用也促使督导者考虑为授权未来类似临时置信情况确定适当的督导级别。这种前瞻性思考纳入了对学员将来表现的风险评估，因此也将患者安全考虑在内。临时性置信结果并不意味着成为惯例，但总体而言，它们为终结性置信决策提供了信息。通过多位评价者在多个场合使用多维度评价工具进行的低利害评价，共同描绘出学员整体表现的全景画像。因此，对临时性置信决策的评价有助于做出终结性置信决策，以确认学员是否准备好进行无督导实践。

终结性置信决策

与临时性置信决策不同，终结性置信决策并非由单一督导者做出。在为学员开放课程主导权的项目中，学员应该知道何时准备好进入下一步，并应主动申请正式的终结性置信决策，以获得专业实践的授权。这一决策是由项目主任与临床胜任力委员会深思熟虑后做出的，并基于对评价数据点充分性和相关性的全面评估，包括对不同评价者按照时间线收集的临时置信决策的评估 [26]。终结性置信决策旨在认证并授权学员未来在特定级别督导下执行任务的权限 [26]。该决策将对学员在特定督导级别下的正式授权做出实际调整，促使督导团队逐步减少督导者的介入程度。

与临时性置信决策相比，当考虑表 18.1 中的所有因素时，终结性置信决策主要关注学员因素[25]。决策者可以使用五个关键的学员特征组，这些特征可以通过“A RICH”简洁地概括为：主动（对工作、团队、安全和个人发展秉持积极主动态度）、可靠（认真负责、可预期、有担当和责任心）、诚信（诚实、善意、以患者为中心）、能力（特定任务的知识、技能、经验、情境意识）和谦逊（察觉到自我局限性、愿意寻求帮助、乐于接受反馈）[19]。

终结性置信决策不仅评价学员在当前环境下执行某项 EPA 的表现。它还推测各种情况下的 EPA 表现，包括在陌生条件下的表现，体现对学员未来能力的信任。当学员在无督导的情况下被赋予执行某项 EPA 的权限时，这种信任不仅超越了决策当下的情境，还会对培训结束后的职业实践产生深远影响[28]。置信决策不仅是对能力成就的证明，也不仅是培训结束的标志，而是对学员在 EPA 范围内提供安全和高质量医疗服务的信任的高利害声明。

形成终结性置信

在患者照护中，对某项 EPA 的终结性授权应明确地表述出来，使得学员及其周边人员都清楚学员的权限。建议使用“责任授予声明”（STAR）作为这种资格或授权的术语[29]。为了在固定时间培训模式中允许时间可变的演进，最近引入的“原位晋级”（promotion-in-place，PiP）概念似乎很有前景[30]。即便学员仍在培训过程中，PiP 也被认为给早期具备胜任力的住院医师提供了一种“受保护的独立性”状态。PiP 关注的是对一个专科领域的全方位准备，而 STAR 是对于较小的单元如 EPAs 采用类似的方法[22]。

置信教育中的障碍和促进因素

EPAs 和置信决策的教育哲学，意味着确定准备好减少督导时，将对从事患者照护的权限产生相关影响。这应转化为在患者照护过程中逐步增加责任并逐渐减少督导。

督导至关重要，督导者有双重义务：为学员提供学习机会，同时保障患者安全。作为负责人，督导者有权利也有义务授予和限制学员的自主权，并根据他们的判断和偏好调整督导级别。

责任的限制还源于多个权威机构发布的各种法规，这些法规对学员的患者照护实践设置了限制。在教育愿景与监管限制之间的紧张关系中，表 18.2 列出了各方应履行的正式职责（类似实例可以在护理专业和其他特定权限受限的卫生职业中找到）。

表 18.2　有权限制学员自主权的相关机构

权威机构	角色和权力	示例
法律	法律允许患者在照护不当情况下起诉医疗提供者	医疗执照禁止不合格的个人行医
医疗委员会	医疗和专业委员会的授予或撤回认证，实际上影响了执业的可能性	一名负责督导的医师在与医学生、住院医师进行临床工作时被发现处于醉酒状态，其管辖范围内的医疗委员会由此暂停他们的医疗执照

续表

权威机构	角色和权力	示例
医院、诊所和医疗中心	医疗机构雇主为所有从事医疗保健专业人员提供授权；如果违反协议，他们可以限制或者终止雇佣关系	当外科住院医师在为患者实施手术时，负责督导的外科医师多次不在手术室或无法找到。因不遵守医院督导学员的规定，其医疗特定权限先被限制，随后可能被撤销
保险公司	保险公司为保险费用的报销设定了条件，通常不将学员视为独立的医疗服务提供者	一家乡村医院雇用急诊内科住院医师（有执照，但尚未获得委员会认证），兼职夜间急诊来赚取额外薪金，但无论医院还是住院医师，均不被允许收取费用
医院和教育项目的认证机构	认证机构制定标准。违反这些规定可能导致医院或教育项目失去认证	美国的 ACGME 和“联合委员会”分别是认证毕业后医学教育和医院的机构；表 18.1 展示了对学员督导的联合委员会标准

与本书中使用的 5 个督导级别不同，ACGME 在其通用项目要求中，区分了 3 个他们认为最相关的督导级别：直接督导（督导者与学员和患者同时在场）、间接督导（督导者不在场但可以迅速到达）和监督（督导者在照护后复审）[31]。学员的培训水平以及患者病情的复杂性和严重程度等因素，必须纳入督导级别的决策中，以确保对每位患者的督导是适当的。

只要学员尚未获得无限制性执照、培训证书[a]或专业认证，督导者在这一过程中至关重要，他们承担最终的责任和义务。这使得置信决策变得重要。在团队基于充足的数据支持和深思熟虑做出有效终结性置信决策的过程中，督导者应该信任决策结果。当针对特定 EPA 做出终结性置信决策后发生了不良事件（例如，“住院医师可以管理周三上午的诊所”），负责特定患者照护的督导者可能仍然需要承担责任，但也应该在对学员信任的基础上进行充分辩护，并且不良事件会发生在任何主治医师身上。然而，由于医疗事故诉讼可能会试图将责任归咎于督导的主治医师，而不是被认为已准备好接受较少督导的学员，这可能导致督导者实施较多不必要的督导行为。而这可能会剥夺学员在培训期间接受较少督导下的患者诊疗机会。

认证机构的规定（框 18.1）与用于 EPAs 置信决策中的督导级别高度契合。尽管督导者根据各项规定承担个人责任和义务，但他们在患者照护中履行教育责任，为学员提供适当学习机会的空间，应得到教育团队或胜任力委员会以及所在部门或医疗机构文化的支持。

框 18.1　来自医院认证联合委员会标准（2012 年）的案例[32]

MPE.4 标准：“（医疗保健）机构应了解并针对各种类别、各层级的医学生和住院医师培训学员提供所需频次和强度的医疗督导。

（待续）

a　在美国，接受认证项目学习的住院医师持有培训证书即可获得执业许可。在获得正式执照之前，他们可以在督导下执业。住院医师可根据个人或机构的优先事项，在住院医师培训结束前申请正式执照（https://www.ama-assn.org）。

框 18.1（续）

所需督导级别应与医学生及住院医师培训学员的培训水平和能力水平相一致。不能假定学员具备相应能力，必须在培训项目早期就加以证明。医学生应清楚，督导工作由住院医师、患者的主诊医师或医学院校教师来实施。(学员) 应明确督导工作包括每日签署所有病历记录和医嘱，或每隔一天签署照护计划和病程记录，或在患者病历中单独记录相关事项。必须有督导的证据，且对指导 / 督导过程要有统一的预期。MPE.4 标准的可测量要素包括 (但不限于)：

- 机构政策明确各层级学员所需的督导级别。
- 所提供的督导级别应以学员已展现出的能力为依据。
- 每位学员都应了解其督导的级别、频次及记录要求。
- 机构为每位学员提供所需级别的督导。
- 对患者照护记录进行审查，确保其符合要求和频次。

结 语

在医学教育中，置信决策是指信任学员在没有直接督导的情况下执行医疗任务的决定[33]。这种决策形式赋予患者重要的地位。临时性置信决策对学员晋级的影响可能较小，但对患者安全的潜在影响风险却很大。

前文提到的关于 Libby Zion 的案例中，负责照护她的学员并未处于能够承担此责任的适当位置。在繁忙的夜班背景下，他们在督导不足的情况下被委托负责她的照护。我们可以认为督导者比学员应承担更大的责任。在强大的教育联盟中，临时性置信决策应该是明确且经过深思熟虑的，会将患者安全的风险问题放在重要位置。督导者应权衡并接受实践中的变化，扮演“护栏”角色，以便在需要时支持学员，在可能的情况下为意外事件提供临时补救措施。这种决策可以通过形成性、前瞻性评价进行评估。

相比之下，督导团队在充分准备，并在有效的评价数据支持下，继而做出慎重的、合理的终结性置信决策。它不是主要针对学习者晋级的决定，而是涉及对一系列情境下未来表现和风险的评估。学员要在 EPA 范围内提供安全和高质量的医疗，这是对学员的高风险信任声明。即使督导者承担最后的责任，这些决定也应该导致自主权、责任和问责的正式变化。在有效的终结性置信决策之后，即使是在专家群体中，不良事件仍然有可能发生。然而，这并不一定意味着其是一个有缺陷的决定。总之，只有在自主实践准备就绪之后，实施置信和移交任务才会对患者安全产生积极的影响。

利益冲突

作者声明无任何利益冲突。

参考文献

1. Leape LL. The girl who died twice: every patient's nightmare: the Libby Zion case and the hidden hazards of hospitals. *JAMA*. 1996;275(13):1031. DOI: https://doi.org/10.1001/jama.1996.03530370069035
2. Bell BM. Supervision, not regulation of hours, is the key to improving the quality of patient care. *JAMA*. 1993;269(3):403–404.
3. Institute of Medicine (US) Committee on Quality of Health Care in America. *To Err Is Human: Building a Safer Health System*. (Kohn LT, Corrigan JM, Donaldson MS, eds.). National Academies Press (US); 2000. DOI: https://doi.org/10.17226/9728
4. *Independent Inquiry into Care Provided by Mid Staffordshire NHS Foundation Trust: January 2005–March 2009*. The Stationery Office; 2010:815.
5. Fletcher KE, Reed DA, Arora VM. Patient safety, resident education and resident well-being following implementation of the 2003 ACGME duty hour rules. *J Gen Intern Med*. 2011;26(8):907–919. DOI: https://doi.org/10.1007/s11606-011-1657-1
6. Mattar SG, Alseidi AA, Jones DB, et al. General surgery residency inadequately prepares trainees for fellowship: results of a survey of fellowship program directors. *Ann Surg*. 2013;258(3):440–449. DOI: https://doi.org/10.1097/SLA.0b013e3182a191ca
7. Halpern SD, Detsky AS. Graded autonomy in medical education—managing things that go bump in the night. *N Engl J Med*. 2014;370(12):1086–1089. DOI: https://doi.org/10.1056/NEJMp1315408
8. Dacey RG, Nasca TJ. Seniorization of tasks in the academic medical center: a worrisome trend. *J Am Coll Surg*. 2019;228(3):299–302. DOI: https://doi.org/10.1016/j.jamcollsurg.2018.11.009
9. Oliver JB, McFarlane JL, Kunac A, Anjaria DJ. Declining resident surgical autonomy and improving surgical outcomes: correlation does not equal causality. *J Surg Educ*. 2023;80(3):434–441. DOI: https://doi.org/10.1016/j.jsurg.2022.10.009
10. Tonelli CM, Cohn T, Abdelsattar Z, Luchette FA, Baker MS. Association of resident independence with short-term clinical outcome in core general surgery procedures. *JAMA Surg*. 2023;158(3):302–309. DOI: https://doi.org/10.1001/jamasurg.2022.6971
11. Kunac A, Oliver JB, McFarlane JL, Anjaria DJ. General surgical resident operative autonomy vs patient outcomes: are we compromising training without net benefit to hospitals or patients? *J Surg Educ*. 2021;78(6):e174-e182. DOI: https://doi.org/10.1016/j.jsurg.2021.09.017
12. ten Cate O, Taylor DR. The recommended description of an entrustable professional activity: AMEE guide no. 140. *Med Teach*. 2021;43(10):1106–1114. DOI: https://doi.org/10.1080/0142159X.2020.1838465
13. ten Cate O. Supervision and entrustment in clinical training: protecting patients, protecting trainees. *WebM&M Case Studies https://psnet.ahrq.gov/webmm/case/461*. November 9, 2018:1.
14. Chan TM. The helicoptering attending: diagnosis & management of supervisory micromanagement. https://icenet.blog/2021/12/23/. December 23, 2021:1.
15. Klasen J. *Allowing Failure as an Unspoken Pedagogy in Residency Training*. PhD Thesis. Maastricht University; 2024.
16. Pusic MV, Boutis K, Hatala R, Cook DA. Learning curves in health professions education. *Acad Med*. 2015;90(8):1034–1042. DOI: https://doi.org/10.1097/ACM.0000000000000681
17. Dijksterhuis MG, Voorhuis M, Teunissen PW, et al. Assessment of competence and progressive independence in postgraduate clinical training. *Med Educ*. 2009;43(12):1156–1165. DOI: https://doi.org/10.1111/j.1365-2923.2009.03509.x

18. Hauer KE, ten Cate O, Boscardin C, Irby DM, Iobst W, O'Sullivan PS. Understanding trust as an essential element of trainee supervision and learning in the workplace. *Adv Health Sci Educ Theory Pract.* 2014;19(3):435–456. DOI: https://doi.org/10.1007/s10459-013-9474-4
19. ten Cate O, Chen HC. The ingredients of a rich entrustment decision. *Med Teach.* 2020;42(12):1413–1420. DOI: https://doi.org/10.1080/0142159X.2020.1817348
20. Telio S, Ajjawi R, Regehr G. The 'educational alliance' as a framework for reconceptualizing feedback in medical education. *Acad Med.* 2015;90(5):609–614. DOI: https://doi.org/10.1097/ACM.0000000000000560
21. Hughes AM. Oxford English Dictionary. *Isis.* 2008;99(3):586. DOI: https://doi.org/10.1086/593289
22. Sigurdsson V, ten Cate O. Do summative entrustment decisions actually lead to entrustment? *Clin Teach.* October 10, 2023:e13668. DOI: https://doi.org/10.1111/tct.13668
23. Weller JM, Misur M, Nicolson S, et al. Can I leave the theatre? A key to more reliable workplace-based assessment. *Br J Anaesth.* 2014;112(6):1083–1091. DOI: https://doi.org/10.1093/bja/aeu052
24. Conroy M, McCallister J, Gustin J. Entrustment decision-making in the intensive care unit: it's about more than the learner. *ATS Scholar.* October 11, 2023. DOI: https://doi.org/10.34197/ats-scholar.2023-0060OC
25. Van Melle E, Frank JR, Holmboe ES, et al. A core components framework for evaluating implementation of competency-based medical education programs. *Acad Med.* 2019;94(7):1002–1009. DOI: https://doi.org/10.1097/ACM.0000000000002743
26. ten Cate O, Hart D, Ankel F, et al. Entrustment decision-making in clinical training. *Acad Med.* 2016;91(2):191–198. DOI: https://doi.org/10.1097/ACM.0000000000001044
27. ten Cate O, Schwartz A, Chen HC. Assessing trainees and making entrustment decisions: on the nature and use of entrustment–supervision scales. *Acad Med.* 2020;95(11):1662–1669. DOI: https://doi.org/10.1097/ACM.0000000000003427
28. Touchie C, Kinnear B, Schumacher D, et al. On the validity of summative entrustment decisions. *Med Teach.* 2021;43(7):780–787. DOI: https://doi.org/10.1080/0142159X.2021.1925642
29. ten Cate O, Scheele F. Competency-based postgraduate training: can we bridge the gap between theory and clinical practice? *Acad Med.* 2007;82(6):542–547. DOI: https://doi.org/10.1097/ACM.0b013e31805559c7
30. Goldhamer MEJ, Pusic MV, Nadel ES, Co JPT, Weinstein DF. Promotion in place: a model for competency-based, time-variable graduate medical education. *Acad Med.* 2024;99(5):518–523. DOI: https://doi.org/10.1097/ACM.0000000000005652
31. NN. *Common Program Requirements (Residency).* Accreditation Council for Graduate Medical Education; 2023.
32. NN. Standards for academic medical center hospitals: medical education programs, clinical research programs. In: *Accreditation Standards Hospitals.* 4th ed. Joint Commission International; 2012:Suppl 1–24.
33. ten Cate O. Entrustment decisions: bringing the patient into the assessment equation. *Acad Med.* 2017;92(6):736–738. DOI: https://doi.org/10.1097/ACM.0000000000001623

第 19 章

支持置信决策的量表、数据和文字

Vanessa C. Burch，Jacqueline de Graaf，Jennie B. Jarrett，Severin Pinilla，Alan Schwartz，Olle ten Cate

翻译：林 毓 校对：陈韶华

摘 要

本章重点探讨在基于工作场所的评价项目中，如何报告学员的表现。将观察结果转化为评价记录的工具通常包括观察到的行为或胜任力的组成部分，以及熟练度分级的评定量表等。在过去的二十年里，随着置信和置信职业行为（EPAs）概念的引入，教育者开发了聚焦于学员完成基于工作场所的行为所需督导、支持或帮助程度的量表。近来，置信 - 督导（entrustment-supervision，ES）量表的重点逐渐转向评价学员对未来职业行为的准备情况，通过设定特定的督导级别来衡量学员的能力。本章详细阐述了这些量表在临时性和终结性置信决策中的应用，包括其在特定职业、特定情境以及针对不同熟练度水平的学员的适用性。

与单纯报告行为观察的量表相比，置信 - 督导（ES）量表更具整体性，能够涵盖学员的特定特征和一般特征。专家之间本就存在合理的差异，专家督导者的判断中不可避免地包含主观因素，但必须避免不必要的偏倚。可借助诸如“A RICH”框架等工具，通过描述性反馈意见对量表评分进行补充和解释，从而提供全面的画像。在基于 EPA 的课程中，置信决策至关重要，必须将 ES 量表分级嵌入评价体系之中。同时，与学员的反馈交流仍然是不可或缺的一环。

作 者

- Vanessa C. Burch，MD，PhD。南非开普敦南非医学院。邮箱：vanessa.burch@cmsa. co.za
- Jacqueline de Graaf，MD，PhD。荷兰奈梅亨拉德堡德大学医学中心。
- Jennie B. Jarrett，PharmD，MMedEd，PhD。美国伊利诺伊大学芝加哥分校药学院。

本章引用格式：

Burch VC，de Graaf J，Jarrett JB，Pinilla S，Schwartz A，ten Cate O. Scales，numbers，and words to support entrustment decisions about trainees. In：ten Cate O，Burch VC，Chen HC，Chou FC，Hennus MP.（Eds）. Entrustable Professional Activities and Entrustment Decision-Making in Health Professions Education，Chapter 19，pp. 225-235. [2024] London：Ubiquity Press. DOI：https：//doi.org/10.5334/bdc.s

本章包含了对本书其他章节的交叉引用。对于将本章作为独立出版物阅读的读者，所有交叉引用列于以下链接：https：//doi.org/10.5334/bdc

- Severin Pinilla，MD，MEd，PhD。瑞士伯尔尼大学老年精神病学和心理治疗医院。
- Alan Schwartz，PhD，JD。美国伊利诺伊大学芝加哥分校。
- Olle ten Cate，PhD。荷兰乌特勒支大学医学中心；美国加州大学旧金山分校。

引 言

在基于工作场所的评价项目中报告学员表现，需要借助工具将观察结果转化为评价记录。本章探讨了此类记录的不断演变，特别是围绕“置信”这一核心概念，重点关注学员或执业专业人士未来可能需要的督导级别，而非仅仅是报告当前观察到的胜任力。本章还讨论了基于工作场所的观察的数量要求、叙述性评论在整体评价决策中的作用，以及在接受专家观察者主观判断的同时，尽量避免不必要的偏倚。最后，本章反思了如何通过反馈促进学员在工作场所中的自主权。

传统基于工作场所的评价量表

许多纸质表格以及数字化表格已被用于记录学员在工作场所的表现。这些工具包括小型临床演练评估（mini-CEX）、操作技能直接观察（direct observation of procedural skill，DOPS）评估以及基于病例的讨论等[1]。常见的表现评价量表通常采用 3 ～ 4 个通用等级（如“低于预期 - 符合预期 - 高于预期”或“不合格 - 合格边缘 - 良好 - 优秀”）。也有一些量表采用 9 ～ 10 级的分级值，其中，5 级和 6 级常被作为不通过和通过的分界线。评价量表可以聚焦于单一维度（如“学员总体表现如何？”），也可以涵盖多个维度（如病史采集、体格检查、知识与推理、沟通能力、职业行为准则等），或者将一系列技能与总体判断相结合。评定量表通常还包含额外的信息（如受评者和评价者的姓名、专业、年级、场景、病例复杂性）以及用于记录描述性反馈的空间。其核心目的是记录观察到的表现，并使用既定量表报告学员的表现。这种基于观察的记录本质上是一种回顾性报告。

Crossley 生动地阐述了这些传统行为表现评价量表普遍存在的问题：

> 我对学员表现的评价，是基于我当天对他在面对特定患者或服务对象、特定问题在特定情境下行为表现的解读，这种评价是非常有意义的，但该评价能否替代我在完全不同情境下对该学员的评价，或者任何人在任何情境下对该学员的评价？[2]

正如 Crossley 所指出的，也许我们提出的问题本身就错了，因此无法期待得出可靠的答案[3]，我们应该改问“这个学员是否已经准备好承担更大的自主权？”[4]

置信 - 督导量表

过去二十年中，置信和 EPAs 概念的引入促使教育者开发新的量表，这些量表关注学员完成基于工作场所的行为所需的督导、支持或帮助程度。置信 - 督导（ES）量表与传统量表的不同之处在于其重点关注：①对任务的置信程度；②完成任务所需的督导或支持级别[5,6]。ES 量表反映了评价重点的转变，即从追求“客观熟练度评分”（通常使用带有简短锚定语句的数值等级）转向学员安全完成基于工作场所的行为所需督导级别的决策。从临床培训的角度来看，学员的自主权可以通过所需的督导级别来描述。最常见的 ES 量表包括 5 个等级：①仅观察；②在直接督导下行动；③在间接督导下行动；④在无督导下行动；⑤作为督导者行动。文献中还提供了许多 ES 量表的变体 [5]。

ES 量表既可以是回顾性的，也可以是前瞻性的。尽管两种量表均考量督导因素，但回顾性量表关注的是执行期间提供的督导或帮助，并不特别关注对未来行为的置信级别预测。相反，前瞻性 ES 量表则聚焦于特定督导级别下对未来表现的置信准备度评价 [5]。它们要求督导者使用基于自主权的量表来评价学员的准备度。这些量表及其变体将评价结构化，包括对置信准备度的评价及与置信相关的风险评价。结合描述性反馈，ES 量表可以突出与置信相关的具体行为或差距。前瞻性 ES 量表为终结性置信决策提供了良好的准备，而终结性置信决策应基于多次观察和病例讨论的评估。表 19.1 展示了已发表的回顾性和前瞻性 ES 量表的示例。

表 19.1　回顾性和前瞻性置信 - 督导量表示例

	解释	直接观察中的应用示例
回顾性置信 - 督导量表（示例为 O-SCORE[7] 或 OCAT[8] 量表）	此量表使用督导级别来表明在观察过程中需要提供多少支持	1．我必须亲自完成 2．我必须全程指导他们完成 3．我必须时不时地提示他们 4．我需要在场以备不时之需 5．我不需要在场
前瞻性置信 - 督导量表	此量表使用督导级别来表明学员在将来执行类似行为时需要接受多少督导 [9]	根据此次观察，我的判断是该学员针对该行为： 1．尚未准备好接受直接督导 2．准备好接受直接、主动的督导 3．准备好接受间接、被动的督导 4．准备好在无督导的情况下完成任务 5．准备好督导低年资学员

前瞻性 ES 量表的核心在于置信**决策**，与熟练度评价量表不同，其具有循序性质。置信决策体现了逐级分步授予自主权，而非评价能力的连续量表。需要注意的是，当置信决策未能实际增加学员的自主权（仅在理论层面回答“我**应该**在多大程度上信任学员完成任务×”）时 [10]，这种决策更适合被称为“置信决定” [11]。置信决定的问题在于，它可能将循序 ES 量表简化为连续性的可信度量表，仅仅在现有基础上增加了更多量表。而真正的置信量表对应具体的结果，无法连续，因为针对学员执行任务的置信决策是一个离散的行为。

使用前瞻性 ES 量表并非易事，无论对于临床医生 [12] 还是临床胜任力委员会（CCC）的成员 [13] 而言，因为和单纯的观察记录相比，这需要对学员有更深入的了解 [14]。置信决策虽难，但必须迎难而上。询问督导者该学员是否已准备好接受更少的督导，实际上是对利益和风险的权衡 [15]，这需要深思熟虑。授予学员资格（针对某项 EPA）或执业执照（针对整个职业范畴）是教育者和培训项目的一项关键职责，也是置信决策的核心所在。为观察到的行为熟练度打分可能相对简单，但评估针对患者照护的置信结果则更为复杂，同时也更为重要。

在使用 ES 量表时，区分临时性和终结性置信决策至关重要。临时性判断和决策由个别督导者基于工作场所中具体的患者照护情况做出，并生成报告和量表评级，如表 19.1 所示。而终结性决策则由团队（通常是毕业后医学教育中的 CCC 或院校医学教育中的置信委员会）基于多种信息来源综合考量后做出。这些决策是真正意义上的资格认证和特定权限授予决策[9]。遵循程序化评价原则，终结性置信决策必须建立在多项数据源的基础上。例如，允许高年级医学生在间接督导下从事医疗实践并执行特定的 EPA，就是一个终结性置信决策的实例。这种决策与医学执照赋予的自主权高度一致。

置信 - 督导量表的情境特异性

ES 量表以及更广泛的各种督导级别可能会偏离常用的初始 5 级框架（表 19.2 第 1 列）。根据具体情境，对这一通用框架进行规范或调整是有益的。Chen 等[16]为院校医学教育设计的一种改良的扩展量表被广泛使用（表 19.2 第 2 列），该扩展量表适用于报告学员在培训早期阶段的进展。同样，Jarrett 等[17]开发的量表（表 19.2 第 3 列）进一步改良了扩展模型，使之适用于药学学员，该量表通过标注督导者的物理位置，快速将学员表现与量表评价建立联系。这些扩展量表能够让教师更准确地表达他们对未来督导需求的看法，同时也为记录低年资学员的进展提供了更多机会。由于某些医学相关专业的毕业生在毕业后即可直接获得执业资格开展完全无督导的临床实践，而没有额外的毕业后培训的要求，此类扩展量表能够针对已完成的工作进行精准评价。

表 19.2 通用和扩展的置信 - 督导量表

通用 ES 量表	扩展量表	
	Chen 修订版 ES 量表[16]	Jarrett 修订版 ES 量表[17]
1. 不允许执行该 EPA	1a. 不允许观察 1b. 允许观察	1a. 不信任，不允许观察 1b. 信任其能细心观察，具备基础知识
2. 允许在直接、主动督导下执行（督导者在场）	2a. 与督导者共同完成任务 2b. 督导者在场，根据需要随时介入	2a. 信任其在督导者指导、引导和帮助下完成任务 2b. 信任其在督导者在场并随时准备介入的情况下完成任务，但独立完成任务的能力尚处于初级水平
3. 允许在间接、被动督导下执行（督导者不在场）	3a. 督导者随时可提供帮助，所有结果 / 决策均需复核 3b. 督导者随时可提供帮助，关键结果 / 决策需复核 3c. 督导者可远程提供帮助，结果 / 决策可根据需要进行核查	3a. 信任其在督导者在旁的情况下完成任务，所有结果均需立即核查 3b. 信任其在督导者在旁的情况下完成任务，关键结果需立即核查 3c. 信任其在督导者可按需远程提供帮助的情况下完成任务，任务完成后需尽快核查
4. 允许在无督导下执行	4a. 督导者不在场，但可通过电话联系 4b. 督导者无法通过电话联系到	4. 信任其可独立且在无督导下完成任务
5. 允许作为低年资学员的督导者执行		5. 信任其可独立完成任务，同时能够督导和教导他人

在国际范围内，广泛使用了许多针对特定学科的回顾性 ES 量表。例如，外科教育领域中常用的 SIMPL 移动应用程序中的“Zwisch 量表”包含 4 个等级：“展示和讲解”“主动帮助”“被动帮助”和“仅监督”[18]。这一量表与加拿大毕业后外科培训中应用的 O-SCORE 量表有一定的相似性[7]，后者使用表 19.1 右上单元格中描述的 1 ~ 5 分级。在某麻醉培训项目中，ES 量表通过督导者可以离开手术室的时间长短（如去喝咖啡、吃午餐）来描述督导程度[19]。另一个病理学领域中使用的三重工具量表并结合了操作、情境和报告来进行评价[20]。内科领域正尝试使用一种以督导者的预期为基准的回顾性 ES 量表，具体包括：为确保安全医疗，我①介入的频率远高于预期；②介入的频率略高于预期；③提供常规的督导；④介入的频率略低于预期；⑤介入的频率远低于预期[a]。这种“介入”或“放手”的程度同时也取决于情境、学员以及特定角色中预期执行的任务[21]。

换言之，各临床专科均需要根据工作的性质和工作场所的预期要求对 ES 量表进行调整。例如，对于内科低年资住院医师，很少报告达到 2 级置信（执行期间督导者在场），而在外科中，这一级别却占大多数。在外科中，即使是高年资学员也需要在手术室中接受长时间的直接督导[22]。这种督导可能包括不同的步骤，如将允许学员完成部分手术操作（如“开腹”“关腹”）作为早期 EPAs，而这些随后将被嵌套在完整的手术 EPAs 中。此外，督导者在场但未刷手操作，可以被定义为新的 2c 级（督导者在场指导，但无需立即介入）。因此，建议各专科和职业构建逻辑清晰的督导 - 置信量表，基于相关观察记录反映学员在自主权方面逐步、审慎的提升。这需要督导者和学员对 ES 量表有一个共享的心智模型。

做出可信赖的置信决策

自 20 世纪以来，医学教育在评价领域始终追求客观性而非主观性[23]。工作场所之外的评价，包括对规范性（即无争议的）知识和技能的标准化测试，仍使用传统的信度标准。然而，基于工作场所的评价更侧重于在特定患者和情境中对知识和技能的实践应用能力，通常难以满足“高利害”标准化测试所要求的标准，尤其是经典测试理论中的信度标准。因此，没有单一工具能够全面实现基于工作场所的评价目标，即准确识别学员的发展领域、与学员通过自我反思进行合作，以及对未来实践做出决策。可靠的基于工作场所评价需要整合多种类型的评价，包括在不同情境下由多位观察者进行多次观察。由于学习并非线性过程，当一名学员在某种情境中表现良好，而在另一种情境中表现不佳时，这些多重评价可能会引发困扰。CCC 必须审慎决定如何根据多变的基于工作场所评价结果做出终结性决策，这需综合考虑学员将要面对的任务，他们在不同实践情境中的适应能力、相关风险，以及可用的支持资源等（详见第 21 章）。

尽管程序化评价强调收集大量的观察数据，但评价的质量并不完全取决于评价的数量。一位经验丰富的、接受过评价培训且对学员有深入了解的临床医师所进行的一次观察，其可靠性可能远超多位对学员不熟悉、缺乏时间或动力的年轻教师所进行的多次观察的结果[24]。在胜任力导向教育中，成功的衡量标准在于学员的表现和能力的展示，而非单纯的表现次数或培训时长。各培训项目应评估评价的类型、频率和模式，以最大限度地支持其职业、实践

a 来自与 Stephen Gauthier 和 David Taylor 的个人沟通。

和情境中的终结性置信决策，并在评价的数量和质量之间寻求最佳平衡点。

观察性判断中的主观性和偏倚

基于工作场所的评价关注学员的情境能力。情境能力的评价需要依赖专家的判断，即有经验的专业人士的意见，这与规范能力的评价不同。这些专家能够理解其判断的重要性，能够在具体情境中评价学员的表现，并通过反思和讨论促进学员的成长（关于这种多层次能力模型的讨论，详见第 2 章）。专家的判断基于其个人的临床和督导经验，因此既可能与其他专家的判断相似，也可能存在差异。换句话说，专家形成的意见既具有意义上的“主观性”，又具有高度的相关性 [25]。这种主观性表现在与其他专家观点的差异性上，过去通常被视为“误差方差”或“偏倚”。重视主观性也意味着承认某些判断无法完全用数值等级来表达 [26,27]。因此，CCC 在评价学员时，应同时参考对学员自主权准备度的评级以及支持性的描述性信息，并认识到情境能力的本质在于学员能够在特定情境中开展工作，这往往需要不同的知识和技能，而这些知识和技能并非总能被简单地判断为普遍意义上的“正确”或“错误”。

另外，不必要的偏倚，或与学员的熟练度或减少督导所做准备度无关的主观性偏见，必须予以避免。从心理测量学的角度来看，这种偏倚被称为“非构念相关方差”[28]。而那些合理的主观判断则应被保留。最近一项关于描述性反馈的人工智能分析揭示了无意识偏倚的存在 [29]，强调了观察者需保持警觉，以及在培训观察者提供反馈时特别关注无意识偏倚的重要性。尽管督导者本人可能很难意识到自己的偏倚 [30]，但在团队（如 CCC）中交流主观判断可能有助于避免不必要的偏倚。

对学员的整体评估

大多数 ES 评定量表同时包含数值和文字，因为单纯的数值缺乏情境细节。描述性信息可以是通过直接观察生成的简短评价，也可以是通过多源反馈程序（详见第 17 章）生成的更详细的描述。这些文字信息与评级整合后，能够提供必要的情境化信息，以支持 CCC 做出决策。除了临床和技术熟练度外，这些委员会在进行置信决策时还需要考虑各种职业特质。A RICH 框架概述了这些职业素养，包括 5 个方面：主动、可靠、诚信、能力和谦逊 [31]。建议在撰写描述性评价时将这些职业特质考虑在内，而不要将其转化为评级。

记录在置信评定量表上的文字信息主要有两种不同的用途：①作为终结性评价，为学员的晋级决策提供依据；②作为形成性评价，为学员提供发展性反馈 [32]。描述性评价中的措辞非常重要，应与评价的主要目的保持一致，并在评价前与学员进行明确沟通。

在评价项目中，将置信评级与描述性文本结合使用的一大挑战是数据量过于庞大。此时，利用电子档案袋、移动工具等技术手段，可以在协助数据收集和汇总中发挥重要的作用，为学员的发展提供便捷的概览。更多信息详见第 20 章。此外，并非所有内容都需要记录。如果督导者能够简明扼要地记录描述性信息，就可以有更多时间与学员进行未记录的、心理安全的口头交流。

反　馈

通过聚焦于 EPAs 和 ES 量表，可以显著提升反馈的质量和意义。然而，学员和督导者的视角可能存在差异。从督导者的角度来看，ES 量表的优势在于能够将工作场所中的直接观察与对学员是否具备自主权的决策联系起来。而从学员的角度来看，他们可能会将反馈的价值等同于传统评价方式中的能力判定，从而影响他们对自身进一步成长和发展的关注[33]。

就观察及反馈的目的达成共识非常重要。由于反馈的目的是帮助学员改进，因此应避免仅停留在寻找和关注不足之处，这种方式不仅无法直接激发学员的内在动力[34]，还可能会使基于工作场所的评价事件变成一种压力和负担。鉴于给予和接受反馈是一个复杂的人际沟通过程，督导者和学员都需要接受相关培训（详见第 23 章）。

一个有益的起点是对有效反馈进行定义，可将其视为一种“支持性的对话，旨在明确学员对其发展能力的认知，增强其取得进步的自我效能感，激励其设定改进目标，并帮助其制定改进的策略”[35]。考虑到置信决策可能涉及跨专业的反馈，可以将此类跨专业反馈指南作为参考（表 19.3）。

表 19.3　基于 Westerfeld 框架的跨专业反馈指南[36]

开放、尊重	参与者对彼此的意见持开放态度，并以尊重的方式进行沟通
相关性	针对观察到的表现（如 EPAs）达成一致的目标
及时性	在学习阶段内（数小时或数天，而非数月）提供反馈
对话性	对话体现双向交流互动
响应性	反馈根据具体情境进行调整
意义建构	探讨并阐释反馈，帮助学员理解其意义
可操作性	反馈有助于可用性，并促成具体的行动计划

其他有效的反馈模型包括提问 - 告知法、自我评价结合鼓励与指导的方法或教练框架（R2C2：关系 - 反应 - 内容 - 教练，relationship-reaction-content-coaching）[37]。尽管这些框架有助于构建结构化的反馈对话，但并没有一蹴而就的方法能够生成真正有助于学习评价的有效反馈。临床教育中常听到的抱怨缺乏真正具有建设性的反馈，这一问题应促使督导者持续密切关注学员的发展及其向置信目标进展的情况。督导者需要思考如何与不同性格的学员进行有效沟通，并理解如何有效地给予与接受反馈。

结　语

ES 量表具有多方面的作用。它们促使观察者思考学员对患者照护行为的准备度，支持 CCC 在学员晋级和终结性置信中做出决策，并为向学员反馈提供了重点内容。这些量表还向学员传达了获得更多自主权和更少督导需要满足哪些要求。学员有责任为提升自主权而努力，并进行深刻反思。学员的自我反思有助于督导者识别限制学员获得更大自主权的主要差距或问题。尽管 ES 量表对于学员晋级的决策非常重要，但仅依靠量表是不够的。描述性信息提供了必要深度与丰富的信息，以支持这些决策。最后，重视督导者与学员之间在日常活动中经常发生的、未记录的、心理安全的口头交流也同样重要。

利益冲突

作者声明无任何利益冲突。

参考文献

1. Norcini J, Burch V. Workplace-based assessment as an educational tool: AMEE guide no. 31. *Med Teach*. 2007;29(9):855–871. DOI: https://doi.org/10.1080/01421590701775453
2. Crossley J. Validity and truth in assessment. *Med Educ*. 2013;47(12):1152–1154. DOI: https://doi.org/10.1111/medu.12317
3. Crossley J, Johnson G, Booth J, Wade W. Good questions, good answers: construct alignment improves the performance of workplace-based assessment scales. *Med Educ*. 2011;45(6):560–569. DOI: https://doi.org/10.1111/j.1365-2923.2010.03913.x
4. Weller JM, Misur M, Nicolson S, et al. Can I leave the theatre? A key to more reliable workplace-based assessment. *Br J Anaesth*. 2014;112(6):1083–1091. DOI: https://doi.org/10.1093/bja/aeu052
5. ten Cate O, Schwartz A, Chen HC. Assessing trainees and making entrustment decisions: on the nature and use of entrustment–supervision scales. *Acad Med*. 2020;95(11):1662–1669. DOI: https://doi.org/10.1097/ACM.0000000000003427
6. Rekman J, Gofton W, Dudek N, Gofton T, Hamstra SJ. Entrustability scales: outlining their usefulness for competency-based clinical assessment. *Acad Med*. 2016;91(2):186–190. DOI: https://doi.org/10.1097/ACM.0000000000001045
7. Gofton WT, Dudek NL, Wood TJ, Balaa F, Hamstra SJ. The Ottawa Surgical Competency Operating Room Evaluation (O-SCORE): a tool to assess surgical competence. *Acad Med*. 2012;87(10):1401–1407. DOI: https://doi.org/10.1097/ACM.0b013e3182677805
8. Rekman J, Hamstra SJ, Dudek N, Wood T, Seabrook C, Gofton W. A new instrument for assessing resident competence in surgical clinic: the Ottawa Clinic Assessment Tool. *J Surg Educ*. 2016;73(4):575–582. DOI: https://doi.org/10.1016/j.jsurg.2016.02.003
9. ten Cate O, Chen HC, Hoff RG, Peters H, Bok H, van der Schaaf M. Curriculum development for the workplace using entrustable professional activities (EPAs): AMEE guide no. 99. *Med Teach*. 2015;37(11):983–1002. DOI: https://doi.org/10.3109/0142159X.2015.1060308
10. ten Cate O, Schumacher DJ. Entrustable professional activities versus competencies and skills: exploring why different concepts are often conflated. *Adv Health Sci Educ Theory Pract*. 2022;27(2):491–499. DOI: https://doi.org/10.1007/s10459-022-10098-7
11. ten Cate O, Jarrett JB. *Would* I trust or *will* I trust? The gap between entrustment determinations and entrustment decisions for trainees in pharmacy and other health professions. *Pharmacy (Basel)*. 2023;11(3). DOI: https://doi.org/10.3390/pharmacy11030107
12. Postmes L, Tammer F, Posthumus I, Wijnen-Meijer M, van der Schaaf M, ten Cate O. EPA-based assessment: clinical teachers' challenges when transitioning to a prospective entrustment–supervision scale. *Med Teach*. 2021;43(4):404–410. DOI: https://doi.org/10.1080/0142159X.2020.1853688
13. Schumacher DJ, Michelson C, Winn AS, Turner DA, Martini A, Kinnear B. A realist synthesis of prospective entrustment decision-making by entrustment or clinical competency committees. *Med Educ*. December 13, 2023. DOI: https://doi.org/10.1111/medu.15296

14. Jonker G, Ochtman A, Marty AP, Kalkman CJ, ten Cate O, Hoff RG. Would you trust your loved ones to this trainee? Certification decisions in postgraduate anaesthesia training. *Br J Anaesth*. 2020;125(5):e408-e410. DOI: https://doi.org/10.1016/j.bja.2020.07.009
15. ten Cate O. Managing risks and benefits: key issues in entrustment decisions. *Med Educ*. 2017;51(9):879–881. DOI: https://doi.org/10.1111/medu.13362
16. Chen HC, van den Broek WES, ten Cate O. The case for use of entrustable professional activities in undergraduate medical education. *Acad Med*. 2015;90(4):431–436. DOI: https://doi.org/10.1097/ACM.0000000000000586
17. Jarrett JB, Goliak KL, Haines ST, Trolli E, Schwartz A. Development of an entrustment-supervision assessment tool for pharmacy experiential education using stakeholder focus groups. *Am J Pharm Educ*. 2022;86(1):8523. DOI: https://doi.org/10.5688/ajpe8523
18. Zwischenberger JB, Hatchett SP, Rahman NA, Chadha P, Sebok-Syer SS, George BC. Implementing workplace-based assessments at scale: The SIMPL approach. *Ann Surg Open*. 2023;4(4):e353. DOI: https://doi.org/10.1097/AS9.0000000000000353
19. Weller JM, Castanelli DJ, Chen Y, Jolly B. Making robust assessments of specialist trainees' workplace performance. *Br J Anaesth*. 2017;118(2):207–214. DOI: https://doi.org/10.1093/bja/aew412
20. Bryant BH, Anderson SR, Brissette M, et al. Leveraging faculty development to support validation of entrustable professional activities assessment tools in anatomic and clinical pathology training. *Acad Path*. 2024;11(2):100111. DOI: https://doi.org/10.1016/j.acpath.2024.100111
21. Hatala R, Ginsburg S, Gauthier S, Melvin L, Taylor D, Gingerich A. Supervising the senior medical resident: entrusting the role, supporting the tasks. *Med Educ*. 2022;56(12):1194–1202. DOI: https://doi.org/10.1111/medu.14883
22. Sandhu G, Thompson-Burdine J, Nikolian VC, et al. Association of faculty entrustment with resident autonomy in the operating room. *JAMA Surg*. 2018;153(6):518–524. DOI: https://doi.org/10.1001/jamasurg.2017.6117
23. van der Vleuten CPM, Norman GR, De Graaff E. Pitfalls in the pursuit of objectivity: issues of reliability. *Med Educ*. 1991;25:110–118.
24. Kulasegaram K, Paradis E. Better data ≫ Bigger data. *Med Teach*. 2014;36(11):1008–1009. DOI: https://doi.org/10.3109/0142159X.2014.917761
25. ten Cate O, Regehr G. The power of subjectivity in the assessment of medical trainees. *Acad Med*. 2019;94(3):333–337. DOI: https://doi.org/10.1097/ACM.0000000000002495
26. van Enk A, ten Cate O. 'Languaging' tacit judgment in formal postgraduate assessment: the documentation of ad hoc and summative entrustment decisions. *Perspect Med Educ*. 2020;9(6):373–378. DOI: https://doi.org/10.1007/s40037-020-00616-x
27. Cook DA, Kuper A, Hatala R, Ginsburg S. When assessment data are words: validity evidence for qualitative educational assessments. *Acad Med*. 2016;91(10):1359–1369. DOI: https://doi.org/10.1097/ACM.0000000000001175
28. Thomas MH, Steven MD. Construct-irrelevant variance in high-stakes testing. *Educ Meas Issues Pract*. 2004:17–27.
29. Gin BC, ten Cate O, O'Sullivan PS, Boscardin C. Assessing supervisor versus trainee viewpoints of entrustment through cognitive and affective lenses: an artificial intelligence investigation of bias in feedback. *Adv Health Sci Educ Theory Pract*. February 23, 2024. DOI: https://doi.org/10.1007/s10459-024-10311-9
30. Holmboe ES, Osman NY, Murphy CM, Kogan JR. The urgency of now: rethinking and improving assessment practices in medical education programs. *Acad Med*. 2023;98(8S): S37–S49. DOI: https://doi.org/10.1097/ACM.0000000000005251
31. ten Cate O, Chen HC. The ingredients of a rich entrustment decision. *Med Teach*. 2020;42(12):1413–1420. DOI: https://doi.org/10.1080/0142159X.2020.1817348

32. Ginsburg S, Watling CJ, Schumacher DJ, Gingerich A, Hatala R. Numbers encapsulate, words elaborate: toward the best use of comments for assessment and feedback on entrustment ratings. *Acad Med*. 2021;96(7S):S81-S86. DOI: https://doi.org/10.1097/ACM.0000000000004089
33. Schut S, Maggio LA, Heeneman S, van Tartwijk J, van der Vleuten C, Driessen E. Where the rubber meets the road - an integrative review of programmatic assessment in health care professions education. *Perspect Med Educ*. 2021;10(1):6–13. DOI: https://doi.org/10.1007/s40037-020-00625-w
34. ten Cate OTJ. Why receiving feedback collides with self determination. *Adv Health Sci Educ Theory Pract*. 2013;18(4):845–849. DOI: https://doi.org/10.1007/s10459-012-9401-0
35. Lefroy J, Watling C, Teunissen PW, Brand P. Guidelines: the do's, don'ts and don't knows of feedback for clinical education. *Perspect Med Educ*. 2015;4(6):284–299. DOI: https://doi.org/10.1007/s40037-015-0231-7
36. Tielemans C, de Kleijn R, van der Schaaf M, van den Broek S, Westerveld T. The Westerveld framework for interprofessional feedback dialogues in health professions education. *Assess & Eval in Higher Educ*. 2023;48(2):241–257. DOI: https://doi.org/10.1080/02602938.2021.1967285
37. Liakos W, Keel T, Ellen Pearlman R, Fornari A. Frameworks for effective feedback in health professions education. *Acad Med*. 2023;98(5):648. DOI: https://doi.org/10.1097/ACM.0000000000004884

第 20 章

应对基于工作场所评价中的实践和概念性挑战

Daniel Nel，Adrian P. Marty，Sonia Frick，Marije P. Hennus，Machelle Linsenmeyer

翻译：苏文航　陈韶华　校对：陈蓬来

摘　要

尽管在基于 EPA 的项目中，实施和维持基于工作场所的评价（WBA）对确保临床能力的重要性已经得到公认，但这一过程面临着各种障碍，包括有效性问题、时间限制、行政负担以及人们认为其缺乏形成性价值等问题。为了应对这些挑战，本章提出了几种策略。首先，本章强调了 EPAs 和置信在简化 WBA 流程中的作用，使其在时间利用上更高效，且与真实的临床实践更具相关性。其次，本章倡导在 WBA 中进行跨专业合作，强调吸取经常在一线教学的专业人士的意见。再次，本章还探讨了 WBA 中形成性评价和终结性评价之间的矛盾，强调为学员和督导者创造安全环境的重要性。通过将重点从高利害评价转为持续的学习交流，利益相关者能够在支持学员自主的同时，让每次评价都最大限度地促进学习。此外，本章还讨论了为减轻 WBA 负担采用的相关技术。通过利用移动应用程序、电子档案袋和数据分析技术，为数据收集、存储、分析和可视化提供有效的手段，最终提高 WBA 在医学教育中的有效性。最后，本章探讨了在资源匮乏环境中实施 WBA 的策略，强调了本地化及与资源相适应的重要性。通过简化评价工具、利用低成本的技术平台，以及与来自不同资源水平地区的同事合作，以克服资源匮乏的障碍，顺利实施 WBA，并确保培养出适合其特定背景的合格医务人员。

作　者

- Daniel Nel，MD，MMEd。南非格鲁特舒尔医院和开普敦大学。邮箱：danielnel87@gmail.com

本章引用格式：

Nel D，Marty AP，Frick S，Hennus MP，Linsenmeyer M. Addressing practical and conceptual challenges in the implementation of workplace-based assessment. In：ten Cate O，Burch VC，Chen HC，Chou FC，Hennus MP.（Eds）. *Entrustable Professional Activities and Entrustment Decision-Making in Health Professions Education*，Chapter 20，pp. 237-247.［2024］London：Ubiquity Press. DOI：https：//doi.org/10.5334/bdc.t

本章包含了对本书其他章节的交叉引用。对于将本章作为独立出版物阅读的读者，所有交叉引用列于以下链接：https：//doi.org/10.5334/bdc

- Adrian P. Marty，MD，MME。瑞士巴尔格里斯特大学医院。
- Sonia Frick，MD。瑞士利马特谷医院。
- Marije P. Hennus，MD，PhD，MSc Clin Ed。荷兰乌特勒支大学医学中心。
- Machelle Linsenmeyer，EdD。美国西弗吉尼亚骨科医学院。

引　言

基于工作场所的评价（WBA）在确保和确认学员临床能力方面变得越来越重要。尽管这些教育举措看似合理，但在实际操作中却常常难以实现。学员和督导者对 WBA 的看法不一，且在概念和实践层面的诸多挑战也阻碍了其有效实施。本章的主要目的是提供一个更清晰的视角，以克服这些挑战并促进对 WBA 的理解。我们将重点强调如何通过置信职业行为（EPAs）和置信来推动这一举措的开展。

效度论证的局限性

WBA 在实施过程中遇到的诸多问题与效度论证的局限性密切相关。尽管本书第 5 章已详细探讨了基于 EPAs 置信决策的效度论证，但未提及实践方面的挑战及其对 WBA 效度论证的影响。表 20.1 以 Kane 效度模型为框架，总结了一些 WBA 需要应对的挑战（更深入的讨论详见第 5 章）[1]。

表 20.1　WBA 的效度论证如何被实践中的挑战减弱效能：部分实例

Kane 效度模型中的推论[1,2]	推理的目的	需要解决的实践中的挑战实例
评分	对观察到的行为表现做出的判断和评分应有效反映出该表现的质量	观察者（通常是临床医师作为评价者）不了解如何判断和报告学员的行为表现，且缺乏培训时间或兴趣；所使用的工具与专业不匹配
概化	多项类似的 EPAs 评级应能公平地反映 EPA 所需的能力	要求多次评价；但实际 EPAs 观察不够
外推	EPA 所需的能力应适用于所有可能或相关的情况	EPA 只在一种情况下或仅由一名观察者观察到
意义（结果）	由于相关风险在可控范围内，因此终结性置信决策相对合理	终结性决策过程过于简化，导致仅凭少量督导得出行为表现不达标的结论；同时，这种评价方式给学员、督导者和教育系统带来了沉重的评价负担

在评分方面，督导者常常对如何将 WBA 用于高利害 / 低利害评价感到困惑。此外，许多人不知道如何使用 WBA 工具来评价学员的表现，也不清楚如何提供高质量的反馈，他们通常也没有时间或兴趣接受充分的培训（如参照框架和行为表现维度培训）。在概化方面，尽管多项 EPA 评级可以更清晰地反映学员的能力，但这可能导致每名学员所需要的评价数量过多。在高压的临床服务环境和繁忙的临床工作中，EPAs 可能无法获得足够频次的观察，难以做出值得信赖的高利害决策。在外推方面，虽然 WBA 以真实临床为基础，但如果

这种评价局限于特定的一种培训或临床环境，其结果可能无法适用于学员可能遇到的其他实践环境或不同情境。在意义或结果方面，因医疗服务压力、评价数据不足或质量不高等原因所迫，可能导致无法做出适当的高利害决策，从而以过于简单化的方式做出终结性决策。另外，这种需要大量投入的评价也可能给学员、教师和教育系统带来意想不到的后果，增加所有相关方的行政负担。

这些非预期结果可以在良好评价的共识框架内被广泛地加以考虑，该框架包含以下标准：效度或连续性、可重复性或一致性、等值性、可行性、教育效果、催化效应和可接受性[3]。然而，带来的评价负担可能会限制 WBA 的可行性和可接受性[3]。此外，教师和学员往往发现从评价中获得的价值不足以抵消这一负担，因为学习交流或反馈的收获可能不足以满足完成评价所需。下文将讨论解决这些问题及其他实践问题的潜在方案。

临床教学环境中的人力资源

对 WBA 持批评意见的人常常指出，在本已严苛的工作环境中，WBA 耗时且成本高昂，还增加了行政负担。此外，因为缺乏 WBA 能够改善患者预后的证据，所以一些怀疑论者质疑 WBA 的价值。这引发了一个根本性问题：为何要将时间和资源投入到 WBA 中？面对这种质疑，最简洁的回应是引用亚伯拉罕・林肯的名言："如果你认为教育很昂贵，那就试试无知吧！"这句话听着或许有些老套，但其潜在目标是高效地培养胜任力，解决阻碍这一过程的障碍——资金、时间、管理。

尽管医学专业的根基在于学术，但其实际应用依然需要回归到真实的工作环境中。关键任务是将理论转化为实践，这凸显了在工作场所中督导和反馈的重要性。实践证明，在 EPAs 的结构化框架内定期使用 WBA 非常高效，平均每次仅需 3 分钟[4]，这削弱了时间不足的争议。此外，评价工作可以分配给不同的利益相关者，包括患者、护士和学员同伴，前提是他们能够明确自己的角色、学员的角色以及 WBA 的概念。为了促进这一过程，与 EPA 相关的 WBA 置信 - 督导量表阐明了一个所有教师都熟悉的概念，即置信，这是他们在整个职业生涯中都默默使用的概念，也就是将做某事的职责赋予某人[5]。强调这一点有助于减轻人们对新事物和新挑战的普遍恐惧心理。然而，对于督导者而言，要明确阐述置信决策并非易事，因此关注这一过程的教师发展非常重要[6]。

由于 WBA 越来越受到重视，除了要求对评价者进行培训外，还要求对所有相关人员进行持续教育，这有助于防止评价负担过重和随之而来的压力。如果学员和督导者认为 WBA 所带来的益处并不足以抵消付出的努力，他们就可能失去参与的动力。因此，在机构内建立一支能够利用专门时间来介绍、讲授和督导 WBA 过程的"骨干"队伍至关重要。这些人员必须熟知反馈和评价文化所带来的挑战，解决诸如同伴比较、时间压力、过度控制和不切实际的期望等问题[7]。除了培养核心团队或骨干人员之外，也要为所有督导者和学员举办专门的 WBA 会议，阐明其在机构内的益处，特别是教育价值，可以促进 WBA 的积极影响，并有助于提高各方的认同感。

收集跨专业意见

在跨专业团队中工作、学习和协作对于实现安全、有效和可持续的医疗工作是不可或缺的[8]。虽然多源反馈（详见第 17 章）在评价学员方面显示出高度的信度、效度和可行性[9]，但在 WBA 中纳入跨专业的直接观察仍不常见[10]。这种差异在毕业后医学教育中尤为明显，因为在其中，学员与非医师团队成员的互动可能比与资深医师督导者的互动更为频繁和密集[11]。依赖单一的评价者（通常是督导者）可能不如综合不同专业视角的意见更具有说服力[12]。

要克服跨专业 WBA 资源稀缺的问题，需要解决实践和概念层面的挑战。首先，认识并强调跨专业投入的益处和价值至关重要。这在识别和吸引各种评价者（如督导者、护士、医师助理、营养师及与学员有协作关系的其他医疗卫生人员）时尤为重要。此外，还需关注与不同专业视角、潜在的抵触情绪以及对胜任力的不同意见相关的挑战。

为了帮助建立健全的跨专业评价流程，教师发展计划不应局限于单一专业的督导者，而应有意识地涵盖所有跨专业利益相关者。创建标准化和顺畅的评价流程至关重要，克服诸如确保数字平台的使用权限以及解决参与者经验有限的问题等后勤问题也非常重要。此外，从法律层面考虑，跨专业团队必须明确划分责任和义务。例如，临床胜任力委员会（CCC）作为负责评价学员专业成长的决策小组，应如何衡量和利用跨专业团队同事就本专业学员所做的置信决策？在这种情况下，建立各方之间的信任和统一预期至关重要，需要认真考虑，以确保 CCC 内部的决策过程既协调一致，又行之有效。最后，财务方面的影响，特别是在将薪酬与评价结果相关联的地区，需要采取一种平衡的方法，既要确保评价的准确性，又不能损害评价过程的公正性。

以多学科合作为核心，WBA 有望成为医学教育中更具包容性和实效性的工具。这种方法有助于对学员的表现进行全面且贴合实际情况的评估，有助于培养更强大、更全面的医疗保健队伍。

形成性评价与终结性评价之间的紧张关系

“评价推动学习”这一观点并不总是成立。当涉及 WBA 时，为了优化每种评价情境以促进学习，我们需要意识到一些挑战。总体而言，一系列 WBA 可以用于对学员的学习进展或晋级做出终结性决策。然而，从形成性评价到终结性评价，个人的 WBA 应该更多地用于形成性评价。尽管被称为“形成性”评价，但从学员角度来看，仅是“评价”一词就足以引发焦虑[13]。此外，如果不经常进行评价，这种评价可能会让人感觉像是一次终结性考试。因此，学员可能只有在已经熟练掌握某项具体任务（如 EPA）的情况下，才会要求进行 WBA；他们害怕得到“差评”。在这种文化中，每次评价都被学员视为高利害事件，学员的大部分精力都用于印象管理，而不是真正的学习[14]。从督导者角度，也存在类似的挑战。他们可能会对给予行为等级表中的较低等级感到犹豫，担心这可能会对学员的职业生涯或他们之间的关系产生负面影响[15]。

为了应对实施 WBA 所面临的挑战，重点应转向尽可能减轻学员和督导者双方的压力及焦虑，并尽可能降低他们所感受到的利害程度。每个评价系统都需要明确说明 WBA 的目的，以及如何利用数据点为学员的置信决策提供信息。即使在形成性评价中，特别是在电子档案袋中汇总这些评价结果时，也总是存在一些利害关系[16]。在程序性评价中，可以采用“低利害程度”和“高利害程度”或“利害程度连续体”等术语替代“形成性评价”和“终结性评价”[17]。建议避免一直使用“评价”一词，有时候可以称之为工作场所中的行为表现“观察”。因此，与其将其视为正式的评价，不如将其视为“学习对话”的起点。从培训的第一天直至学员获得认证（而不仅仅是在培训结束时），学员和督导者应经常开展 WBA 或“观察”，以促进学习。在评价工具中，仅使用置信 - 督导量表的叙述性描述（如“直接督导”），能够突出该等级与临床的相关性。而如果使用定量量表或等级，可能仍会让学员感觉自己在被打分，应尽量避免这种情况。此外，不应仅基于一次 WBA 就做出合格 / 不合格的决定或高利害决策。

如果我们可以精心设计并构建一套基于成长型思维模式的评价体系，并清晰地传达给学员，从而成功地减轻学员的焦虑感 [18]，那么对于学员而言，我们就能真正优化每种评价情境以促进学习。此外，对于督导者而言，我们可以朝着自主 - 支持性教学风格迈进，培养学生的内在学习动力 [19]。

理想与现实

虽然需要多次观察才能公正地描绘出学员的能力画像，但必须采用一种实用的抽样方法，以提供足够的成长证据和反馈机会，同时不会给学员和督导者造成负担。过高的评估要求可能会导致学员和督导者的不满，并引发“走过场”的心态，从而削弱 WBA 的形成性和终结性评价潜能 [20]。由于法律和监管的限制，以及对患者安全的担忧，培训中自主权的机会可能不足 [21]。特别是督导者可能并不总是信任同事所做出的评价结果，尤其是对于诸如手术等高风险任务的评价结果。

为了应对这些挑战，可以制定新的 WBA 策略或改善现有策略。首要任务是收集督导者和学员的意见，以确定可行性，包括在特定时间段内所需的观察次数以及评价任务或 EPAs 的选择。组建一个利益相关者团队，无论是否对其他学员和督导者群体进行调查，都可以促进这一过程，在该实施过程中迭代收集反馈意见。研究他人所做工作以及他们在设计策略时所遵循的原则，包括在实施和整合过程中发现的障碍和促进因素，也很有价值。不过，必须根据实际情况考虑这些见解，并因地制宜地进行调整。此外，工作场所的评价活动（即 EPAs）应遵照相关机构或监管机构的要求，与课程结果和成功毕业生应具备的特质相匹配。务必高度重视从简单入手、循序渐进的原则。可以从少数几个 EPAs 或极少量的初始观察开始，或两者兼顾，随着可行性得到论证，并且获得更多人的认同，逐步增加数量。多项研究已经为准确评价设定了最低观察次数，但对心理测量的依赖应与胜任力委员会的主观决策相平衡，强调对学员、督导者及其高利害决策的信任 [22]。在自主权方面，建议使用前瞻性置信决策。回顾性量表报告的是某项行为执行期间实际提供的督导情况，而前瞻性置信决策则要求对学生是否准备好接受特定程度的督导进行预估，重点关注未来的行为表现 [23]。这意味着在自主决策中，它们具有更大的影响力和重要性 [23]。虽然置信决策并非在任何情况下都能直接影响督导水平，但它们可以推动学员在培训中不断进步，高级别角色承载着更多的责任并享有更大的自主权。虽然改变监管和法律框架具有挑战性，但在某些情况下，临床胜任力委员会根据多位督导者对多项 EPAs 观察而做出前瞻性置信决定，可能会使学员合法地担任更高级别的角色，从而在培训中获得更大的自主权。

应对实践挑战的技术解决方案

WBA 面临着各种挑战和限制，技术解决方案可以作为克服这些挑战和限制的资源。这些挑战包括：①繁多的临床工作需求挤占了教师完成评价的时间；②需要收集多个数据点，才能为判断学员是否具备相应能力提供依据；③通过数据点的分析和可视化帮助学员自我反思、做出学习进展决策和项目评估；④数据的安全性和保密性问题。过去，评价数据都以纸质数据形式收集。虽然纸质数据收集方法有其优点（例如反馈更全面），但针对大量数据点在不同时间的收集、存储、分析、展示和安全性方面，这种方法的管理效率较低[24]。

展望未来，人们认识到，移动应用程序、数据视窗和电子档案袋（如果设计得当）等技术可以高效地在临床互动后立即收集数据，并支持即时存储，以供汇总和跨时间的分析和进一步审查。这些技术不仅提高了数据收集、存储和汇总的效率，还为学员和机构实体（如项目、主任、CCC 或机构管理者）提供了更多使用数据的方法。学员可以查看自己在不同时期取得的进步并与其他学员进行对比，查看每次评价的反馈，去深思自身在实现无督导实践方面的优势和差距，从而从中获益。机构可以更有效地利用数据进行整体和纵向分析。例如，CCC 在审查学员成长进程时，虽然时间有限，但可以通过多种方式快速查看数据（例如，单个数据点、纵向进展、个人与小组汇总数据的对比），以便制定学员的下一步学习计划。在项目评估方面，技术可以从对学员的分析，扩展到对课程和项目的更广阔视角（例如，按每项 EPA 的督导级别审查数据，按项目或专业审查 EPAs）。最后，它还可以提供一种数字化的“徽章”机制（以电子方式显示学员的执业范围资格）[25]。

技术固然具有诸多优点，但也需要考虑一些重要因素，如成本、设计、安全性和数据安全、Wi-Fi 覆盖范围和网络、法律和伦理问题、报告、标准化、设备消毒或清洁，以及培训和支持。这些问题和考虑因素已在文献中由实施技术以支持 WBA 的专家进行了广泛的讨论[24,26,27]。

资源匮乏国家或地区的策略

尽管资源匮乏国家或地区面临的挑战与资源丰富地区类似，但这些挑战往往更为严峻，有些甚至是资源有限环境所特有的。在许多资源匮乏的环境中，有限的人力资源和沉重的疾病负担给临床医师带来了巨大的服务压力，这导致他们用于教育活动的时间减少，可用于参与诸如 WBA 等活动的人力资源也相应减少[28]。文化动态因素、评价体系以及医学教育体系的不完善可能会带来更多的挑战[29]。进一步的限制因素还包括旨在使 WBA 在工作场所中更易于使用的信息技术平台的成本，以及 Wi-Fi 或手机数据覆盖范围有限等问题。资源匮乏的条件下可能难以实施为高收入地区设计的 WBA 方案，有些地区临床医师甚至认为他们完全缺乏实施 WBA 所需的资源[30]。

要在资源匮乏的环境中应对这些挑战，需要着眼于在该特定背景下的可行性。这包括将繁忙的临床医师的评价负担降至最低，并使用极其简单的工具，以确保能够快速捕捉观察结果，并将对临床工作流程的干扰降至最小。在资源匮乏的环境中，设计低成本的 WBA 技术平台是可行的，例如使用谷歌软件包、RedCap 或市面上的调查软件。由于纸质系统存在多种局限性，即使在资源匮乏的地区也不鼓励使用[26]。理想的技术平台应具备较低的数据需求或缓存功能，以便在有数据覆盖时进行数据同步。虽然来自其他地区的关于 EPAs 选择和 WBA 描述的指导很有帮助，但对于资源匮乏地区而言，更重要的是确保 EPAs 选择适当以及由此产生的评价要求在当地切实可行。提高可行性的策略实例包括选择数量有限的核心 EPAs 组（提供选修 EPAs 作为评价的可选项），或选择数量更少、内容更宽泛的 EPAs，这两种策略都能减轻评价负担（详见第 9 章）。此外，特定地区专家定义的 EPAs，能够使课程与培养适合该特定环境的毕业生目标相契合。对于一些国家（特别是对南半球发展中国家）而言，这为通过 EPAs 选择和实施过程来推动课程改革并摆脱殖民化影响提供了契机。为确保最大程度的可行性，在选择全国性 EPAs 时，需要考虑特定背景下资源最匮乏地区的情况。资源匮乏地区也可以向资源丰富地区具有 WBA 实施经验的同事寻求帮助，但必须注意确保建议切实可行。随着当地临床医生专业知识的增长，资源匮乏地区内部的实践共同体可以促进交流，分享克服资源限制的想法和策略。最后，尽管资源水平不同地区之间的合作具有重要价值，但不同的资源匮乏地区之间的合作也很重要，这可能有助于共享潜在的解决方案，甚至共同解决开发成本问题。

结　语

无论是正在实施的新 WBA 策略，还是正在完善的现有策略，挑战都是不可避免的。对于教育变革的推动者来说，必须要明白，在引入变革后，必然会出现一段混乱的初始时期，他们要知道如何做才能限制混乱规模并缩短其持续时间。本章重点介绍了许多策略，这些策略可以用于创造更有利的外部环境，以及解决一些实施 WBA 的认知和其他内部障碍（总结内容见表 20.2）。此外，我们还讨论了 EPAs 和置信概念如何有助于实现这一目标。我们希望这些信息能赋予那些正踏上实施之旅者以力量，也能鼓励那些觉得挑战过大而无法克服的人。

表 20.2　WBA 面临的实践和概念性挑战及其应对策略

挑战	策略
忙碌的临床医师所承受的评价负担	• 使用简单的工具，如置信 - 督导量表，开展基于 EPA 的评价 • 通过跨专业合作，分摊负担 • 确保对所有相关方的持续教育 • 设立“骨干”队伍，分配专门时间介绍和督导 WBA 过程 • 为所有督导者和学员安排 WBA 会议，展示当地进展，强调对个人和团队的益处
跨专业 WBA 的缺乏	• 确保教师发展计划涵盖所有跨专业利益相关者 • 创建一个标准化和无缝衔接的评价过程，包括数字化平台 • 确保明确界定义务、法律责任和薪酬
WBA 中形成性与终结性目的之间的紧张关系	• 避免使用“评价”，而是使用工作场所中行为表现的“观察”（WBO）来代替 • 在评价工具中，仅使用叙述性描述的置信 - 督导量表 • 完全避免在评分量表中使用数值或“等级” • 确保 WBA 目的及数据点用于高利害决策过程的透明化

续表

挑战	策略
教育理想与工作环境现实之间的紧张关系	• 收集督导者和学员的意见，以确定可行性，特别是关于评价数量问题 • 从少量 EPAs 和（或）极少量的初始观察开始，然后逐渐增加 • 研读文献，从他人的错误和成功中学习 • 在实施过程中持续征求所有参与者的反馈意见，并根据需要进行调整
在工作场所持续收集数据，汇总以备之后的后勤保障	• 避免使用纸质数据 • 使用基于移动 / 智能手机的应用程序来记录个人观察结果 • 使用电子档案袋，以便学员回顾自身成长 • 开发数字化数据视窗，以帮助临床胜任力委员会成员查看和分析已汇总的数据点
低收入国家 / 环境的资源限制	• 确保尽可能低的评价负担 • 使用极其简单的工具 • 设计当地适用的低成本技术平台 • 数据覆盖可用时，融入低数据需求或缓存功能以实现数据同步 • 确保 EPAs 的选择在当地是适当和可行的

利益冲突

作者声明没有任何利益冲突。

参考文献

1. Kane MT. An argument-based approach to validity. *Psychol Bull*. 1992; *112*(3), 527–535. DOI: https://doi.org/10.1037/0033-2909.112.3.527
2. Cook DA, Brydges R, Ginsburg S, Hatala R. A contemporary approach to validity arguments: a practical guide to Kane's framework. *Med Educ*. 2015;49(6):560–575. DOI: https://doi.org/10.1111/medu.12678
3. Norcini J, Anderson MB, Bollela V, et al. 2018 consensus framework for good assessment. *Med Teach*. 2018;40:1102–1109. DOI: https://doi.org/10.1080/0142159X.2018.1500016
4. Cheung K, Rogoza C, Chung AD, Kwan BYM. Analyzing the Administrative Burden of Competency Based Medical Education. *Can Assoc Radiol J*. 2022;73(2):299–304. DOI: https://doi.org/10.1177/08465371211038963
5. ten Cate O. When I say … entrustability. *Med Educ*. 2020;54(2):103–104. DOI: https://doi.org/10.1111/medu.14005
6. Gingerich A. What if the 'trust' in entrustable were a social judgement? *Med Educ*. 2015;49(8):750–752. DOI: https://doi.org/10.1111/medu.12772
7. Ott MC, Pack R, Cristancho S, Chin M, Van Koughnett JA, Ott M. "The Most Crushing Thing": Understanding Resident Assessment Burden in a Competency-Based Curriculum. *J Grad Med Educ*. 2022;14(5):583–592. DOI: https://doi.org/10.4300/JGME-D-22-00050.1
8. Stalmeijer RE, Varpio L. The wolf you feed: challenging intraprofessional workplace-based education norms. *Med Educ*. 2021;55(8):894–902. DOI: https://doi.org/10.1111/medu.14520
9. Donnon T, Al Ansari A, Al Alawi S, Violato C. The reliability, validity, and feasibility of multisource feedback physician assessment: a systematic review. *Acad Med*. 2014;89(3):511–516. DOI: https://doi.org/10.1097/ACM.0000000000000147

10. van Keulen SG, de Raad T, Raymakers-Janssen P, Ten Cate O, Hennus MP. Exploring Interprofessional Development of Entrustable Professional Activities For Pediatric Intensive Care Fellows: A Proof-of-Concept Study. *Teach Learn Med.* 2024;36(2):154–162. DOI: https://doi.org/10.1080/10401334.2023.2200760
11. Sonnenberg LK, Pritchard-Wiart L, Hodgson CS, Yu Y, King S. Assessment of Resident Physicians' Communicator and Collaborator Competencies by Interprofessional Clinicians: A Mixed-Methods Study. *Teach Learn Med.* 2017;29(4):392–401. DOI: https://doi.org/10.1080/10401334.2017.1301817
12. van der Vleuten CP, Schuwirth LW, Scheele F, Driessen EW, Hodges B. The assessment of professional competence: building blocks for theory development. *Best Pract Res Clin Obstet Gynaecol.* 2010;24(6):703–719. DOI: https://doi.org/10.1016/j.bpobgyn.2010.04.001
13. Schut S, Driessen E, van Tartwijk J, van der Vleuten C, Heeneman S. Stakes in the eye of the beholder: an international study of learners' perceptions within programmatic assessment. *Med Educ.* 2018;52(6):654–663. DOI: https://doi.org/10.1111/medu.13532
14. Huffman BM, Hafferty FW, Bhagra A, Leasure EL, Santivasi WL, Sawatsky AP. Resident impression management within feedback conversations: A qualitative study. *Med Educ.* 2021;55(2):266–274. DOI: https://doi.org/10.1111/medu.14360
15. McQueen SA, Petrisor B, Bhandari M, Fahim C, McKinnon V, Sonnadara RR. Examining the barriers to meaningful assessment and feedback in medical training. *Am J Surg.* 2016;211(2):464–475. DOI: https://doi.org/10.1016/j.amjsurg.2015.10.002
16. Watling CJ, Ginsburg S. Assessment, feedback and the alchemy of learning. Med Educ. 2019;53(1):76–85. DOI: https://doi.org/10.1111/medu.13645
17. Schuwirth LW, Van der Vleuten CP. Programmatic assessment: From assessment of learning to assessment for learning. *Med Teach.* 2011;33(6):478–485. DOI: https://doi.org/10.3109/0142159X.2011.565828
18. Richardson D, Kinnear B, Hauer KE, et al. Growth mindset in competency-based medical education. *Med Teach.* 2021;43(7):751–757. DOI: https://doi.org/10.1080/0142159X.2021.1928036
19. Reeve J, Cheon SH. Autonomy-supportive teaching: its malleability, benefits, and potential to improve educational practice. *Educ Psychol.* 2021;56(1):54–77. DOI: https://doi.org/10.1080/00461520.2020.1862657
20. Massie J, Ali JM. Workplace-based assessment: a review of user perceptions and strategies to address the identified shortcomings. *Adv Health Sci Educ Theory Pract.* 2016;21(2):455–473. DOI: https://doi.org/10.1007/s10459-015-9614-0
21. ten Cate O, Jarrett JB. Would I Trust or Will I Trust? The Gap between Entrustment Determinations and Entrustment Decisions for Trainees in Pharmacy and Other Health Professions. *Pharmacy (Basel).* 2023;11(3):107. Published 2023 Jun 18. DOI: https://doi.org/10.3390/pharmacy11030107
22. Hodges B. Assessment in the post-psychometric era: learning to love the subjective and collective. *Med Teach.* 2013;35(7):564–568. DOI: https://doi.org/10.3109/0142159X.2013.789134
23. Postmes L, Tammer F, Posthumus I, Wijnen-Meijer M, van der Schaaf M, ten Cate O. EPA-based assessment: Clinical teachers' challenges when transitioning to a prospective entrustment-supervision scale. *Med Teach.* 2021;43(4):404–410. DOI: https://doi.org/10.1080/0142159X.2020.1853688
24. Young JQ, Sugarman R, Schwartz J, McClure M, O'Sullivan PS. A mobile app to capture EPA assessment data: Utilizing the consolidated framework for implementation research to identify enablers and barriers to engagement. *Perspect Med Educ.* 2020;9(4):210–219. DOI: https://doi.org/10.1007/s40037-020-00587-z
25. ten Cate O. How can entrustable professional activities serve the quality of health care provision through licensing and certification? *Can Med Educ J.* 2022;13(4):8–14. DOI: https://doi.org

/10.36834/cmej.73974
26. Marty AP, Linsenmeyer M, George B, Young JQ, Breckwoldt J, Ten Cate O. Mobile technologies to support workplace-based assessment for entrustment decisions: Guidelines for programs and educators: AMEE Guide No. 154. *Med Teach*. 2023;45(11):1203–1213. DOI: https://doi.org/10.1080/0142159X.2023.2168527
27. George BC, Bohnen JD, Schuller MC, Fryer JP. Using smartphones for trainee performance assessment: A SIMPL case study. *Surgery*. 2020;167(6):903–906. DOI: https://doi.org/10.1016/j.surg.2019.09.011
28. Frenk J, Chen L, Bhutta ZA, et al. Health professionals for a new century: transforming education to strengthen health systems in an interdependent world. *Lancet*. 2010;376(9756):1923–1958. DOI: https://doi.org/10.1016/S0140-6736(10)61854–5
29. Atta K. Bridge to trust: EPAs and the cultural odyssey in Pakistan's medical training. *Journal of University Medical & Dental College*. Epub ahead of print November 27, 2023. DOI: https://doi.org/10.37723/jumdc.v14i4.973
30. Ras T, Stander Jenkins L, Lazarus C, et al. 'We just don't have the resources': supervisor perspectives on introducing workplace-based assessments into medical specialist training in South Africa. *BMC Med Educ*. 2023;23(1):832. DOI: https://doi.org/10.1186/s12909-023-04840-x

第 21 章

临床胜任力委员会在基于置信职业行为的课程和评价系统中的作用

Robert Englander，Jacqueline de Graaf，Karen E. Hauer，Gersten Jonker，Daniel J. Schumacher

翻译：陈蓬来　校对：林　毓　陈韶华

摘　要

在卫生专业领域，胜任力导向教育（CBE）旨在教授和评价医疗人员，确保他们能够提供高质量且安全的患者照护服务，以满足公众的健康需求。因此，医学教育的成果可以被理解为医学毕业生在患者照护方面展现出来的胜任力。基于置信职业行为（EPAs）的课程与评价框架为确保该成果提供了坚实的基础。然而，该系统的有效性取决于其支持能否做出基于证据、可信的终结性决策的能力，这将决定学员能否进入下一阶段的临床学习以及获得更高级别的自主权（即更少的督导）。

本章中，我们将首先界定临床胜任力委员会（CCC）的定义和职责。接着，我们阐述了CCC 团队结构的设置依据，该结构最适合让基于 EPA 的课程与评价体系做出基于证据、可信的终结性决策。然后，我们将更深入地探讨 CCC 的核心职责，即“它能做什么”。之后，我们将讨论“如何”运行一次 CCC，即有助于优化 CCC 功能的策略，包括 CCC 的结构和流程问题。最终，我们将探讨关于 CCC 的常见问题、误区和局限性，并提出相应的建议来解决这些问题。

作　者

- Robert Englander，MD，MPH。美国伊利诺伊大学医学院。邮箱：rengland@uic.edu
- Jacqueline de Graaf，MD，PhD。荷兰拉德堡德大学医学中心。
- Karen E. Hauer，MD，PhD。美国加州大学旧金山分校。
- Gersten Jonker，MD，PhD。荷兰乌特勒支大学医学中心。

本章引用格式：

Englander R，de Graaf J，Hauer KE，Jonker G，Schumacher DJ. Clinical competency committees in an entrust-able professional activity framework for curriculum and assessment. In：ten Cate O，Burch VC，Chen HC，Chou FC，Hennus MP.（Eds）. Entrustable Prof essional Activities and Entrustment Decision-Making in Health Prof essions Education，Chapter 21，pp. 249-258.［2024］London：Ubiquity Press. DOI：https：//doi.org/10.5334/bdc.u

- Daniel J. Schumacher，MD，PhD。美国辛辛那提儿童医院医学中心 / 辛辛那提大学医学院。

引 言

在医学领域，胜任力导向教育（CBE）是基于教授和评价必需的胜任力，以培养准备好满足公众的医疗保健需求，提供高质量和安全的患者照护服务的专业人士[1]。因此，医学教育的成果可以被理解为医学毕业生在患者照护方面展现出的能力。

临床教师会对学员的发展、进步以及从事专业基本任务的准备情况进行评判。将任务“授权”给学员的决策，我们称之为“终结性置信决策”，这是基于证据的信任，即基于对学员长期且必要的接触，并经过大量观察和相关数据支持学员具备降低督导级别执行的能力[2]。虽然在某些培训项目中，这些评价结论是由个别指导教师做出的，但在大多数项目中，终结性决策的结论是由一个督导者专家组共同商议形成的，有些评审委员会还会邀请参与评价的工作人员参加。这些委员会有着不同的称呼，某些地区称之为临床胜任力委员会（Clinical Competency Committee，CCC）。在采用置信职业行为（EPAs）作为课程和评价框架的项目中，这些委员会常被称为置信委员会。本章中，我们将统称这些委员会为 CCC。

可以将 CCC 定义为一群参与学员教育和评价的个人组成的团队，负责基于对多种综合评价的审查与分析，对学员的行为表现做出有效且可信的判断，然后慎重决定学员在项目中晋级以及置信执行患者照护任务[3-6]。因此，CCC 的主要任务是做出基于证据、可信的终结性决策，允许或阻止学员在项目中晋级，以及在患者照护中授予更多自主权（即减少督导）。因此，终结性决策可以：①确认学员在一个教育或培训阶段内达到里程碑；②允许学员进入下一阶段培训；③根据 EPAs 做出置信决策，以允许学员在减少督导的情况下执行该 EPA。这些置信决策可能还会附带一份责任授予声明（STAR）[7]。STAR 提供了正式文件，证明学员已经达到某项 EPA 的标准，可以无督导执行该 EPA（针对住院医师或专科医师），或者在间接督导下执行（针对医学生）。通过这些决策，CCC 最终有助于达成胜任力导向教育的主要目标，即对公众和学习者的教育责任。

许多项目也使用 EPA 进行形成性反馈，CCC 可能会参与到这种形成性反馈中，他们会审视学员在 EPAs 中的表现并提供反馈，而不是直接做出高利害决策[8]。例如，在早期的会议中，基于学员的评价数据往往不足以支撑做出终结性置信决策，此时 CCC 可以利用 EPA 评价数据提供形成性反馈，指导学员如何改进执行 EPA 时的行为表现，并逐步达到被置信。CCC 还可以通过课程建议向学员提供形成性反馈。例如根据 CCC 基于综合评价数据确定的差距，选择更适合的轮转。

除了关于置信和学员晋级的终结性决策以及提供相关的反馈外，CCC 还被赋予了以下潜在任务，包括[3-6,9]：

1．识别出表现不佳或不合格（即在特定情境以及某个教育或实践阶段，一个或多个能力领域的表现低于预期[10]）或表现超出预期的学员。

2．向项目主任提供透明、丰富、全面的团队视角下的学员表现情况。

3．向学员提供可信且具有可行性的反馈。

4．为需要者提供补救干预措施和个性化培训机会，或将学员推荐给其他机构，如补救机构或临床教练。

5．评估项目的有效性，识别课程或评价项目中的薄弱环节。

6．向监督评价项目的人员反馈基于工作场所的评价重点和质量。

本章重点关注 CCC 在 EPA 评价和置信决策中的作用。具体而言，我们首先探讨了 CCC 在施行基于 EPA 的课程和评价体系中发挥关键作用的“原因”、CCC 在做出团队决策时所依赖的证据，以及 CCC 的运作机制。在本章的最后部分，我们讨论了与 CCC 相关的常见问题、误区和局限性，并提出相应的解决策略。

在基于 EPA 的课程和评价系统中，我们为什么需要临床胜任力委员会？

基于 EPA 的课程和评价体系需要做出以下终结性决策：①学习者在减少督导的情况下执行 EPAs 的能力；②学习者在项目中的整体培训进展；③学习者的整体可信度。当 EPA 作为课程构建模块并用于学习者评价时，会产生大量不同类型的学习者表现数据。因此，要做出高利害的置信决策，需要一个综合和解释这些数据的过程。这个过程不仅仅是简单地将置信评分取平均值或汇总所有描述性评论。实际上，由于能力的提升是一个非线性的发展过程，学习者随时间的发展轨迹比任何平均评分值都更为重要，因此对学员表现的纵向审查至关重要。这个过程还需要人为判断来解读和综合数据，而这很容易产生偏倚。我们建议，在医学教育和培训中，高利害决策最好由一个诸如 CCC 的群体做出，其成员能够以纵向视角为学习者的发展轨迹提供不同的见解，确保决策的合理性，并减少偏倚。

在 CCC 中进行群体决策至关重要，因为通常情况下，群体能做出比单独的个体更优的决策 [5]。设计良好并实施有效的群体决策过程，可以提高决策小组成员、学习者、项目以及公众对决策的认同。与单独个体相比，群体决策的益处是多方面的。在决策讨论会议期间，小组成员之间的互动相当于实时的教师发展培训过程，能帮助成员们构建对学员预期表现的共享心智模型。讨论哪些证据比较适用于 EPAs 以及哪些证据能够证明学员在特定置信级别上的成就，有助于成员之间共享对数据的理解和解释 [11]。这种对学员预期发展情况的共同理解，使 CCC 能够更早地识别出那些缺乏必要学习经历或进展未达预期的学员。早期识别为干预的实施提供了可能性，比如调整学习体验或加强对某些技能或能力的反馈。因此，在 CBE 的程序性评价中，群体决策是关键的核心组成部分 [12]。

对学员个体培训进展情况进行群体决策的过程，还有一个额外的益处，即它为整个项目提供了一个宏观的视角。通过在教育和培训的不同阶段对学员成果进行定期审查，一个运作高效的 CCC 能提高评价和教学的整体质量 [13]。委员会成员能够识别课程和学习体验中的优势或不足，并给出调整建议来改进培训的内容或质量。

在理解了为什么 CBE（尤其是以 EPAs 作为课程和评价框架的 CBE 项目）需要设立 CCC 后，我们将继续细致地讨论 CCC 的主要职责以及最佳的运作方式。

CCC 的主要职责和任务是什么？

所有 CCC 的核心职责都是随时间推移审核学员在执行 EPAs 时表现的综合证据，并决定学员何时达到预设的置信级别，以便允许其增加在教育或培训项目内或之外的自主性和晋级情况。一般而言，对于即将进入住院医师阶段的医学毕业生，其置信级别是间接督导；对于即将进入执业或专科医师培训的住院医师，则是无督导实践 [14]。然而在某些国家，学员会直接从院校医学教育阶段过渡到临床实践阶段。同样，在许多医学专业中，学员直接从执业前院校项目过渡到无督导实践。在这些情况下，对于那些将在临床实践中执行的 EPAs，学员需要在毕业前达到无督导实践的置信级别。

除了审查学员 EPAs 表现的数据，那些能反映学员可信度的数据——尤其是了解自身局限性并主动寻求帮助的能力——是 CCC 做出合理置信决策的关键 [15,16]。一篇文献综述归纳出了 5 种可信度要素：主动（对工作、团队、安全和个人发展秉持积极主动的态度）、可靠（尽责、可预期、有担当和责任心）、诚信（诚实、善意、以患者为中心）、能力（特定知识、技能、经验、情境意识）以及谦逊（认识局限性、主动寻求帮助、乐于接受反馈）。这些因素共同构成了“A RICH”置信决策 [17]。鉴于以上这些原因，当 CCC 所收集和使用的信息能够囊括以上因素时，他们所做出的决策将会最佳。

除了上述核心作用之外，一些 CCC 可能会参与：识别表现不佳和超出预期的学员；基于汇总的数据提供项目评估；为学员提供形成性、可操作性的反馈；为需要者提供补救干预措施和个性化培训机会；给学习者推荐补救方式或临床教练；向监督评价项目人员反馈基于工作场所的评价重点和质量。

CCC 如何发挥最佳作用?

CCC 要发挥最佳功能，首要的考虑因素是团队的组建。CCC 应有一位对教育或培训项目以及评价体系有深入了解的主席，这个人通常是项目或评价的领导者。CCC 的成员构成也是团队运作的关键因素。成员身份的多样性，包括个人身份、医学专科、其他医疗卫生专业人士、非临床成员（例如学术学位博士）、患者、学员以及其他培训项目的代表，可以增强 CCC 的运作功能，使得决策比个人单独决策或在同质化团队中做出的决策更加明智、更有说服力 [5,18,19]。成员多样性也是减少评价偏倚的主要策略之一。CCC 还应包括学员的直接督导者 [20]。稳定的成员构成、更新成员的能力、明确的领导者以及行政支持，也是一个运作高效的 CCC 的重要组成部分 [19]。

文献中还提供了一些关于 CCC 工作构架和流程方面的考虑，以优化基于 EPA 课程中的置信决策。首先，他们应遵循基于证据的群体决策实践 [21,22]。CCC 需要有结构化的程序来审查和解释学习者的表现信息，并据此做出 [23]。这种方法应包括达成共识的过程，包括处理委员会成员之间或数据点之间冲突的方案 [18,20,21,24-26]。CCC 还需要有足够的时间、努力、空间和参与度来完成他们的工作，同时保持合理的工作量 [13,18,19,21]。为了实现这些目标，需要在 CCC 会议前先完成对学员的预审查 [13,18,27]。

促使所有团队成员参与讨论并鼓励信息共享的策略能够最大限度地发挥团队智慧，减少偏倚 [5]。比如，会议主席可以采取目的性引导的策略，例如鼓励新成员先发言，以及欢迎分享不同的意见 [28]。此外，指定专人来监督讨论中可能出现的偏倚，提出不同的论点和解释，这是另一种优化参与、利用多元观点并减少偏倚的策略 [20]。CCC 也需要避免群体思维，即为了追求团队内和谐而压制成员在决策可能错误、危害或不完整时发言的意愿或能力 [29]。当团队成员过度依赖他人，付出的努力少于他们单独工作时，就会出现社会懈怠 [30]。

最佳 CCC 会议频率尚不明确。这通常取决于学习者和委员会成员的数量。学习者数量较多，可能就需要更频繁的会议，通常每次会议只审查部分学员 [15]。委员会成员人数如果较多，可能会使会议组织工作更加困难，但也可能允许一部分成员达到法定要求人数来召开特定会议。有些学者建议每年至少召开两次会议 [18]，但也有人建议每季度 [27,31,32] 或甚至每个月 [19] 举行。可想而知，小型项目的 CCC 工作会更为容易，因为他们有更多的时间来审查每位学员 [18]。

对于 CCC 成员而言，教师发展很重要 [18,26,33]。教师发展的重要方面包括建立对 EPAs 关键功能 [26,33]、各项 EPA 的开发情况 [28] 和对置信的应然与实然意义 [34] 等方面的共享心智模型。此外，如果 CCC 在学员的过渡阶段做出决策，比如在学员从医学院过渡到住院医师培训阶段时，那么也很有必要为过渡期建立置信 - 督导级别的共享心智模型 [27]。

最后，向 CCC 成员呈现数据的方式至关重要。数据可视化可以用来减轻 CCC 成员的认知负荷，并帮助他们做出置信决策 [13,17,18,25-27,31,32,35,36]。实现数据可视化的视窗应直观、情境关联、快速提取、易于访问 [35]。组织有序的学习者 EPA 表现数据增强成员获取学习者信息、解读数据的能力，从而优化他们的高利害决策。

CCC 的常见问题、局限性和误区

在基于 EPA 的课程和评价体系中，对 CCC 的全面讨论如果不涉及并深入理解其关键问题、局限性和误区，那么这些讨论是不完整的。这些问题已经在表 21.1 中列出，并附上了可能的应对策略。

表 21.1　CCC 的常见问题、误区和局限性

潜在的问题、误区或局限性	可能的应对策略
问题 1：忽略了 CCC 过程数据中潜在的偏倚来源	1．确保 CCC 成员的多样性（即身份、专科、教育 / 培训阶段以及非医师成员等） 2．针对学员置信 / 晋级的相关证据开展师资和学员的培训 3．建立用于审查和解释学员表现信息以及生成决策的结构化程序 4．避免每个成员只为一个学员准备资料，否则会妨碍团队讨论 5．采用标准化的方式呈现数据
问题 2：学员在 CCC 过程中参与度不足 [37]	1．建立学员参与的标准化流程，并对 CCC 成员和学员透明 2．在决策过程中，事先明确 CCC 将使用哪些学员数据，包括可信度数据 3．学员对 EPAs 自我评价的标准化流程，需要他们证明对置信准备度的自我感知 4．CCC 会议应包括学员部分，以展示他们的自我评价情况 5．CCC 会后向学员（书面和口头）反馈的标准化流程，包括 CCC 结果、决策以及后续计划

续表

潜在的问题、误区或局限性	可能的应对策略
误区 1："一刀切"现象。CCC 需要根据评价对象的类别（例如，学员所处的教育 - 培训 - 实践连续体的具体阶段）、学员数量，以及 EPAs 的数量进行调整	1．调整会议频次，确保能够讨论每位学员在 EPAs 上的进展（即确保分配的时间与工作量相匹配） 2．调整 CCC 规模，确保所有成员都能有效参与 3．调整 CCC 数量，以适应学员数量的增加（例如，每年只有 4 名学员的项目可能只需要 1 次 CCC，而每年有 250 名学生的医学生群体可能需要多次 CCC）
误区 2：CCC 仅针对处于困境的学员	确保在相同时间间隔内讨论所有学员，并有足够的时间对基于 EPA 的决策和每位学员的进步情况进行反馈（注意：这并不意味着 CCC 必须在每次会议上审查每位学员！）
局限性 1：CCC 时间成本较高	1．优化行政支持，比如会前数据汇总、会议记录以及会后提供书面反馈 2．为参与者建立奖励制度（例如，纳入晋升和终身职位的考量） 3．设立委员会成员任期制，如有可能，确保教师分担时间投入
局限性 2：CCC 可能同时兼任置信机构和晋级机构	1．确保事先明确各角色针对 EPAs 置信和跨培训阶段晋级的决策预期 2．预先识别可能存在的利益冲突，并建立解决这些冲突的标准流程

结 语

在医学领域中，CBE 的目标是培养出能够满足公众健康需求的合格学员。确保学员具备相应能力，需要对他们在临床环境中的执行能力做出决策，而 EPAs 为这一决策过程提供了置信框架。这类决策最好通过临床胜任力委员会的群体决策流程来落实，以确保该流程对包括教师、工作人员、学员以及患者在内的所有利益相关者都公正、合理。

利益冲突

作者声明没有任何利益冲突。

参考文献

1. Frenk J, Chen L, Bhutta ZA, et al. Health professionals for a new century: transforming education to strengthen health systems in an interdependent world. *Lancet*. 2010;376(9756):1923–1958. DOI: https://doi.org/10.1016/S0140-6736(10)61854-5
2. ten Cate O, Hart D, Ankel F, et al. Entrustment decision-making in clinical training. *Academic Medicine*. 2016;91(2):191–198, February 2016. DOI: https://doi.org/10.1097/ACM.0000000000001044
3. Andolsek K, Padmore J, Hauer KE, Ekpenyong A, Edgar L, Holmboe E. *(ACGME) Clinical Competency Committees. A Guidebook for Programs*. 3rd ed. Accreditation Council for Graduate Medical Education; 2020.
4. Ekpenyong A, Padmore JS, Hauer KE. The purpose, structure, and process of clinical competency committees: guidance for members and program directors. *J Grad Med Educ*.

2021;13(2S):45–50. DOI: https://doi.org/10.4300/JGME-D-20-00841.1

5. Hauer KE, Cate OT, Boscardin CK, et al. Ensuring resident competence: a narrative review of the literature on group decision-making to inform the work of clinical competency committees. *J Grad Med Educ*. 2016;8(2):156–164. DOI: https://doi.org/10.4300/JGME-D-15-00144.1
6. Pack R, Lingard L, Watling CJ, Chahine S, Cristancho SM. Some assembly required: tracing the interpretative work of clinical competency committees. *Med Educ*. 2019;53(7):723–734. DOI: https://doi.org/10.1111/medu.13884
7. ten Cate O. Nuts and bolts of entrustable professional activities. *J Grad Med Educ*. 2013;5(1): 157–158. DOI: https://doi.org/10.4300/JGME-D-12-00380.1
8. Amiel J, Ryan MS, Andriole DA, Whelan AJ. *Core Entrustable Professional Activities for Entering Residency: Summary of the 10-School Pilot, 2014–2021*. AAMC; 2022.
9. Rowland K, Edberg D, Anderson L, Wright K. Features of effective clinical competency committees. *J Grad Med Educ*. 2023;15(4):463–468. DOI: https://doi.org/10.4300/JGME-D-22-00756.1
10. Frank JR, Snell LS, Cate OT, et al. Competency-based medical education: theory to practice. *Med Teach*. 2010;32(8):638–645. DOI: https://doi.org/10.3109/0142159X.2010.501190
11. Edgar L, Jones MD Jr, Harsy B, Passiment M, Hauer KE. Better decision-making: shared mental models and the clinical competency committee. *J Grad Med Educ*. 2021;13(2 Suppl):51–58. DOI: https://doi.org/10.4300/JGME-D-20-00850.1
12. Van Melle E, Frank JR, Holmboe ES, et al. A core components framework for evaluating implementation of competency-based medical education programs. *Acad Med*. 2019;94(7): 1002–1009. DOI: https://doi.org/10.1097/ACM.0000000000002743
13. Pack R, Lingard L, Watling C, Cristancho S. Beyond summative decision-making: illuminating the broader roles of competence committees. *Med Educ*. 2020;54(6):517–527. DOI: https://doi.org/10.1111/medu.14072
14. Englander R, Flynn T, Call S, et al. Toward defining the foundation of the MD degree: core entrustable professional activities for entering residency. *Acad Med*. 2016;91(10):1352–1358. DOI: https://doi.org/10.1097/ACM.0000000000001204
15. Schumacher DJ, Michelson C, Winn AS, Turner DA, Elshoff E, Kinnear B. Making prospective entrustment decisions: knowing limits, seeking help and defaulting. *Med Educ*. 2022;56(9):892–900. DOI: https://doi.org/10.1111/medu.14797
16. Schumacher DJ, Michelson C, Winn AS, Turner DA, Martini A, Kinnear B. A realist synthesis of prospective entrustment decision-making by entrustment or clinical competency committees. *Med Educ*. Dec 13, 2023;doi:10.1111/medu.15296
17. ten Cate O, Chen HC. The ingredients of a rich entrustment decision. *Med Teach*. 2020;42(12):1413–1420. DOI: https://doi.org/10.1080/0142159X.2020.1817348
18. Acai A, Cupido N, Weavers A, et al. Competence committees: the steep climb from concept to implementation. *Med Educ*. 2021;55(9):1067–1077. DOI: https://doi.org/10.1111/medu.14585
19. Schumacher DJ, Schwartz A, Zenel JA Jr, et al. Narrative performance level assignments at initial entrustment and graduation: integrating EPAs and Milestones to improve learner assessment. *Acad Med*. 2020;95(11):1736–1744. DOI: https://doi.org/10.1097/ACM.0000000000003300
20. Chan T, Oswald A, Hauer KE, et al. Diagnosing conflict: conflicting data, interpersonal conflict, and conflicts of interest in clinical competency committees. *Med Teach*. 2021;43(7):765–773. DOI: https://doi.org/10.1080/0142159X.2021.1925101
21. Chahine S, Cristancho S, Padgett J, Lingard L. How do small groups make decisions? A theoretical framework to inform the implementation and study of clinical competency committees. *Perspect Med Educ*. 2017;6(3):192–198. DOI: https://doi.org/10.1007/s40037-017-0357-x
22. ten Cate O, Balmer DF, Caretta-Weyer H, Hatala R, Hennus MP, West DC. Entrustable professional activities and entrustment decision-making: a development and research agenda for the next decade. *Acad Med*. 2021;96(7S):S96-S104. DOI: https://doi.org/10.1097/ACM.

0000000000004106
23. Duitsman ME, Slootweg IA, van der Marel IC, et al. Group assessment of resident performance: valuable for program director judgment? *J Grad Med Educ*. 2019;11(4 Suppl):118–124. DOI: https://doi.org/10.4300/JGME-D-18-01069
24. Brown DR, Moeller JJ, Grbic D, et al. Entrustment decision-making in the core entrustable professional activities: results of a multi-institutional study. *Acad Med*. 2022;97(4):536–543. DOI: https://doi.org/10.1097/ACM.0000000000004242
25. Brown DR, Warren JB, Hyderi A, et al. Finding a path to entrustment in undergraduate medical education: a progress report from the AAMC Core Entrustable Professional Activities for Entering Residency Entrustment Concept Group. *Acad Med*. 2017;92(6):774–779. DOI: https://doi.org/10.1097/ACM.0000000000001544
26. Brown DR, Moeller JJ, Grbic D, et al. Comparing entrustment decision-making outcomes of the core entrustable professional activities pilot, 2019–2020. *JAMA Netw Open*. 2022;5(9):e2233342. DOI: https://doi.org/10.1001/jamanetworkopen.2022.33342
27. Murray KE, Lane JL, Carraccio C, et al. Crossing the gap: using competency-based assessment to determine whether learners are ready for the undergraduate-to-graduate transition. *Acad Med*. 2019;94(3):338–345. DOI: https://doi.org/10.1097/ACM.0000000000002535
28. Kinnear B, Warm EJ, Hauer KE. Twelve tips to maximize the value of a clinical competency committee in postgraduate medical education. *Med Teach*. 2018;40(11):1110–1115. DOI: https://doi.org/10.1080/0142159X.2018.1474191
29. Janis L. Groupthink. *IEEE Engineering Management Review*. 2008;36(1): 36–36. DOI: https://doi.org/10.1109/EMR.2008.4490137
30. Simms A, Nichols T. Social loafing: a review of the literature. *Journal of Management Policy and Practice*. 2014;15(1):58.
31. de Graaf J, Bolk M, Dijkstra A, van der Horst M, Hoff RG, ten Cate O. The implementation of entrustable professional activities in postgraduate medical education in the Netherlands: rationale, process, and current status. *Acad Med*. 2021;96(7S):S29-S35. DOI: https://doi.org/10.1097/ACM.0000000000004110
32. Hobday PM, Borman-Shoap E, Cullen MJ, Englander R, Murray KE. The Minnesota method: a learner-driven, entrustable professional activity-based comprehensive program of assessment for medical students. *Acad Med*. 2021;96(7S):S50-S55. DOI: https://doi.org/10.1097/ACM.0000000000004101
33. Carraccio C, Martini A, Van Melle E, Schumacher DJ. Identifying core components of EPA implementation: a path to knowing if a complex intervention is being implemented as intended. *Acad Med*. 2021;96(9):1332–1336. DOI: https://doi.org/10.1097/ACM.0000000000004075
34. Favreau MA, Tewksbury L, Lupi C, et al. Constructing a shared mental model for faculty development for the core entrustable professional activities for entering residency. *Acad Med*. 2017;92(6):759–764. DOI: https://doi.org/10.1097/ACM.0000000000001511
35. Thoma B, Bandi V, Carey R, Mondal D, Woods R, Martin L, Chan T. Developing a dashboard to meet competence committee needs: a design-based research project. *Can Med Educ J*. 2020;11(1):e16-e34. DOI: https://doi.org/10.36834/cmej.68903
36. Warm EJ, Carraccio C, Kelleher M, Kinnear B, Schumacher DJ, Santen S. The education passport: connecting programmatic assessment across learning and practice. *Can Med Educ J*. 2022;13(4):82–91. DOI: https://doi.org/10.36834/cmej.73871
37. Hall J, Oswald A, Hauer KE, et al. Twelve tips for learners to succeed in a CBME program. *Med Teach*. 2021;43(7):745–750. DOI: https://doi.org/10.1080/0142159X.2021.1925233

第五篇

实 施

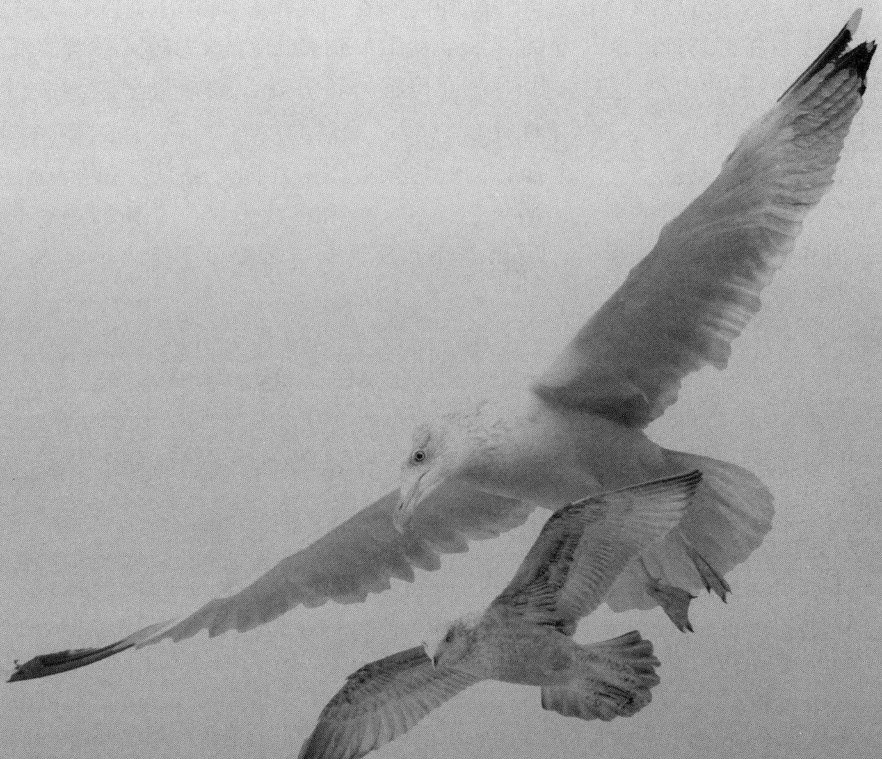

第 22 章

向胜任力导向教育转型过程中应用置信职业行为管理课程改革

周致丞，Siobhan Fitzpatrick，David R. Taylor，Adrian P. Marty，Mabel Yap，Harm Peters

翻译：袁勇翔　校对：李亚平　张勿扬

摘　要

医学教育领域中的课程改革对于满足社会对医疗保健不断变化的期望至关重要。胜任力导向教育（CBE）由《柳叶刀》委员会和世界卫生组织等医疗保健领域的领导者倡导，旨在弥合传统医学教育与现代医疗需求之间的鸿沟。本章概述了一种全面的课程改革方法，强调将变革管理（针对人员方面）与项目管理（针对技术方面）相结合，以确保成功实施。综合不同模型的优势，课程改革的 5 个关键主题得以凸显：沟通、迭代设计、领导力、团队合作、评估与优化。

向基于置信职业行为（EPAs）的 CBE 项目转型，需要进行一次可谓系统层面的重大课程改革。这一过程涉及规划、实施和监测各项变革，同时让利益相关者做好准备并给予支持，使其接纳并持续推动这些变革。本章利用 Van Melle 的 CBE 核心组成框架，为基于 EPA 的课程制订蓝图，指导将 EPAs 作为培训目标进行开发，创建量身定制的教学和学习体验以促进胜任力的获得，并建立程序性评价以展示置信的发展情况。通过借鉴国际经验并确保情境化与本地化，本章提供了一个强有力的框架，以应对向 CBE 转型的复杂性。本章最后提出了一种实用的、分步骤的方法，通过启动、实施和持续发展三个阶段来管理课程改革。所概述的原则和策略为教育领导者、项目主任和政策制定者提供了宝贵的见解，旨在有效实现医学教育与医疗实践的协调。

作　者

• 周致丞，MD，PhD。中国台湾省“中国医药大学”。邮箱：fremen.chou@ gmail.com

本章引用格式：

Chou FC，Fitzpatrick S，Taylor DR，Marty AP，Yap M，Peters H，Managing curriculum reform in the transi- tion to CBE using EPAs. In：ten Cate O，Burch VC，Chen HC，Chou FC，Hennus MP.（Eds）. *Entrustable Professional Activities and Entrustment Decision Making in Health Professions Education*，Chapter 22，pp. 261-274.［2024］London：Ubiquity Press. DOI：https：//doi.org/10.5334/bdc.v

本章包含了对本书其他章节的交叉引用。对于将本章作为独立出版物阅读的读者，所有交叉引用列于以下链接：https：//doi.org/10.5334/bdc

- Siobhan Fitzpatrick，BA，MA。世界卫生组织。
- David R. Taylor，MD，MHPE。加拿大女王大学。
- Adrian P. Marty，MD，MME。瑞士苏黎世巴尔格里斯大学医院。
- Mabel Yap，MBBS，MSc，PhD。新加坡卫生部；新加坡国立大学健康系统。
- Harm Peters，MD，MHPE。德国柏林夏里特医科大学。

在现代医学教育中情境化的课程改革

在过去的几十年中，社会对医疗保健的期望显著提高，反映了人群日益复杂和多方面的健康需求[1]。在医学教育（health professions education，HPE）中，传统的课程模式具有僵化、注重分析和以过程为导向的设计等特点，已经不能很好地适应人们日益提高的期望。这不仅使毕业生对现代医疗实践的复杂现实准备不足，还由于医学教育与医疗需求之间的不匹配，将患者置于风险之中。因此，包括《柳叶刀》委员会和世界卫生组织在内的全球医疗领导者，正在倡导向胜任力导向医学教育转型，从而满足这些需求[2,6,7]。

置信职业行为（EPAs）能够弥合当前 CBE 与医疗实践之间的鸿沟。EPAs 作为专业实践的单元，在学习者展示出所需能力后便能对他们授权，强调将提供专业工作作为教育成果。融入 EPAs 的课程设计提供了一种以实践为导向的方法，为 CBE 的理论前提提供了实践导向的实施路径。EPAs 为基于实践结果的培训提供了循序渐进的框架，能够根据胜任力发展量身定制教学活动，并通过职业行为和置信决策评估学习者的能力[3,8,9]。通过 EPAs，CBE 更有效地将教育与医疗整合为一个相互依存的系统，通过优化两者的实施来更好地解决现有的差距[3,4]。EPAs 在医疗教育中的优势在于将胜任力转化为具体且易于沟通的课程改革构建模块，促进职业自主性、责任感和问责制的逐步提升[9,10]。

课程改革的框架

向基于 EPA 的 CBE 项目转型或实施代表了一种教育范式的转变，并可以明确地视为一次重大的课程改革[10]。这种规模的课程改革所需的变革不仅涉及学习目标、课程内容、教学方法、评估方式和学习资源，还涉及支持领域，如治理架构、行政管理、设施、教师培训、评估、质量保障，以及至关重要的学习理念、课程目标和教育文化[11-13]。这种变革的复杂性带来了许多潜在的挑战，要求项目领导者采用战略性的方法[14]。尽管以下章节讨论的大多数原则适用于管理任何重大课程改革，但本章将改革置于向 CBE 转型的背景下，并强调了使用 EPAs 的作用。

目前尚无单一的方法或框架能够成功管理重大课程改革[10]。在实践中，它需要结合项目管理和变革管理这两个密切相关的概念（表 22.1）。项目管理涉及课程改革中更为技术性的方面，包括在设定时间范围内规划、实施和监控项目以实现特定目标[15]。变革管理则侧重于改革中的人员因素，涉及在宏观、中观和微观层面上沟通、准备、支持并帮助个人、团队和组织共同创造、接受和实施变革[15]。

借鉴项目管理和变革管理的不同模型，管理课程改革的 5 个基本主题变得显而易见[13,24]：

沟通：在学员、教师、治理架构、管理者、共同体及其他利益相关者之间建立对变革的理解、共识和归属感。

迭代设计：通过试点和基于持续反馈的迭代设计过程有效引入变革，预见并应对潜在的挑战。

表 22.1 课程改革中项目管理与变革管理的关键特征

领域	项目管理	变革管理
模型与框架	• PDSA（计划 - 执行 - 研究 - 行动）循环 [16] • SWOT（优势、劣势、机会、威胁）分析 [17] • 敏捷管理框架 [18] • 设计思维（共情、定义、构思、原型制作、测试）[19]	• Kotter 八步法（参见表 22.2 中的示例）[20] • Roger 创新扩散理论 [21] • Lewin 三阶段模型（冻结 - 解冻 - 再冻结）[22] • ADKAR（意识、愿望、知识、能力、强化）模型 [23]
策略与任务	• 定义范围和目标 • 建立治理架构 • 分析和分配资源 • 管理时间和将时间作为资源 [13] • 建立和管理沟通渠道 • 试点和分阶段实施 • 监控表现，包括质量控制 • 识别和管理风险 • 结束项目	• 使变革需求具体化 • 分析变革准备情况 • 分析并吸引利益相关者 • 提供共同创造、共同生产的机会以支持认同 • 促进变革的本地化适应（全球化与本地化相结合） • 与所有相关人员沟通（向上和向下） • 处理阻力和威胁 • 提供培训和支持（赋能） • 评估以进行早期和持续的优化与质量改进 • 维持变革

领导力：驾驭权力的动态性和政策因素，这对变革的实施和持续发展至关重要。

团队合作：通过吸引来自各利益相关方的支持者并组建一个高效的项目管理团队，充分利用有限的可用时间和资源以发挥最大作用。

评估与优化：持续评估和调整课程要素以维持变革，确保各要素之间及其与核心理念之间的构念一致。

需要注意的是，尽管为了便于理解，这里循序介绍了医学教育中变革管理的这些要素，但在实际应用中它们并不遵循严格的顺序。它们可能并行或迭代展开，根据具体情况调整顺序，这体现了医学教育中变革的复杂性和本质。重大课程改革将时间视为一种资源，而不仅仅是要实现的目标，因此应规划多年而非数月的时间 [13,24]。

当我们从传统模式转向基于 EPA 的 CBE 框架时，从微小的课程变化（如引入新的评价方法）开始，这些逐步的改进反映了向重大课程改革迈进的渐进步骤。这些小步骤共同推动向截然不同的教育范式转变。因此，在向基于 EPA 的 CBE 转型过程中管理变革，需要在渐进式变革与整体改革之间采取协调一致的方法。每一步或调整都必须精心策划，理解其为实现更大变革所做的贡献。本讨论为应对这一复杂过程提供了路线图，确保每一次变革，无论多么微小，都与最终目标即改革后更有效的医学教育体系保持一致。

利用核心组成框架为基于 EPA 的课程制订蓝图

在启动基于 EPA 的课程改革时，既要看到“森林”，也要看到“树木”。为了维持变革的势头，需要一种整体视野，并运用以**人员**管理为核心的变革管理策略。同时，详细的、可操作的步骤对于实施至关重要，这需要**项目**管理。将项目管理与变革管理相结合，并确保行动一致，对于推动组织和文化变革是必不可少的[2,11,13]。

将基于 EPA 的课程蓝图的整体情况可视化对于制订详细的项目管理计划至关重要。Van Melle 的核心组成框架详细阐述了 CBE 的实施、评估及其支撑理念[8]。在该模型中，5 个组成部分包括在本地项目背景下循序递进地设计“结果导向”“胜任力”框架，以指导“胜任力导向教学”的发展、“量身定制的学习体验”和“程序性评价”的发展[8]。这一核心组成框架描绘了 CBE 中课程要素的对应关系，可以作为准备重大课程改革时的蓝图。

首先，将医疗实践所需的胜任力具体化，制订出一套明确且详尽的 EPAs 作为学习目标，并由此进行逆向课程设计（从最终目标出发）。通过设定预期的督导水平和应用嵌套 EPAs（参见第 10 章）[9,25]，可以建立课程中的学习顺序。其次，在此基础上，开发教学方法和设计学习体验，以促进学员掌握实践 EPAs 所需的胜任力。这包括规范能力的应用和扩展以及情境能力的发展，旨在支持随着学员能力增长而增加的自主性（参见第 2 章）。最后，课程需要创建一种嵌入教学和学习活动中的程序性评价方法。这种评价让学员能够掌握自己在医学专业人士群体中合法参与的轨迹，明确其置信进展情况。这些课程设计维度需要在详细的项目管理计划中加以考虑和平衡。Hall 等报告了一项加拿大的案例研究，其中由于过度强调程序性评价，导致失衡；过细的评价削弱了胜任力导向的教学和量身定制的学习体验的课程改革[26]。

一个经过验证的课程改革方法是策略性地利用国际经验和文献——站在巨人的肩膀上。Chou 等建议[27]，借鉴相关的 EPA 定义或评价工具可能是有益的，但这种全球智慧必须经过情境化（contextualization）和本土化（localization）的过程，即“全球化与本地化相结合”（glocalization），以确保文化适宜性和语言共识。爱尔兰的实习 EPA 倡议等综合项目，从建立 EPA 模板的本地共识到利益相关者发展和国际基准测试，经历了八个阶段，诠释了“全球化与本地化相结合”的过程和价值[28]。此类倡议的意义不仅在于开发和实施一套全面的 EPA，还在于其促进认同、变革所有权以及教师和关键利益相关者发展的周密过程。

课程改革管理的三个阶段

实施基于 EPA 的 CBE 课程改革，与任何其他重大课程改革一样，都大致经过先后三个相互关联的阶段：启动、实施和持续发展[10]。Maaz 等提供了一个实例，展示了在欧洲一所大型医科大学将其院校教育项目过渡到基于 EPA 的 CBE 时，如何在这些阶段中应用项目管理和变革管理策略[10]。每个阶段都有重要的目标，这些目标应反映出一致的变革管理策略。表 22.2 展示了采用 Kotter 八步模型，管理基于 EPA 的课程改革的潜在指导问题[20]，并将其映射到课程改革的三个阶段，从变革管理的角度突出了这三个阶段的关键特征。

表 22.2　基于 EPA 的课程改革中管理变革的阶段及潜在指导问题

变革管理中的阶段和功能	Kotter 八步变革领导模型作为示例模型	指导问题
启动阶段： 为变革营造氛围	**1. 创造紧迫感**	● 当前实践存在什么问题？ ● 紧迫的问题是什么？ ● 为什么选择 EPAs，为什么是现在？ ● 有哪些机会？ ● 我们可以在哪些地方减少阻力？
	2. 组建强大的联盟	● 谁可以为课程开发过程或变革做出贡献——教师、学术领导、患者、共同体和学习者？ ● 是否会成立工作组？ ● 谁可以推动这一议程？
	3. 制订战略愿景	● 我们想从这里走向哪里？ ● 我们如何合作起草 EPAs 可能的内容？ ● 需要哪些变革——评价、学习活动或物理空间？ ● 这是课程变革还是课程改革？
实施阶段： 参与和赋能组织	**4. 沟通愿景**	● 与不同利益相关者沟通的过程或策略是什么？
	5. 赋能行动	● 有哪些参与的机会？ ● 你或其他人如何领导变革？ ● 参与的利益相关者在行动中有多大发言权？ ● 需要哪些资源？ ● 如何利用这些资源？ ● 需要哪些教师培训？ ● 支持和赋能变革需要多长时间？
	6. 取得短期成果	● 短期成功会是什么样子？ ● 它在整体改革中的作用是什么？ ● 应该如何以及何时庆祝？
持续发展阶段： 优化和维持变革	**7. 巩固变革**	● 已经取得了哪些成就？ ● 我们如何持续改进？ ● 下一步是什么？
	8. 创建新文化	● 这些变革是否适合改革目的？ ● 改革与原始课程之间的差异（学习和教育成果的哲学基础）是什么？

在 Kotter 模型的基础上，结合作者的经验和相关文献，我们建议在这三个课程变革管理阶段中关注 11 个关键组成部分（表 22.3），具体阐述如下。

启动阶段

传达课程改革的紧迫感。课程改革的基本准备工作必须涵盖激发变革意愿，并激励个人与团体积极参与向基于 EPA 的课程过渡 [12,20]。这包括创造紧迫感、展示未来课程的美好愿景，并培养实现这些变革的信心[21]。强调患者安全和照护质量的持续挑战，突显了为毕业生更好地适应快速变化的医疗环境做好准备的必要性[6]。此外，医疗和教育系统之间的协调和整合至关重要[3,5]。EPAs 在教育成果方面的优势体现在其能够让毕业生直接为即将从事的职业做好准备，这恰恰展示了课程改革是如何实现这种协调和整合的。

组建项目团队并确立愿景。启动阶段的两个重要目标包括就新的基于 EPA 的课程蓝图（愿景）达成一致，并建立一个项目管理团队[10,29]。项目管理团队最好从组织内部招募，并包括教育（课程开发、CBE 和 EPAs）、临床实践以及项目和变革管理方面的多元化专家。此外，学习者也应作为正式团队成员加入。该核心团队致力于减轻教师在课程改革中涉及的结构和内容相关任务的负担，最大程度地减少对患者照护、研究和教学职责的干扰[10,29]。向利益相关者构建和传达战略愿景成为该团队的核心职责。项目团队在初期阶段的关键任务之一是向教师群体清晰地展示这一倡议，确保项目关键方面的透明度，涵盖行政管理、决策流程和政策、课程规划以及计划的执行。

课程改革的成功依赖于开放、透明和持续的对话，其目的在于通过“揭示当前实践中的不足”来证明变革的必要性，而不仅仅是断言。这一过程旨在揭示并阐明课程所面临的挑战，并通过讨论形成共同的愿景和主要策略。例如，Jonker 等通过提出“你会信任这位学员诊治你的亲人吗？”这一问题[30]，开启了关于毕业后培训中认证决策的公开讨论。透明的讨论有助于扩大所有权，并建立对 CBE 基本原则的共识，从而促进对课程变革的共同愿景的形成，减少障碍并推动长期发展。通过回答“EPAs 能为我带来哪些益处？”这一问题，我们有机会与各方利益相关者共同设计和共同创造参与机会[31]。

表 22.3　课程改革管理中需要注意的 11 个组成部分

启动阶段	• 传达课程改革的紧迫感 • 组建项目团队并确立愿景
实施阶段	• 建立标准化的规划流程 • 试点与分步实施 • 沟通与倾听 • 提供讨论空间并吸引大量教师参与 • 多层面吸纳学员参与 • 创造共同设计和赋权的机会 • 预见变革的阻力 • 庆祝成功
持续发展阶段	• 项目评估和持续质量改进

另一个关键因素是院系领导者积极主动且落到实处的支持，他们能够担任变革领导者[20]，管理和引导向 EPAs 的过渡，或者作为赞助者，提供支持、资源和发起倡议。这需要机构内部多个层面的支持与参与，包括高层领导、教师以及参与课程实施的工作人员[13]。至关重要的是，受课程改革影响的学员和患者的积极参与能够提升改革实施的有效性和可接受度。忽视他们的参与可能会对课程改革的采纳产生不利影响。通过吸引利益相关者，可建立对变革的共享心智模型，认可倡导者，建立强大的教学联盟。

实施阶段

重大课程改革中最耗费人力和资源的阶段是实施阶段[10]。对这一阶段的时间预估通常是在课程总时长的基础上至少增加1年（例如，一个5年的课程计划，至少需要6年时间，即使计划和预期成果已经达成一致）。现有项目与未来项目之间的差距越大，所需的资源就越多。成功的实施并非理所当然，其中可能包含失败和回归原状的风险[12]。以下是管理实施阶段的关键活动和策略。

建立标准化的规划流程。这有助于为新课程的每个部分制定详细的课程蓝图[10]。这一流程应明确参与规划过程的人员、分工以及规划小组的组长人选，包括选举程序。制定针对决策过程和利益冲突的政策对于预防这些团队中可能出现的问题至关重要。简化流程有助于提高效率。例如，固定会议日期、时间和地点，有助于提升参与者的出席率。从自下而上视角出发（即规划小组成员希望贡献哪些内容？），将这些内容与课程时间表相对应，并通过自上而下的讨论过程来最终敲定会议流程。达成共识应作为决策过程中的主要原则。应当预先制定一套正式的书面流程，用于处理冲突并明确共识的形成标准（如多数同意、无反对票、达到法定人数等）。除了明确“谁”和“如何”之外，关键在于考虑在基于EPA的课程开发和实施的各个阶段（“何时”）需要完成“哪些”具体任务。文献中提供了许多详细描述这些阶段所需任务的案例[10,28]。例如，第9章提供了在早期阶段识别和阐述EPAs的全面方法，为课程改革做好准备。如前所述，在重大的课程改革过程中，时间应当被视为一种宝贵的资源，而不仅仅是实现目标的手段[13]。规划工作应着眼于数年的时间跨度，而不是仅仅几个月。图22.1展示了多年规划方案的一个实例，该方案在流程的早期阶段创建，旨在监控项目进展并确保其按既定计划顺利进行。

试点与分步实施。这两种策略都能在全面的课程改革之前，通过在有限范围内进行试点来识别潜在的问题或挑战，进而根据实际反馈进行迭代调整[10]。这同样能够提升组织对变革可控性的信心。通过在一小部分学员中进行试点，针对单一模块进行试验，或逐步实施改革，能够通过积累短期的微小成功，使长期目标显得更加可实现，从而提高改革的长期成功率。

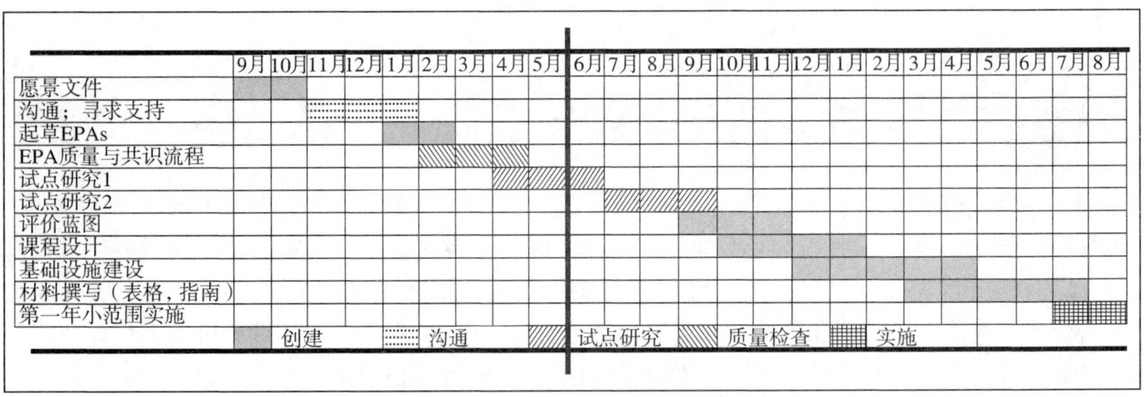

图22.1　课程开发的项目规划方案示例

信息技术的支持被视为 CBE 成功的关键 [13]。在 CBE 的实施过程中，持续的试点对于信息系统的调整和优化至关重要。通过迭代改进，这些努力最终能够在工作场所的学习环境中实现无缝对接。例如，进行评价、提供反馈和生成学习记录的过程不应过度干扰工作流程或带来过多的额外负担 [32]。只有通过这种持续的优化，改革才能真正融入日常实践。

沟通与倾听。项目团队的核心职责之一是通过多种途径积极且高效地传递变革进程的信息，确保信息的接收、反思，并根据反馈进行相应的调整 [10,24]。建立用于交流、倾听和信息传播的沟通渠道对于确保利益相关者的支持、参与和认同至关重要。除了这些专门针对项目的沟通策略外，还应充分利用传统沟通渠道，例如电子邮件、博客以及学院或部门的公告板。

提供讨论空间并吸引大量教师参与。开放式的规划会议（亦称作“市政厅”会议①）提升了组织的透明度，并为讨论创造了空间 [10,12]。这不仅有助于构建对改革过程的共识，还促进了课程改革理念在组织内部的传播，并为参与项目实施的教师提供了对未来明确的预期。此外，确保所有利益相关者都有机会评估改革的必要性与所需的投入，同时考虑对患者照护和自身实践的影响至关重要。将教育改革直接转化为患者照护质量的提升，是实施 EPAs 的目标。通过促成各方在改革中的共识，明确传达期望并答疑解惑，可以持续推动实施工作的进展。教师参与这些开放式的规划会议，是教师发展过程中的一个关键、自然且高效的环节。同时，正式的教师发展规划也是实施阶段不可或缺的任务 [13]。教师发展还应扩展至包括领导者、学员和管理人员在内的所有利益相关者的发展。（关于教师和利益相关者发展的详细信息，请参见第 23 章。）

多层面吸纳学员参与。对新课程的改革效果，学员们最有发言权，他们最能够深刻体会到当前课程和新课程的实际效果 [10]。他们的见解有助于识别课程中的不足和冗余。他们通常能为解决问题和改进新课程提供新的思路，包括确保预期、教学、学习和评价内容的一致性。吸纳学员参与课程改革的多个层面，如课程设计蓝图、项目团队活动以及模块规划小组（例如，将课程内容组织成主题模块），可以增强他们对自身学习和新课程的归属感。通过学员的参与，确保他们在工作场所的权利和责任得到适当的平衡 [13]。这不仅提升了学员的认同，还确保了基于 EPA 的课程设计的可行性。它避免了过于理想化的设计导致学员采取不切实际的策略 [33]。

创造共同设计和赋权的机会。为了让教师和学员能够参与变革过程及其结果的决策，应当创造机会让他们共同设计教学改革。这样，他们能够基于个人经验提供宝贵见解，积极塑造倡议中的变革 [10]。这不仅增强了他们的参与感，还有助于处理可能出现的阻力。通过让多人担任模块规划小组的正式成员或组长，或负责个别教学课程，可以促进共同所有权的建立 [10]。规划会议应包括与变革过程和新课程教学相关的常规教师发展活动，以赋予参与这一过程的人员更多权力。

预见对变革的阻力。变革过程中遇到阻力是意料之中的事，无需恐惧，但也不容小觑 [10,21]。上述策略能够有效缓解教师的抵触情绪，尤其是当他们的担忧在后续的讨论和决策过程中得到倾听和妥善处理时。识别阻力的根源至关重要，因为与成本和努力相关问题的解决方案，与那些因缺乏对变革认同感而产生问题的解决方案是不同的。

CBE 和基于 EPA 课程面临的主要阻力之一，是工作场所中评估、观察和反馈的难题。这

---

① 市政厅会议是一种公共会议形式，通常在社区或组织中举行，目的是让领导或决策者与公众进行面对面交流。——译者注

些挑战包括激烈的临床需求竞争、工作流程的复杂性、导师与学员之间的互动问题，以及“评价倦怠”现象[32,33]。第 20 章深入探讨了在工作场所进行评价时遇到的实际和理论挑战。

庆祝成功。重大课程改革是一项长期而艰巨的任务，其结果对于众多参与者而言充满不确定性。公开认可并庆祝早期及持续取得的成就，能够增强人们对变革可控性的信心，并在整个过程中维持承诺与动力[20]。同时，这也有助于保持那些参与整个课程变革过程的人的承诺和动力。

持续发展阶段

项目评估与持续质量改进。确保变革过程持续性的关键因素包括：①确保各部门在教学中保持其关键作用；②证实学员达到了预期的新成果，若未达成，则表明项目能够及时做出响应并进行调整[10]。这些因素有助于新课程结构的构建，使其成为新的标准操作流程。这反过来又允许通过定期的项目评估和持续的质量改进措施进行不断的调整和优化（关于项目评估和持续质量改进的详细信息，请参阅第 24 章）[5]。随着项目团队的作用逐渐减弱，他们将在实施阶段为当前阶段打下基础，这包括与教师和学习者在基于 EPA 的课程与实施方面的认同、共同创造和赋权相关的任务和策略。

关键在于将 CBE 视为一个动态发展、不断迭代改进的概念[3]。因此，新课程永远不会“完成”，课程变革应被视为一种持续的状态，需要一个课程开发小组或部门。与新课程相关的理念、概念和实践将推动组织文化的变革[34]。这需要时间，因为它涉及集体学习以及摒弃旧的习惯和信念。文献中包含了基于 EPA 项目的课程改革案例[10,35,36]。框 22.1 展示了亚洲毕业后教育中的一个课程改革案例，展示了本章讨论的变革管理和项目管理策略和原则的应用，并为未来的发展方向提供了宝贵的反思。

框 22.1 案例研究：中国台湾省急诊医学住院医师培训向胜任力导向教育转型的 12 年历程

概 述

2011 年，一位医学教授在报纸上发表评论质疑急诊医学专科培训的价值，此举推动了一系列的行动。中国台湾省急诊医学会（TSEM）的临床教育专家组成了一个联盟，他们采纳了 CBE 方法，以此来推动培训的改革。2012 年，TSEM 的教育委员会提出了一个为期 5 年的课程改革计划，该计划利用里程碑和 EPAs 来确保胜任力的达成。里程碑为胜任力的培养提供了指导和规范，并为导师提供了反馈机制，而培训结束时的 EPAs 则构建了情境化胜任力。

2013 年，一个由台湾 80% 的急诊医学培训项目领导者组成的 CBE 工作组成立。通过定期的双月会议和共识方法，工作组形成了一个共享的心智模型，并逐步开发了 EPAs 和里程碑。采用“全球化与本地化相结合”的原则，提高了临床教师的参与度，并培养地方自主权。通过全省性的调查，生成了 EPAs 的候选职业行为。这导致了包含 7 项 EPAs 的框架被确定，并为那些尚未充分发展的胜任力领域（例如告知坏消息）开发了相应的课程和评价工具。

（待续）

框 22.1（续）

最初的 5 年计划被延长至 8 年，以确保初步工作的完成。TSEM 继续进行评估，并规划后续阶段的工作，包括尝试将专科执照与胜任力导向培训相结合，实施全省住院医师中期评估，开发全省性的胜任力导向评估和学习系统，并推广临床胜任力委员会。由国际学者领导的定期共识论坛，促进了改革和文化变革的可持续性。

分　析

这 12 年的历程涵盖了本章讨论的启动、实施和持续发展阶段的策略，不仅取得了初步成功，更确立了 TSEM 在台湾省 CBE 转型中的领导地位。然而，挑战依然存在，例如学员和患者的参与度不足，以及在初步成功后如何保持动力。评价往往忽略了定制课程和学习体验的发展。尽管完善的信息系统对 CBE 的有效实施至关重要，但全省层面的统一系统在适配地方培训项目需求方面仍显不足。此次改革的初步成功验证了变革管理策略的有效性，但必须应对持续的挑战，以确保通过持续质量改进实现持续进步。

致　谢

本章主要摘自发表在 *Medical Teacher* 上的一篇论文 [10]。ChatGPT 4o 在语句编辑方面提供了帮助。

利益冲突

作者声明不存在任何利益冲突。

参考文献

1. Farrell TW, Greer AG, Bennie S, Hageman H, Pfeifle A. Academic health centers and the quintuple aim of health care. *Acad Med*. 2023;98(5):563–568. DOI: https://doi.org/10.1097/ACM0000000000005031
2. Frenk J, Chen L, Bhutta ZA, et al. Health professionals for a new century: transforming education to strengthen health systems in an interdependent world. *Lancet*. 2010;376(9756):1923–1958. DOI: https://doi.org/10.1016/S0140-6736(10)61854-5
3. Holmboe ES. Competency-based medical education and the ghost of Kuhn: reflections on the messy and meaningful work of transformation. *Acad Med*. 2018;93(3):350–353. DOI: https://doi.org/10.1097/ACM.0000000000001866
4. O'Brien BC, Reed DA. Exploring the intersections of education and healthcare delivery using a clinical learning environment framework. *J Gen Intern Med*. 2019;34(5):654–656. DOI: https://doi.org/10.1007/s11606-019-04929-4
5. Holmboe ES, Kogan JR. Will any road get you there? Examining warranted and unwarranted variation in medical education. *Acad Med*. 2022;97(8):1128–1136. DOI: https://doi

org/10.1097/ACM.0000000000004667
6. Irby D. Educating physicians for the future: Carnegie's calls for reform. *Med Teach*. 2011;33(7):547–550. DOI: https://doi.org/10.3109/0142159X.2011.578173
7. World Health Organization. *Global Competency and Outcomes Framework for Universal Health Coverage*. World Health Organization; 2022. Accessed March 4, 2024. https://www.who.int/publications/i/item/9789240034662
8. Van Melle E, Frank JR, Holmboe ES, et al. A core components framework for evaluating implementation of competency-based medical education programs. *Acad Med*. 2019;94(7):1002–1009. DOI: https://doi.org/10.1097/ACM.0000000000002743
9. ten Cate O, Chen HC, Hoff RG, Peters H, Bok H, van der Schaaf M. Curriculum development for the workplace using entrustable professional activities (EPAs): AMEE guide no. 99. *Med Teach*. 2015;37(11):983–1002. DOI: https://doi.org/10.3109/0142159X.2015.1060308
10. Maaz A, Hitzblech T, Arends P, et al. Moving a mountain: practical insights into mastering a major curriculum reform at a large European medical university. *Med Teach*. 2018;40(5):453–460. DOI: https://doi.org/10.1080/0142159X.2018.1440077
11. Reis S. Curriculum reform: Why? What? How? And how will we know it works? *Isr J Health Policy Res*. 2018;7(1):30. DOI: https://doi.org/10.1186/s13584-018-0221-4
12. Bank L, Jippes M, Scherpbier AJJA, FeddeScheele. Change management support in postgraduate medical education: a change for the better. In: Tsoulfas G, ed. *Medical and Surgical Education—Past, Present and Future*. InTech eBooks; 2018. DOI: https://doi.org/10.5772/intechopen.72113
13. Nousiainen MT, Caverzagie KJ, Ferguson PC, Frank JR, ICBME Collaborators. Implementing competency-based medical education: what changes in curricular structure and processes are needed? *Med Teach*. 2017;39(6):594–598. DOI: https://doi.org/10.1080/0142159X.2017.1315077
14. Dagnone JD, Taylor D, Acker A, et al. Seven ways to get a grip on implementing competency-based medical education at the program level. *Can Med Educ J*. 2020;11(5):e92-e96. DOI: https://doi.org/10.36834/cmej.68221
15. Creasey T. Change management and project management: a side by side comparison. Prosci, Inc. 2021. Accessed February 28, 2024. https://www.prosci.com/blog/change-management-and-project-management-comparison
16. Christoff P. Running PDSA cycles. *Curr Probl Pediatr Adolesc Health Care*. 2018;48(8):198–201. DOI: https://doi.org/10.1016/j.cppeds.2018.08.006
17. Teoli D, Sanvictores T, An J. SWOT analysis. In: *StatPearls*. StatPearls Publishing; 2023.
18. Desai M, Tardif-Douglin M, Miller I, et al. Implementation of agile in healthcare: methodology for a multisite home hospital accelerator. *BMJ Open Qual*. 2024;13(2):e002764. Published 2024 May 27. DOI: https://doi.org/10.1136/bmjoq-2024-002764
19. Deitte LA, Omary RA. The power of design thinking in medical education. *Acad Radiol*. 2019;26(10):1417–1420. DOI: https://doi.org/10.1016/j.acra.2019.02.012
20. Kotter J, Rathgeber H. Our iceberg is melting: changing and succeeding under any conditions. Penguin Random House LLC; 2005.
21. Sanson-Fisher RW. Diffusion of innovation theory for clinical change. *Med J Aust*. 2004;180(S6):S55–S56. DOI: https://doi.org/10.5694/j.1326-5377.2004.tb05947.x
22. Burnes B. Kurt Lewin and the planned approach to change: a re-appraisal. *J. Manag. Stud*. 2004;41(6):977–1002.
23. Shepherd ML, Harris ML, Chung H, Himes EM. Using the awareness, desire, knowledge, ability, reinforcement model to build a shared governance culture. *JNEP*. 2014;4(6):90.
24. Gale R, Grant J. AMEE medical education guide no. 10: managing change in a medical context: guidelines for action. *Med Teach*. 1997;19(4):239–249. DOI: https://doi.org/10.3109/01421599709034200

25. ten Cate O, Taylor DR. The recommended description of an entrustable professional activity: AMEE guide no. 140. *Med Teach*. 2021;43(10):1106–1114. DOI: https://doi.org/10.1080/0142159X.2020.1838465
26. Hall AK, Rich J, Dagnone JD, et al. It's a marathon, not a sprint: rapid evaluation of competency-based medical education program implementation. *Acad Med*. 2020;95(5):786–793. DOI: https://doi.org/10.1097/ACM.0000000000003040
27. Chou FC, Hsiao CT, Yang CW, Frank JR. 'Glocalization' in medical education: a framework underlying implementing CBME in a local context. *J Formos Med Assoc*. 2022;121(8):1523–1531. DOI: https://doi.org/10.1016/j.jfma.2021.10.024
28. O'Dowd E, Lydon S, O'Connor P, Boland J, Offiah G, Byrne D. The development of a framework of entrustable professional activities for the intern year in Ireland. *BMC Med Educ*. 2020;20(1):273. DOI: https://doi.org/10.1186/s12909-020-02156-8
29. de Graaf J, Bolk M, Dijkstra A, van der Horst M, Hoff RG, ten Cate O. The implementation of entrustable professional activities in postgraduate medical education in the Netherlands: rationale, process, and current status. *Acad Med*. 2021;96(7S):S29-S35. DOI: https://doi org/10.1097/ACM.0000000000004110
30. Jonker G, Ochtman A, Marty AP, Kalkman CJ, ten Cate O, Hoff RG. Would you trust your loved ones to this trainee? Certification decisions in postgraduate anaesthesia training. *Br J Anaesth*. 2020;125(5):e408-e410. DOI: https://doi.org/10.1016/j.bja.2020.07.009
31. Luke K. Twelve tips for managing change in medical education. *MedEdPublish*. 2021;10(1). DOI: https://doi.org/10.15694/mep.2021.000053.1
32. Bentley H, Darras KE, Forster BB, Sedlic A, Hague CJ. Review of challenges to the implementation of competence by design in post-graduate medical education: what can diagnostic radiology learn from the experience of other specialty disciplines? *Acad Radiol*. 2022;29(12):1887–1896. DOI: https://doi.org/10.1016/j.acra.2021.11.025
33. Gauthier S, Braund H, Dalgarno N, Taylor D. Assessment-seeking strategies: navigating the decision to initiate workplace-based assessment. *Teach Learn Med*. Published online June 29, 2023. DOI: https://doi.org/10.1080/10401334.2023.2229803
34. Franz A, Peters H. Diving beneath the surface of major curriculum reform using Bourdieu's field theory. *Med Educ*. Published online December 4, 2023. DOI: https://doi.org/10.1111/medu15288
35. Mejicano GC, Bumsted TN. Describing the journey and lessons learned implementing a competency-based, time-variable undergraduate medical education curriculum. *Acad Med*. 2018;93(3S):S42-S48. DOI: https://doi.org/10.1097/ACM.0000000000002068
36. ten Cate O, Graafmans L, Posthumus I, Welink L, van Dijk M. The EPA-based Utrecht undergraduate clinical curriculum: development and implementation. *Med Teach*. 2018;40(5):506–513. DOI: https://doi.org/10.1080/0142159X.2018.1435856

第 23 章

实施基于 EPA 项目所需的教师发展

Josephine Boland，H. Carrie Chen，Fremen Chihchen Chou，Jean A. Fitzpatrick，Sonia Frick

翻译：袁勇翔　校对：李亚平　张勿扬

摘　要

EPAs 实施过程中，教师发展、以学员为中心以及利益相关者的积极参与是变革管理的关键要素。有效的策略应当在 EPAs 的规划、试点和实施各个阶段满足利益相关者的需求。这个过程涉及教师以及其他所有利益相关者，例如督导者、评价者、非工作场所的教师、学员档案袋的教练和顾问、临床胜任力委员会成员、管理人员、项目主任以及其他领导者。最佳实践是将所有利益相关者视为实现共同愿景的重要合作伙伴，构建实践共同体的意识，在持续、动态和赋能的过程中规划一系列教学活动，将学员发展与教师发展并重。

本章介绍了教师发展理念的演进，并提出了指导有效教学计划设计的核心原则与策略。从被动到主动，本章概述了一系列教学方法，包括但不限于面对面授课、混合式学习以及自主学习等多种教授模式。文中探讨了需要考虑的因素，并承认了情境的重要性。同时，强调了为教师及其他利益相关者提供资源支持的重要性，以及提出持续评估来支撑商业运营模式的必要性。通过 3 个实践教学策略的案例，进一步阐释了这些关键理念。此外，还提供了针对不同利益相关者群体特定需求的分析，包括用于支持教师发展、学员指导以及与其他利益相关者沟通的潜在途径和可访问的数字化资源目录。

作　者

- Josephine Boland，MSc，EdD。爱尔兰医学教育咨询中心。邮箱：josephinea.boland@gmail.com

---

本章引用格式：

Boland J，Chen HC，Chou FC，Fitzpatrick J，Frick S. Faculty development for implementation of an EPA-based program. In：ten Cate O，Burch VC，Chen HC，Chou FC，Hennus MP.（Eds）. *Entrustable Professional Activities and Entrustment Decision-Making in Health Professions Education*，Chapter 23，pp. 275-291. [2024] London：Ubiquity Press. DOI：https：//doi.org/10.5334/bdc.w

本章包含了对本书其他章节的交叉引用。对于将本章作为独立出版物阅读的读者，所有交叉引用列于以下链接：https：//doi.org/10.5334/bdc

- H. Carrie Chen，MD，PhD。美国凯撒医疗集团伯纳德 · J. 泰森医学院。
- 周致丞，MD，PhD。中国台湾省“中国医药大学”。
- Jean A. Fitzpatrick，PT，PhD，MHS。美国哥伦比亚大学瓦格洛斯内外科学院。
- Sonia Frick，MD，MME。瑞士苏黎世大学。

引　言

在医学教育中实施基于 EPA 的框架，需要改变教育实践和文化，这种变革往往超出了常规课程创新的范畴。基于 EPA 的课程在教学、学习、评价三方面都具有互动性强和强度高的特点，这对医学教育机构中的许多成员来说可能是全新的理念。变革管理的一个关键要素是教师发展以及对其他利益相关者群体（包括学员、管理人员和行政人员）的引导。第 22 章已经阐述了与更广泛的利益相关者群体进行沟通和协作的重要性。教师发展的定义是医学专业人士为提升其作为教师和教育者、领导者和管理者、研究者和学者的知识、技能和行为而进行的各种活动，其适用于个人和团队 [1]。为了实现本章的目的，其他关键利益相关者（如学员和行政人员）也被纳入讨论范围。尽管教师发展至关重要，但它往往是课程改革中容易被忽视的方面 [2]。最具挑战性的无疑是实施课程改革所必需的文化变革，这涵盖了变革动力的激发和创新价值的认同。许多利益相关者可能需要从他们过去接受的教育范式（例如，从使用熟练度量表和评分标准转向置信 - 督导量表）中转变过来，调整教学方法以支持新的学习活动，即基于 EPA 的评价模式，并重点关注置信情况。教育项目必须为教师发展分配资源，这不仅支持课程体系革新，而且在利益相关者实践中实施变革。

转向基于 EPA 的培训将涵盖课程和评价结构的双重变革。对培训结果的预期不再仅仅关注学员的能力，而是聚焦于置信给胜任学员的工作单元上。这一转变高度依赖于置信的概念，并将学员的置信和督导决策与评价、纵向发展和成果达成联系起来。这对临床督导者、临床场所与学员的互动方式产生了重要的影响。首先，督导医师需要能够与学员讨论信任和置信问题，并使用 EPA 相关的描述来指导教与学。其次，学员需要主动识别与 EPA 相关的学习需求，争取学习机会，寻求反馈，收集达成 EPA 的证据，并在做好准备的情况下承担更大的责任 [3]。利益相关者必须理解评价数据，并相信这些数据是可信、有意义且有用的，同时所用流程也是可接受的 [4]。课程采用的 EPAs 与培训项目协调一致，必须使教职员工和学员都清晰易懂。必须以一种明确的方式定义、推广教师发展，使机构成员与促进组织改革的能力结合起来 [5]。此外，他们必须对支持基于 EPA 的培训和评价过程（包括终结性置信决策）充满信心。表 23.1 展示了督导者和学员在文化和实践中可能面临的变革。尽管在已经开展了 WBA 的情境中，许多条件可能已经具备，但 EPA 框架仍可能为督导者和学员带来额外的挑战和责任。本章概述了教师发展的关键原则，这些原则对于成功实施课程改革至关重要，并以基于 EPA 的课程所需的具体变革为例进行了说明。

表 23.1 文化与实践中所需的变化

实施 EPAs 和 WBA 时常见的文化与实践变化	
督导者	学员
• 采用对 EPA 描述中标准的共同理解 • 增加对学员执行 EPA 的直接观察 • 将置信决策的概念应用于评价和反馈 • 通过赋予更多责任来促进学员的成长型思维模式 • 在临床工作中为教学和评价留出时间 • 使用新技术支持基于 EPA 的课程	• 采用成长型思维模式以承担更大责任的置信 • 主动寻求并回应反馈 • 积极与督导者合作 • 分担收集能力证据的责任 • 使用新技术支持基于 EPA 的课程

教师发展：面向哪些群体？

从根本上说，教师及其他利益相关者的发展是为了支持变革的实施和管理[5]。实施科学（implementation science）为此提供了一个有价值的框架，既需应用以证据为基础的教师发展方法，同时也需关注那些促进和加强变革的驱动因素[6]。实施科学专注于将变革引入并融入常规实践中，并且阐述了在一个教育项目中考虑那些支持并维持变革性变化的关键驱动因素的重要性。它还强调了就变革需求达成共识的重要性，而这又需要变革领导者清晰地阐述其基本原理。实施科学的另一个重要方面是关注情境，以及如何根据本地情境调整举措以确保成功。在特定情境下，有效的教师发展计划旨在达成对变革的共同愿景，理解 EPAs 的概念和语言，并形成实现变革的责任感[7]。对基于 EPA 的课程体系的共同理解至关重要，学员作为变革的关键利益相关者也被纳入其中；因此，我们也将学员培养一并纳入考虑[8]。尽管不同情境下对利益相关者群体和角色的术语可能有所不同，但我们涵盖了以下 8 类群体①（表 23.2）：①临床督导者；②非工作场所的教学师资；③学员；④档案袋顾问和教练；⑤临床胜任力委员会成员；⑥项目主任及其他教育领导者；⑦行政人员。倡导者是其中一个重要类别，可以从上述多个群体（例如，督导者、学员、行政人员）中招募。尽管每个利益相关者群体的先前教育背景和期望可能存在差异，本节仍将概述各群体的需求，并在本章后续部分深入探讨。

教师发展：理念、原则与策略

理 念

近几十年来，教师发展的理念多种多样。其中一种是“缺陷模型”，认为教师需要通过新知识或新技能的获取来实现“发展”。然而近年来，越来越多的关注点转向将教师发展视为构建一个赋能的“实践共同体”[9]。Lave 和 Wenger 将实践共同体定义为一群人定期交流分享共同关注或热衷做的事情，或学习如何去做[10,11]。后一种教师发展理念强调需要一个持续且动态的过程，使教师能够相互促进发展。因此，教师发展应旨在赋能所有利益相关者，使其成为同一实践共同体的成员，提高各方对每个利益相关者所发挥价值的认识，并从变革过程的最

① 原文该处为 8 类群体，但正文及表 23.2 中只列举了 7 类群体。——译者注

初阶段，包括有关发展与实施的讨论，就积极让他们作为重要合作伙伴参与其中。

教师发展策略的指导原则

教师发展策略的制定高度依赖具体情境。负责设计和实施策略的人员需要根据当地的条件、机遇和限制做出相应调整。Van Schaik 等的研究为制定一个易于获取且适应性强的策略提供了有价值的指导，以支持 EPA 的实施 [2]。尽管 Van Schaik 的研究主要关注传统意义上的“师资”，但这些观点同样适用于其他利益相关者以及学员的有效指导，而这些活动也最好与师资成员一同进行。

表 23.2　利益相关者群体

（1）临床督导者
这些人员包括所有一线临床督导者（例如教师、高年资学员），他们负责教学，进行基于工作场所的评价以及做出临时性置信决策。他们不需要知道如何撰写 EPA，但他们需要理解 EPA 是如何被制定出来的。他们需要进行有效观察，提供反馈，使用置信 - 督导量表，并理解各个级别的含义。他们需要理解信任的概念，并意识到可能影响置信决策的因素。有关支持置信决策的基于工作场所的评价的详细内容，请参阅第 17 ～ 19 章
（2）非工作场所的教学师资
这些教师承担着课堂教学的重要角色，开发有目的的学习活动（包括模拟练习）以帮助学员为患者照护做准备，以及在非临床环境中指导学员。他们需要了解 EPAs 的内容。虽然他们不负责进行基于工作场所的评价，但他们需要了解学员在工作场所将如何被评价。他们可以帮助引入信任的概念，并使学员为达成置信因素（例如，主动、可靠、诚信、能力和谦逊）而负责
（3）学员
学员需要正确理解自己在基于 EPA 的体系中的角色。他们需要充分理解 EPAs，以便成为自己学习的主导者，并帮助支持临床督导者和他们自身所需的行为改变。他们需要了解哪些因素促成和影响置信，以及他们将接受哪些方面的评价
（4）档案袋顾问和教练
顾问和教练为学员提供指导，以促进他们的职业发展，这需要与学员建立信任和支持的关系。他们需要知道如何解读档案袋中的数据，监控进展，就 EPAs 的达成提供建议，并协调多源反馈的结果。他们可能需要向临床胜任力委员会提交报告
（5）临床胜任力委员会成员
这些人员需要理解并整合来自多方面的信息，识别表现模式以确定学员进展的整体情况，并做出终结性置信决策。CCC 主席在确保公平一致的程序方面扮演着特别重要的角色。有关 CCC 的角色和功能的详细信息，请参阅第 21 章
（6）项目主任及其他教育领导者
这一群体在引领变革时，需要提供一个合理且具有说服力的变革愿景和理由。他们需要能够促进新技能的获取，并激励他人改变行为。他们深度参与教师发展策略的规划，并可能有助于识别和获取所需的资源
（7）行政人员
这些人员在为项目主任和学员提供后勤支持方面发挥着至关重要的作用。他们在管理并支持基于工作场所评价的 IT 基础设施方面发挥关键作用，并负责汇总所有为临床胜任力委员会收集的评价数据

- **制定蓝图**以指导教师发展活动的设计和实施。这包括确定目标群体，并制定涵盖从试点到实施和巩固各个阶段的计划。
- **利用现有资源、网络和共同体**。一些教师发展活动可以利用内部或外部已有的培训和资源（例如，关于如何提供有效反馈的培训）。
- **针对不同利益相关者的需求**和能力水平，设计多样化的活动，提供灵活且自适应的机会，以优化对教师个人的相关性。
- **鼓励在工作场所进行共同创造**，使所有利益相关者参与新策略、工作流程和过程的开发及持续改进。
- **促进临床督导者与医学教育者之间的合作**，以显著提升教师发展的设计和实施。可信赖的同行的参与和外部专家相结合，具有强大的影响力。
- **激发教师专业发展内驱力**，遵循自我决定理论的原则，支持自主性、能力和关联性。如果存在相互联系和参与感，内驱力会进一步增强。这种方法可以辅以一些利用外驱力的策略，例如认可和奖励。
- **培养课程领导者、拥护者和教师发展人员**。支持课程改革的教师发展需要持续进行，以确保技能和实践的维持，并适应新教师的需求。拥护者也可以从学员和项目的近期毕业生中招募。
- **评估以实现持续改进**。这是至关重要的，应涵盖对教师及其学员的影响以及培训项目的质量。评估的证据可以为教师发展的持续投入提供依据。

实施随时间推进的教师发展计划对于 EPAs 尤为重要，因为 EPAs 的实施可能会分阶段进行。实践中的变革需要得到加强和维持，特别是在基于 EPA 的系统中涉及新角色时，例如档案袋顾问、倡导者和 CCC 成员。Steinert 等 [12] 提醒不要过度依赖正式的结构化方法，如工作坊和短期课程，而应转向包括指导反思、同伴教学和导师制在内的基于工作场所的体验式学习方法，倡导者可以帮助实现这一功能。美国 AAMC 核心 EPAs 试点的建议提供了一个使用更多体验式教师发展策略并创建所有教授和评价 EPAs 人员的实践共同体的案例 [7]。这些措施包括将教师发展与以学员为中心相结合，以更好地培养共享置信文化、双向反馈行为以及有意义的学员 - 教育者伙伴关系。他们还建议将评价技能发展与提升临床技能的举措相结合，并在自我评价培训后创造多种机会进行刻意练习，这减少了教师对学员评价的异质性。框 23.1 展示了另一个使用 AAMC 核心 EPA 的试点案例 [13]。

实施模式

制定教师发展蓝图需要多种策略和活动。可以采用不同的实施方式，从相对被动（如提供书面材料）到需要更深入参与的主动方法（图 23.1 [14]），图中所示并非全部实施方式。

框 23.1 实践中的策略——案例 A：美国“儿科医生全程教育项目”中的教师发展

背 景

美国医学院校协会（AAMC）在美国的四所不同机构（包括加州大学旧金山分校，

（待续）

框 23.1（续）

UCSF）开展了一项名为儿科医生全程教育项目（EPAC）的胜任力导向教育试点。该试点项目使用 EPA 框架对学生进行评价，并根据学生在 AAMC 的 13 项核心 EPA 上达到的置信水平，推动他们从医学院进入毕业后培训阶段。从教师发展的角度来看，该项目的独特之处在于，它只涉及一小部分学生（每年大约 4 名）以及与这些学生合作或督导他们的教师。这些教师以及其他学生和教师仍然使用传统评价方式参与常规课程。尽管该项目主要影响了儿科系的教师，但 EPAC 的学生也与其他科室的教师合作。

UCSF 教师发展策略要素

由于 EPAC 的学生将在多个科室轮转，UCSF 确保所有利益相关者都了解该项目，并认同胜任力导向教育试点的合理性。这些利益相关者理解学生将使用不同的（即 EPA）框架进行评价，但他们并不需要深入了解 EPAs。由于参与试点的临床督导医师相对较少，因此采用了以学生为变革驱动力的策略。教师发展工作主要集中在两个群体：EPAC 项目的当地负责人和学生。

当地的 EPAC 项目负责人接受了密集的教师发展培训，以确保他们理解 EPA 原则以及这些原则如何应用于机构的课程和评价。他们在机构领导者和其他教师中担任 EPA 倡导者的角色，并可以参与做出终结性晋级决策的胜任力委员会。这些本地负责人还持续为 EPAC 学生提供发展支持。

主要工作集中在 EPAC 学生的发展和参与上。通过确保 EPAC 学生充分理解 13 项核心 EPAs，如何使用置信 - 督导量表以及项目期望，学生成为教师发展的合作伙伴和课程变革的推动者。他们能够协助与他们合作并评价他们的少数督导医师进行教师发展。学生们确保他们的督导医师理解核心 EPAs 以及如何使用量表，并指出与每项 EPA 相关的观察和评价机会。学生无法解决的问题或担忧则转交给本地负责人处理。学生们推动教师提供可操作的反馈，以便他们能够获得更多的自主性。当教师倾向于评分过高时，学生们会提醒教师置信 - 督导量表不是熟练度评分量表，而是督导量表，不应在他们尚未准备好之前减少督导。这一策略不仅赋予了学生权利，还使督导医师的教师发展能够以非常有针对性和体验式的方式进行，且无需额外的资源。

用于阐释创新的材料重要性不言而喻，它们能够触及广泛的受众群体，特别是在社交媒体蓬勃发展的背景下。传统意义的教师发展通常被看作将人们聚集在同一个空间内进行面对面交流的活动[1]。正如先前所述，教师应有机会通过有指导的技能实践来学习，而同事间的合作对于学员 EPAs 表现预期设定标准并开发共享心智模型至关重要。尽管面对面的活动具有极高的价值，我们也应考虑采用其他替代方法。通过运用远程同步或异步学习、自主学习、新兴通信技术和数字资源，我们能够提高教学支持的灵活性，并满足不同学习者的需求[15]。新兴的通信技术能够完美还原许多面对面工作坊中的主动学习特性。数字资源，例如阐释性动画和展示工作场所最佳实践的视频，可以被整合进工作坊中，并可供即时的自主学习使用。

教师及利益相关者发展策略

- 宣传/解释材料（书面、数字、社交媒体）
- 大组讲座/大查房
- 小组研讨会
- 在线学习
- 数字资源
- 工作坊
- 临床情境中的动手示范
- 一对一指导/辅导

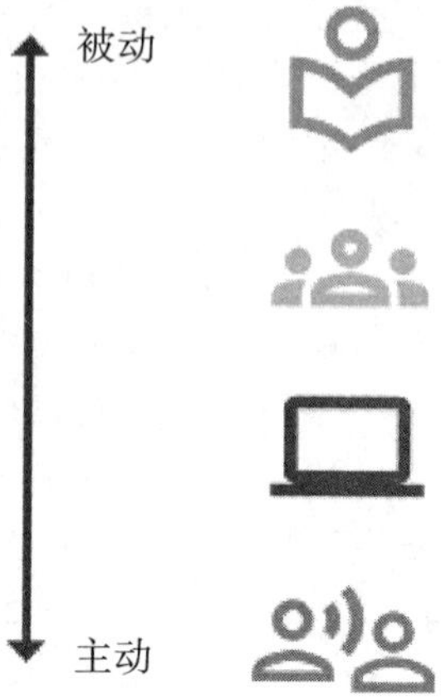

图 23.1　教师发展策略 [14]

设计教师发展策略时需要考虑的因素

在设计教师发展的整体策略时，必须综合考虑诸多因素 [16]。表 23.3 中列出的因素是根据参与 EPA 实施的人员的观点和经验制定的。所需内容将因教师发展的规模、EPA 的实施阶段，以及对 CBE 和 WBA 的了解和经验水平的不同而存在显著差异。一个策略选择是，确定教师发展是强制参与还是自愿参与。它仅限于愿意参与 WBA 的教师，还是所有教师都必须参与？只有接受过培训的教师才能被视为合法或合格的评估者吗？尽管强制性的教师发展培训或特定教学角色的资格要求有助于确保关键利益相关者接受培训，但必须注意，若不重视资源和环境因素，这些要求可能难以实施，并且实现发展目标的可能性较低 [17]。教师在自愿参与教师发展培训时遇到的困难（例如时间不足）在强制性的教师发展培训中也存在 [18]。根据上述所有因素做出的实施决策将决定具体策略的方向。

表 23.3　设计教师发展项目时需要考虑的因素

考虑因素	内容
1．规模	项目、区域、国家
2．实施过程的阶段	准备、试点、实施
3．对 CBE/WBA 的熟悉程度	涉及变革的性质和规模
4．目标个体	全体或自选，强制或可选
5．目标群体	特殊需求
6．目标和目的	预期效果
7．内容和主题	对目标群体最有用的内容
8．活动	参与者将做什么；主动学习
9．形式和小组规模	大组 / 小组；在线 / 面对面 / 混合
10．场所	对参与者最方便的场所

续表

考虑因素	内容
11．材料和空间	房间、讲义、技术
12．参与者的准备	翻转课堂；阅读、问题
13．效果评估	反应、学习、行为、结果
14．后续活动	附加活动、支持小组
15．促进参与	沟通、奖励和认可
16．时间安排	规划一系列按时开展的课程
17．授课人员	内部人员、外部专家、同行
18．资源	采用商业运营模式
19．专家	平衡内部和外部专家

需求评价与潜在方法

教师发展的设计需要明确每个群体的培训需求（新知识、技能、实践）、培训的具体目标和目的，以及在初步发展后维持变革的策略[16]。基于这一需求分析，下一步是为每个目标群体选择适当的方法。表 23.4 总结了每个目标群体所需的新知识、技能和态度以及潜在方法[a]。不同群体需求的重叠程度很高，如表 23.4 第一列所示——所有群体共同需要的知识、技能、态度和潜在方法。

除了为各利益相关者进行需求分析外，还必须考虑到促进和制约因素、挑战和机遇都高度依赖于具体情境[16]。职业或机构独有的文化特质（例如，创新的声誉、对教育的承诺或领导课程改革的愿景）也许是可利用的抓手。同样，预见在特定情境中每个利益相关者群体可能遇到的常见问题也很重要。

表 23.4　不同利益相关者群体的建议需求与方法

	所需的知识、技能和态度	潜在方法
所有群体的共同需求	• 变革为 CBE 的理由 • EPA 和置信的概念 • 置信 - 督导级别和量表 • 促成置信的学习者因素（如 A RICH 框架） • 在自身情境中实施 EPA 项目 • 如何使用系统技术 • 成长型思维模式 • 参与团队合作	• 常规报告 • 混合式学习 • 应对问题的方式（如热线电话、倡导者） • 项目网站上的 FAQ 部分 • 持续关注和强化 • 跨学科和跨专业方法

a 该表格的灵感来源于国际在线 EPAs 课程（www.epa-courses.nl）中分组讨论的成果，该课程已运行了 10 次。这个列表并不详尽。

续表

	所需的知识、技能和态度	潜在方法
临床督导者/评价者	● 提供有效反馈 ● 记录基于工作场所的评价 ● 在临床工作中安排时间 ● 即时辅导（如 SMART、RC2C 技术） ● 识别置信决策的机会 ● “大局观”，即课程概述 ● 学员进展的预期表现 ● 在评价中应用 A RICH 标准（如主动、可靠、诚信、能力和谦逊） ● 弥补不足 / 缩小差距以达到评价学员可信度	● 工作坊（角色扮演、情景讨论） ● 在线学习（教学、视频演示） ● 榜样示范 ● 演示 ● 同伴观察和反馈 ● 导师制 ● 工具包和指南（纸质或在线版本）
非工作场所的教学师资	● 了解 EPA 课程 ● 教学与 EPAs 统一 ● 根据 A RICH 标准重新思考职业素养 ● 在非临床学习环境中应用 A RICH 标准以评估学员的可信度	● 课程评审会议 ● 工作坊（如将学习活动映射到 EPAs） ● 其他方法，与督导者 / 评价者类似，但重点不同
学员	● 对自身学习负责 ● 主动寻求反馈 ● 回应反馈 ● 识别置信决策的机会 ● 与督导者协商置信决策 ● 收集和审视自身进展的证据	● 培新过程 ● 工作坊（角色扮演 / 模拟、情景讨论） ● 高年资学员对新学员的近同伴教学
档案袋顾问	● 提供反馈以支持学员的持续发展 ● 作为有效的长期教练进行指导 ● 分析、综合数据点 ● 识别学员正按计划接受培训（或不是） ● 确定何时需要支持或补救 ● 向 CCC 和项目主任报告	● 顾问团队定期会议 ● 工作坊（角色扮演，情景讨论） ● 在线学习资源 ● 由经验更丰富的档案袋顾问进行示范 ● 指南（纸质或在线）
CCC 成员	● 理解项目成果预期和发展轨迹 ● 认识到自身角色的重要性 ● 理解整个评价系统，包括心理测量学、背景和可用数据的有效性 ● 分析、综合评价数据 ● 有效参与会议 ● 团队促进技能以做出明智决策（主席）	● 工作坊（模拟 CCC 进行共识决策实践） ● 案例研究 ● CCC 流程指南（纸质或在线） ● CCC 主席的特殊培训
项目主任 / 领导者	● 领导变革管理 ● 承担医学教育中的课程开发任务 ● 规划整个评价系统，包括理解心理测量学、背景和数据的有效性 ● 规划基于 EPA 的课程实施 ● 设计和规划对表现不佳学生的补救措施 ● 为超前学习的学生制定相应方法 ● 展示 EPA 课程与认证要求的匹配 ● 规划和实施教师发展 ● 提供有效的团队促进培训以支持合理决策 ● 利用内部和外部资源 ● 规划试点和实施	● 利用现有培训项目 ○ 领导力培训课程 ○ EPA 开发与实施课程（如内涵与外延课程） ● 连接相关的机构、国家和国际网络 ● （国际）国家团队合作以创建课程 ● 从现有且有效的项目中获取同行咨询 ● 发展支持性团队

续表

	所需的知识、技能和态度	潜在方法
行政人员	• 理解整个 EPA 项目和评价流程 • 支持项目主任 • 组织能力 • 引导所有利益相关者获取资源 • 为临床胜任力委员会（CCC）准备报告 • 支持用户使用技术 • 准备认证报告	• 简报会议 • 数据管理系统培训

教师发展的资源支持

教师发展是一项重要的投资，需要资源支持，本章中介绍的每个实践策略均印证其资源依赖性。教师发展计划不仅是对个人的投资，也是对机构良性发展的投资，尤其是在长期项目中更是如此[20]。项目应当鼓励教师参与，并在适当的情况下采用认可和奖励机制，同时纳入有效性评估流程。为了吸引那些认同并致力于新课程和教师发展工作的人员，策略应包括：发现并表彰在一开始便支持项目的人员，借助早期的参与者和对教育有热情的教师们的积极影响，以及引入外部专家。负责规划教师发展的人员必须能够辨识并利用机构内外的资源，并向预算决策者提出额外资源的需求。一个完善的商业运营模式应当涵盖问题的识别、替代方案的提出以及对理想解决方案的深入分析。这样便为项目提供了一个执行摘要，同时根据项目的范围、风险和时间表概述了项目所需的资源，这可能包括材料、活动、外部专家以及利益相关者发展所需的专属时间等资源。因此，识别所需的资源和设施是非常必要的，只有这样才能向掌管教师发展策略资金的决策者提出一个合理的商业运营模式。此外，国际合作在教师发展的规划和资源支持方面也是一个有效的策略[21]。无论资金来源如何，都需要持续关注商业模式，可持续性在很大程度上受到项目的运行成本和参与者数量的影响。

一个持续的重要资源需求是确保督导者和评价者有专门的时间来实施和维持变革。尽管这属于机构的合同安排问题，但能否提供专门时间可能会直接影响教师发展的参与度以及实践中变革的成功与否。新加坡卫生部采用的一项策略在框 23.2 中进行了详细说明。

框 23.2　实践中的策略——案例 B：新加坡的多学科培训级联模式

背　景

2014 年，新加坡首次在第 1 年医院医师培训中引入 EPAs。经过对部分医疗职业的试点研究后，新加坡卫生部（MOH）于 2022 年将 EPAs 列为所有住院医师培训项目的强制性内容。该实施计划旨在覆盖 50 个医学学科，为期 4 年，包括院校和高级护士培训以及其他院校医学职业培训（如语音训练、营养学、物理治疗、职业治疗、放射诊断学、放射治疗）。

教师发展策略要素

由于涉及多个专业的大量工作，新加坡卫生部决定采用阶梯式对师资进行培训。

（待续）

框 23.2（续）

在派遣卫生部团队出国参加“EPAs 的内涵与外延”国际课程后，下一步是通过多种沟通渠道（包括医疗机构的教育会议和市政厅会议），提高教师和学员对变革需求的认识。他们首先确定了那些最有可能首先采纳并推广新培训内容的利益相关者，并邀请外部专家主持工作坊，帮助他们培训 MOH 促进者和早期采用者。随后，这些 MOH 促进者将为其他利益相关者提供了内部 EPA 工作坊以作为补充。

随后，卫生部组织了一系列深入的专科和机构培训课程，由经过培训的 MOH 促进者和目标机构的本地促进者共同主持。针对每个专科的进展，并结合本地促进者的支持，定制了关于 EPA 开发和实施的结构化工作坊。工作坊中嵌入了咨询环节，以便促进者能够灵活调整各专科的学习成果。促进者在这些专科的 EPA 开发和实施过程中提供了支持，随着各专科逐渐独立开展工作，促进者的协助也逐渐减少。

卫生部还任命并培训了各项目的教师团队，让他们成为 EPA 的倡导者和课程改革的负责人。这些教师深入项目和专科领域，负责协调变革进程，并具备评价风险、预测阻力以及解决各专业领域特有障碍的能力。通过持续培训新晋教师成为专科师资的级联方式，将有助于进一步推进国家级教师发展计划的执行，从而增强 EPA 的接受程度和实施。

卫生部通过教师发展框架提供了多种资源。他们为参加国际课程的人员和聘请外部专家提供了资金支持。此外，他们还为各机构提供资源，确保经过培训的卫生部及本地促进者能有专门时间脱离临床工作，开展研讨会并指导项目。一些对教师发展有浓厚兴趣的个人还得到了进一步支持，以开展全国范围的教师发展计划。卫生部还开发了一套全面的在线教师发展资源包，帮助各学院实施 EPAs。该资源包内容广泛，涵盖从 EPA 文献到案例情景视频，再到实际实施 EPAs 时的实用技巧，并提供了数字资源的链接（可访问 https：//go.gov.sg/eparesourcepackage）。

数字资源的价值

合理利用恰当的数字资源，例如配有旁白的 PowerPoint 演示、多媒体展示、教学视频、白板动画以及工作场所评价的演示视频等，可以显著增强上述众多教师发展策略的效果。这些资源易于被广泛受众获取，并且为所需的变革提供令人信服的理由至关重要。忙碌的临床医师可以通过观看易于获取的白板动画或视频演示，获得即时的学习机会，比如在进行 WBA 之前[22]。在不同临床场景下针对不同 EPAs 进行 WBA 时，展示如何有效反馈，可以证明是教师发展工作坊中的有力工具，这些工具通过 EPAs 不同督导级别预期行为表现标准的讨论，协助建立共享心智模型。

在运用数字资源时，面临的一个抉择是使用他人开发的资源，还是开发符合自身理念、组织背景及临床环境需求的定制化资源。目前，一些免费的在线资源提供了普遍适用的有效反馈指导。最近，针对特定情境，有关 EPAs 的支持资源也已被开发出来并公开分享。第 25 章单独列出了这些资源。定制开发的资源，能够阐释特定背景下的理论基础，并展示督导者、评价者及学员在临床环境中的实际操作，其显著优势在于对利益相关者而言，它们更具有真实感、相关性和可信度。框 23.3 展示了为支持爱尔兰实习项目中引入 EPAs 和基于工作场所的评价而开发定制数字资源的过程。机构间的合作为分摊开发数字资源成本提供了宝贵的机会，这些资源能够适应不同专业背景的需求。

框 23.3　实践中的策略——案例 C：创建资源以支持国家级项目的推广：爱尔兰实习项目

背　景

爱尔兰为实习项目，即第 1 年毕业后医学培训开发了一个新的国家级课程框架。该框架包含三个要素：①知（知识指南）；②行（7 项 EPAs）；③为（职业行为、价值观和实践）。并采用了一套新的基于工作场所的评价工具进行程序性评价。2003 年，爱尔兰医学委员会批准了这一基于 EPA 的框架，并在全国范围内的实习培训网络中实施（https：//www.lenus.ie/handle/10147/638294）。

教师发展策略要素

医学实习部门制定了一项支持全国范围内实施的策略，包括通过 Zoom 平台举办市政厅会议、在医院现场进行面对面研讨会，与利益相关者会面以提高认识，并创建数字资源。

创建数字资源以支持教师发展

医学实习部门创建了一套数字资源供其自身使用，并通过阶梯式培训模式供实习培训网络使用。这些资源经过精心的策划和专业的制作，重点关注 EPAs 和 WBA 工具，并紧密结合实习培训场景。资源内容包括：用于解释 EPAs 理论依据并描述 7 项 EPAs 的多媒体演示，指导如何进行基于工作场所评价的教学动画，以及展示 WBA 实际应用的真实视频。

真实视频演示的特点

这些视频拍摄于临床场景中，提供了适合实习培训的可信情境，该情境下督导者对学员而言具有高度的相关性。每个视频都明确了学习目标，场景由临床医师引导开发。本由临床医师编写并经过同行评审，演示则由临床医师、学员和专业演员共同出演。

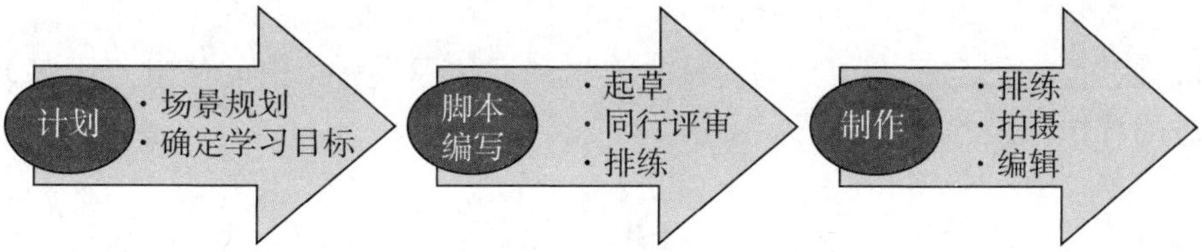
计划
· 场景规划
· 确定学习目标
脚本编写
· 起草
· 同行评审
· 排练
制作
· 排练
· 拍摄
· 编辑

编写真实视频演示的技巧

①为每个视频设计 3 ~ 4 个关键信息；②确定所需的场景布置和道具；③在反馈对话中展示最佳实践；④描述角色的感受以及如何表达这些感受；⑤确保脚本对观众而言具有真实感。

（待续）

框 23.3（续）

计划阶段的步骤

在给定的数字资源制作预算下，采取如下步骤：

1. 创建一个矩阵（包含 EPAs 和 WBA 工具）
2. 确定优先展示的 EPAs
3. 为每项 EPA 选择要展示的 WBA 工具
4. 为每段视频中的学员表现选择督导级别
5. 招募一支由执业临床医师组成的团队，负责起草场景、编写脚本并参与视频拍摄
6. 确保在视频中选择的临床医师、学员和演员具有多样性

演示和动画的教学数字资源链接：EPAs 介绍、7 项实习 EPAs、如何开展基于案例的讨论、如何开展病例汇报、如何进行直接观察。

视频演示的链接：直接观察的演示、临床任务直接观察的演示、基于案例讨论的演示、病例汇报的演示。

评估的重要性

对教师发展进行恰当且及时的评估至关重要，这不仅能够为未来策略提供信息支持，还能在资源有限的情况下展示教师发展的价值所在[16]。采用多种评估方法是必要的，包括从调查到更深入的纵向研究，以及多种评估模型。尽管存在局限性，柯氏培训评估模型（Kirkpatrick model）为评估设计提供了一个潜在的有价值框架，从反应、学习、行为到结果，逐级寻求证据[23]。其他评估方法涵盖了 CIPP 框架，该框架为决策提供了分析基础，特别关注背景（context）、输入（input）、过程（process）和成果（product）评估。尽管 CIPP 模型提供了全面的见解，但它可能需要大量资源，包括大量的时间、人力和财力，以进行广泛的评估[24]。此外，有观点认为评估者可能无法妥善处理与决策者关注点相悖的问题。逻辑模型通过可视化手段揭示项目输入、活动、输出和结果之间的相互关系。然而，逻辑模型的局限性在于，项目（例如 EPA 框架的实施）并非总是线性且循序的。每种评估方法都有其优势和局限性，但它们都能为项目的设计、实施和评估提供有价值的信息。更多关于实现持续质量改进的评估模型的细节，请参阅第 24 章。

结 语

将 EPAs 作为胜任力导向教育的框架来实施，是一个重大的变革管理过程，需要持续的教师发展。有效的需求评估作为重要的第一步，涉及确定每个利益相关者群体在其特定情境下需要哪种类型的教师发展。成功的教师发展策略包括为试点和实施的各个阶段规划出与时俱进且吸引人的活动。有效的策略还应采用多种方法，包括面对面、混合式教学以及自我导向学习。临床领导力和机构承诺是推动变革的关键，应清晰地展示给参与教师发展的人员。教师发展需结合可信赖的同行支持、外部专家的引入、可获取的资源以及灵活多样的学习机

会。它还依赖于向资金提供方提出有说服力的商业运营模式，以确保获得必要的资源支持。开发定制的数字学习资源，可以有效促进教师在工作坊环境中的成长，并为督导者及学员提供自主且实时的学习体验。无论是在机构内部还是外部，都存在着与其他机构或国际合作伙伴携手合作的机遇，以共同承担教师发展的费用。对教师发展策略进行评估和审视，对于未来规划以及证明资源投入的必要性至关重要。

利益冲突

作者声明不存在任何利益冲突。

致　谢

框 23.1：H. Carrie Chen（加州大学旧金山分校 EPAC 项目前联合主任）。

框 23.2：M. Yap（新加坡卫生部专业培训与评价标准司司长）。

框 23.3：Boland J.、Geoghegan R.、Jenkins J.、Offiah G. 在培训医学专业人士进行基于工作场所的评价时真实示范的力量。2023 年 AMEE 会议工作坊，格拉斯哥。

参考文献

1. Steinert Y, Mann K, Anderson B, et al. A systematic review of faculty development initiatives designed to enhance teaching effectiveness: a 10-year update: BEME guide no. 40. *Med Teach*. 2016;38(8):769–786. DOI: https://doi.org/10.1080/0142159X.2016.1181851
2. van Schaik SM. Accessible and adaptable faculty development to support curriculum reform in medical education. *Acad Med*. 2021;96(4):495–500. DOI: https://doi.org/10.1097/ACM.0000000000003804
3. Peters H, Holzhausen Y, Boscardin C, ten Cate O, Chen HC. Twelve tips for the implementation of EPAs for assessment and entrustment decisions. *Med Teach*. 2017;39(8):802–807. DOI: https://doi.org/10.1080/0142159X.2017.1331031
4. Norcini J, Anderson MB, Bollela V, et al. 2018 Consensus framework for good assessment. *Med Teach*. 2018;40(11):1102–1109. DOI: https://doi.org/10.1080/0142159X.2018.1500016
5. Jolly B. Faculty development for organizational change. In: Steinert Y, ed. *Faculty Development in the Health Professions: A Focus on Research and Practice*. Springer Netherlands; 2014: 119–137. DOI: https://doi.org/10.1007/978-94-007-7612-8_6
6. Bray MJ, Bradley EB, Martindale JR, Gusic ME. Implementing systematic faculty development to support an EPA-based program of assessment: strategies, outcomes, and lessons learned. *Teach Learn Med*. 2021;33(4):434–444. DOI: https://doi.org/10.1080/10401334.2020.1857256
7. Favreau MA, Tewksbury L, Lupi C, et al. Constructing a shared mental model for faculty development for the core entrustable professional activities for entering residency. *Acad Med*. 2017;92(6):759–764. DOI: https://doi.org/10.1097/ACM.0000000000001511
8. Lupi CS, Ownby AR, Jokela JA, et al. Faculty development revisited: a systems-based view of stakeholder development to meet the demands of entrustable professional activity implementation. *Acad Med*. 2018;93(10):1472–1479. DOI: https://doi.org/10.1097/ACM.0000000000002297
9. Steinert Y. Faculty development: from workshops to communities of practice. *Med Teach*.

2010;32(5):425–428. DOI: https://doi.org/10.3109/01421591003677897
10. Wenger E. *Communities of Practice: Learning, Meaning, and Identity*. Cambridge University Press; 1998.
11. Lave J, Wenger E. *Situated Learning: Legitimate Peripheral Participation (Learning in Doing: Social, Cognitive and Computational Perspectives)*. 1st ed. Cambridge University Press; 1991:138.
12. Steinert Y, Mann K, Centeno A, et al. A systematic review of faculty development initiatives designed to improve teaching effectiveness in medical education: BEME guide no. 8. *Med Teach*. 2006;28(6):497–526. DOI: https://doi.org/10.1080/01421590600902976
13. Andrews JS, Bale JF, Soep JB, et al. Education in Pediatrics Across the Continuum (EPAC): first steps toward realizing the dream of competency-based education. *Acad Med*. 2018;93(3): 414–420. DOI: https://doi.org/10.1097/ACM.0000000000002020
14. Boland J, Offiah G. *Curriculum Framework for the Internship Programme in Ireland*. Health Service Executive; 2023.
15. Cook DA, Steinert Y. Online learning for faculty development: a review of the literature. *Med Teach*. 2013;35(11):930–937. DOI: https://doi.org/10.3109/0142159X.2013.827328
16. Silver I. Starting a faculty development program. In: Steinert Y, ed. *Faculty Development in the Health Professions: A Focus on Research and Practice*. Springer Netherlands; 2014:331–349. DOI: https://doi.org/10.1007/978-94-007-7612-8_16
17. Trowler P, Bamber R. Compulsory higher education teacher training: joined-up policies, institutional architectures and enhancement cultures. *International Journal for Academic Development*. 2005;10(2):79–93. DOI: https://doi.org/10.1080/13601440500281708
18. van Bruggen L, ten Cate O, Chen HC. Developing a novel 4-C framework to enhance participation in faculty development. *Teach Learn Med*. 2020;32(4):371–379. DOI: https://doi.org/10.1080/10401334.2020.1742124
19. ten Cate O, Chen HC. The ingredients of a rich entrustment decision. *Med Teach*. 2020;42(12):1413–1420. DOI: https://doi.org/10.1080/0142159X.2020.1817348
20. Gruppen LD. Intensive longitudinal faculty development programs. In: Steinert Y, ed. *Faculty Development in the Health Professions: A Focus on Research and Practice*. Springer Netherlands; 2014:197–216. DOI: https://doi.org/10.1007/978-94-007-7612-8_10
21. Friedman S, Cilliers F, Tekian A, Norcini J. International faculty development partnerships. In: Steinert Y, ed. *Faculty Development in the Health Professions: A Focus on Research and Practice*. Springer Netherlands; 2014:311–329. DOI: https://doi.org/10.1007/978-94-007-7612-8_15
22. Dyrbye LN, Bergene AL, Leep Hunderfund AN, Billings HA. Reimagining faculty development deployment: a multipronged, pragmatic approach to improve engagement. *Acad Med*. 2022;97(9):1322–1330. DOI: https://doi.org/10.1097/ACM.0000000000004688
23. Cahapay M. Kirkpatrick model: its limitations as used in higher education evaluation. *Int J Assess Tools Educ*. 2021;8(1):135–144. DOI: https://doi.org/10.21449/ijate.856143
24. Alkin MC. Evaluation roots. In: *Evaluation Roots*. SAGE Publications, Inc.; 2004:374–380. DOI: https://doi.org/10.4135/9781412984157.n25

第 24 章

提升并维持基于 EPA 课程的卓越性

Machelle Linsenmeyer，Andrew K. Hall，陈建宇，María José López，周致丞
翻译：张勿扬　校对：李亚平　袁勇翔

摘　要

医学教育的质量由社会因素决定，且与医疗保健质量紧密相连。置信职业行为（EPAs）通过关注患者与学员，将医学教育与患者照护相结合，增强了基于胜任力的医学教育课程的重要性并使其具有可操作性。基于 EPA 课程的这种社会责任，强调通过 EPAs 为当地卫生服务质量带来可衡量的改进。因此，外部质量保障（quality assurance，QA）和内部质量保障对于实施和改进基于 EPA 的项目都至关重要。外部质量保障涉及监管机构在培训政策、程序及实践方面的指导。内部质量保障则包括自我审核，利用诸如项目评估（program evaluation，PE）等机制来监测、评估并改进 EPAs 的评价与达成情况。持续性质量改进（continuous quality improvement，CQI）可作为一种问责与透明机制，用以强化 PE。本章将介绍基于 EPA 的课程体系中使用的 PE 和 CQI 的概念、支持 PE 和 CQI 过程的模型、PE 和 CQI 发挥作用的实际案例，以及应对基于 EPA 课程特定挑战的解决方案。

作　者

- Machelle Linsenmeyer，EdD，FNAOME。美国西弗吉尼亚骨科医学院。邮箱：alinsenmeyer@osteo.wvsom.edu
- Andrew K. Hall，MD，FRCPC，MMEd，DRCPSC。加拿大皇家内科和外科医师学院。
- 陈建宇，MD，PhD。中国台湾省“中国医药大学”。
- Maria Jose Lopez，MPsy，Ed Esp。阿根廷国立库约大学医学院。
- 周致丞，MD，PhD。中国台湾省“中国医药大学”。

本章引用格式：

Linsenmeyer M，Hall AK，Chen CY，Lopez，M，Chou FC. Advancing and sustaining excellence in EPA-based curricula. In：ten Cate O，Burch VC，Chen HC，Chou FC，Hennus MP.（Eds）. *Entrustable Professional Activities and Entrustment Decision-Making in Health Professions Education*，Chapter 24，pp. 293-301.［2024］London：Ubiquity Press. DOI：https：//doi.org/10.5334/bdc.x

引　言

在围绕置信职业行为（EPAs）制定相关举措时，必须考虑项目评估（PE）和持续质量改进（CQI）策略。这两个概念略有不同，但又相互关联。PE 被定义为对项目质量进行的系统性调查[1]，其具有多种潜在决策目的，包括问责、知识生成和项目开发[2]。PE 涉及收集定量和定性数据并提供证据支持结果，以回答特定问题，比如“我们如何知道或将会知道这个‘项目’是否有效？”以及“是否有可靠证据表明该项目有助于实现预期结果？”PE 的范围可宽可窄，既可以审视项目方向、效率、可行性和可持续性等较为宏观的问题，也可以针对整个培训项目或聚焦新项目或需要修订项目的特定元素进行评估。在 CQI 中，重点不仅在于观察发生了**什么**，更要探究其发生的**原因**，以及这在整个举措的成败大局中所处的位置。它会提出诸如“我们做得怎么样？”以及“我们能做得更好吗？”之类的问题。CQI 应该是一种持续不断、持之以恒的方法，用于实现更高标准，从而带来更好的结果、更高的效率、更顺畅的沟通、更少的错误以及更高的安全性[3,4]。CQI 系统包含几个独特且重要的流程，包括根据来自 PE 的数据采取行动以实施或改进流程、测试项目的普及度 / 精准度 / 一致性、测试影响力以及进行成本分析或考量。CQI 为内部和外部利益相关者（如消费者、合作伙伴和监管机构）提供了问责和透明机制。PE 作为 CQI 的基石，深度融入决策环节，是规划制定、反馈收集和证据支撑的一部分。具备开展 PE 的能力是运行高效的 CQI 项目的一个特征。因此，制定包含稳固的 PE 策略在内的 CQI 流程，将有助于确保为围绕 EPAs 的举措分析与改进提供持续动力。

在此基础上，相关文献强调了在各项举措开展之初就建立 PE 和 CQI 流程对于提升教育成效的重要性[5-8]。这些流程对于有效应对挑战至关重要，例如，若等到问题出现后才实施改进，就可能错失即时改进的机会，而这些流程能够避免此类情况。它们通过明确角色定义、建立高效的数据收集系统以便快速识别和解决问题、将这些流程整合到现有评估框架中以减少工作重复，从而有助于保持推进的动力和各方的信任。此外，建立让所有利益相关者充分了解进展情况和程序的机制也很重要，这样能确保相关共同体持续参与并支持这些举措。

教育机构若在一开始就用心建立 PE 和 CQI 流程，则能以有意义的方式开展 PE 和 CQI，确保达成预期效果，避免出现意想不到的负面结果。教育创新和改革项目在最初实施时，很少能从一开始就“做对”。用心建立机制，以便在潜在问题出现时及时发现，才能带来更好的结果。事实上，在 2017 年加拿大推出的“能力源于设计”（CBD）模型实施过程中，加拿大皇家内科医师与外科医师学院的 PE 策略识别了最初实施过程中出现的一系列意外结果并成功应对，其中包括对住院医师福祉的负面影响[9]。此外，包括识别需要解决的“课程缺陷”，以确保在 EPA 中取得成功。例如，西弗吉尼亚骨科医学院发现，尽管临床培训要求对学员进行口头汇报这一关键 EPA 的评价，但学员在临床培训期间缺乏进行口头汇报的机会，于是该校对课程进行了修订，以便更好地确保在临床培训中有机会进行直接评估。

项目评估与持续性质量改进模型

循证 CQI 应是一个持续的循环过程，即收集数据，然后进行测试、实施、从结果中学习并修订解决方案。有几种模型可同时用于 CQI 和 PE。Deming 设计的计划 - 执行 - 研究 - 行动（plan-do-study-act，PDSA）循环是一种系统的四步方法，通过改革或实施，系统地整合学习与知识获取，以实现持续改进[10]。该循环始于目标与策略规划，接着执行计划，研究执行结果以评估成功与否或确定改进方向，最后依据这些结果见解采取行动，完善或拓展方法，从而开启新一轮的改进。大多数 CQI 模型都源于 Deming 的 PDSA 模型。例如，背景 - 目标 - 计划 - 批准—收集 - 分析 - 报告模型[11]（context-aim-plan-approval—collect-analyze-report，CAPA-CAR）在 Deming 的 PDSA 模型基础上，针对课程和教师的特殊考量，在其中增加了一些步骤，如背景和批准阶段。其他流行的模型则是将 PDSA 置于特定背景下，为该过程提供指引。其中包括精益模型[12,13]，它聚焦于以患者为背景的组织改进，识别质量欠佳和浪费的环节；还有六西格玛模型，它强调定义 - 测量 - 分析 - 改进 - 控制（define-measure-analyze-improve-control，DMAIC），重点在于减少变异和缺陷。根据机构的目标以及 PE 的结果，这些模型中的一个或多个可能有助于勾勒出机构的 CQI 举措。在 CQI 举措中，具体步骤可由表 24.1 中提到的逻辑模型、PE 模型及其他评估方法加以补充。

可以对这些模型或框架进行探究，以便根据重点关注和审查所列出的问题，对机构的 CQI 举措的各个阶段进行补充。这些框架能够支持多种类型的评估，并融入机构的 CQI 流程之中。PE 的类型包括形成性评估、发展性评估、过程评估、结果评估、经济性评估和影响评估。

表 24.1　用于支持 PE 和 CQI 的示例模型或框架

框架或模型	释义
逻辑模型[21,22]（logic model）	逻辑模型是 PE 中常用的一种工具，用于帮助人们理解一个项目应当如何运作，即项目各组成部分或流程与项目成果之间的关系。它将结果和变化与投入、活动、产出及成果联系起来
Kirkpatrick 框架	通过四个标准来评估培训与学习项目的成效：反应、学习、行为和结果。近期的讨论针对这一框架提出了新的思路，这些思路与基于 EPA 评价以及患者结局相关[24]
快速评估[25,26]（rapid evaluation）	PE 侧重于收集并提供及时的证据，以参与进化适应①过程。关键步骤：①描述理想的实施情况，或预期的实施方式；②衡量利益相关者的体验，或实际实施的情况；③根据理想状态下与实际情况中实施的对比分析，提出项目调整建议
现实性评估[27,28]（realist evaluation）	现实性评估会提出以下问题：什么（措施）是有效的？对谁有效？在何种情况下有效？在哪些方面有效？有效程度如何？为什么有效？它采用多种数据收集和分析方法，力求深入理解实施背景和后续成果，同时考虑教育干预措施中预期成果的实现机制
实验或准实验模型[29]（experimental or quasi-experimental model）	实验或准实验模型用于确定因果关系，并支持多种设计，如非等效组设计、时间序列实验设计和事后回溯实验设计[2]

① 进化适应（evolutionary adaption）是一个生物学概念，它在 PE 中用于评估项目或干预措施对生物体适应环境变化能力的影响。——译者注

续表

框架或模型	释义
决策导向型评价模型（context-input-process-product-impact，CIPP-I）[30]	该模型在 CIPP 模型的基础上进行了拓展，纳入了对背景、投入、过程、产出以及影响的分析

形成性评估包括在项目实施过程中收集证据，以了解其优势和劣势，用于改进目的，确保一个项目或项目活动在全面实施之前是可行的、适当的和可接受的。它是一种可行性研究，通常在开发一个新项目或活动，或者对现有项目或活动进行调整或修改时开展[15]。

发展性评估助力创新发展，引导项目适应复杂环境中不断涌现且动态变化的现实情况。它尤其适用于创新项目、根本性的项目重新设计、项目复制、复杂问题以及危机处理[16]。

过程评估用于判定一项教育干预措施或项目是否按预期实施，也被称为实施的精确性[17]。

结果评估通过评估项目预期达成的成果或成果目标的进展情况，来衡量项目或干预措施在目标人群中产生的效果[18]。

经济性评估着眼于项目的成本效益，其中可能涵盖成本分析、成本效益评估、成本收益分析、成本效用分析、基于价值的分析等[19]。

影响评估则是对项目在实现其最终目标方面的有效性进行评估[20]。

这些模型如何应用于 EPAs 方案中呢？首先，这些模型可以用于研发基于 EPA 课程的持续改进流程。例如，临床胜任力委员会（或执行终结性评价的等效机构）可以通过记录在质量、范围及实践方面的意见以支持持续质量改进，这些意见可能涉及课程内容的调整或改变、评价者的专业发展、评价时机的优化、扩大评估视角或引入多元评估者以拓宽评价观点等方面。通过向终端用户（即临床胜任力委员会、评价者以及学习者 / 学员）展示研究结果，机构能够更好地理解差异，找出可能导致问题的因素，并发现可行的改进方案。框 24.1 ~框 24.3 列举了不同国家和地区在 EPAs 实施方案中开展 CQI 的案例。

框 24.1 加拿大女王大学的快速评估循环

自 2017 年起，加拿大皇家内科医师与外科医师学院在加拿大专科医师毕业后医学教育体系中逐步推行胜任力导向医学教育（CBME）和 EPAs[32]。在此背景下，了解早期实施者及正式实施前试点 EPAs 的人员经验势在必行。加拿大女王大学的急诊医学培训项目就是这样一个项目。该项目认识到开展评估以并及时广泛分享经验教训的必要性，项目负责人与全国教育负责人协作，在项目实施后对项目层面的实施情况进行了系统的快速评估，重点关注实施的精确度和早期成果的衡量[26]。在对理想状态下实施情况进行明确描述后，在实施后的 3 个月和 9 个月分别开展了利益相关者焦点小组讨论和访谈。运用核心组成部分框架进行整理[33]，通过主题分析，了解利益相关者的经验，并将实际实施情况与理想状态进行对比，以规划快速调整方案。早期获得的一个经验教训是，人们对 EPAs 评估的细致程度存在明显担忧，担心出现“只见树木不见森林”的情况，从而促使在 EPA 针对性反馈基础上增加了整体反馈。此外，还发现对评

（待续）

框 24.1（续）

估工具和量表的使用缺乏共享心智模型，导致一线教师评价者之间存在显著差异且面临困难。此次快速评估的结果在加拿大医学教育界得到广泛分享，以帮助修订后续的 CBME/EPAs 实施方案。此外，这种快速评估方法已进一步用于评估加拿大皇家内科医师与外科医师学院在多个学科和机构中 CBME 的实施情况[6]。

框 24.2　在 CBME 中实施 CQI 循环：中国台湾省经验

为推动医疗培训项目朝着基于 EPA 和胜任力的方向发展，中国台湾省各机构及不同专科的领导者采用了逻辑模型。自 2016 年起，他们共同研究问题、达成共识，并设计了实施 CQI 循环的工具和策略。

“世界咖啡屋”研讨会成为应对初期挑战的适宜工具，事实证明，以往教育改革采用的“自上而下”模式已宣告失败，而当前挑战正是该模式失败的挑战。这种创新策略促进了不同观点之间的交流，推动了共享心智模型的发展，并为教师发展提供了宝贵的平台。通过这一合作努力，中国台湾省如今拥有了针对多个毕业后教育项目的全省通用版 EPAs，包括麻醉学（2017 年）、全科医学毕业后教育（2018 年）、急诊医学（2019 年）、耳鼻咽喉 - 头颈外科（2021 年），以及院校医学教育（2024 年）。

此外，为解决与实施质量相关的第二个问题，还设计了专门的评估工具包。引入了胜任力委员会核查表（2019 年）、项目评估委员会核查表（2021 年）和项目评估核查表（2023 年），以增强项目设计与执行的有效性和完整性。

为减轻组建胜任力委员会和项目评估委员会带来的行政负担，并有效实施 CQI 循环，一些机构采用了微软 Power BI，将临床培训电子档案袋平台提供的大量教育数据作为项目质量指标。利用 Power BI 进行数据分析，能够对课程的数量与质量、教师发展、学员表现，以及基于 EPAs 的工作场所评估等方面的反馈进行全面且持续的审查。

框 24.3　资源匮乏条件下的 CQI：阿根廷经验

CQI 往往需要资源支持，而这些资源并非总是易于可及。位于阿根廷门多萨的国立库约大学本科医学项目，在资源有限的情况下实施了质量保障流程。在过去 20 年里，该专业接受了 4 次外部评估，每次都获得了认证。然而，学校对于该专业最后一年强制实践（final mandatory practice，FMP）阶段的评价系统以及预期学习成果产生了担忧。由于资源有限，他们无法组建专门的团队或人员负责 CQI 工作，也没有可用的技术来实现数据的自动收集与处理。因此，每年的 CQI 工作都落在了本就忙碌的教学

（待续）

框 24.3（续）

协调员身上。

在这些限制条件下，既定的 CQI 目标依然是完善胜任力的具体说明，并开发一套能被教师和学生认可的评价系统，以确保其长期的可持续性。在 FMP 主任的果断领导下，4 位主要临床见习阶段的协调员在 CQI 实施过程中发挥了关键作用，同时得到了教育专家和教师发展部门的支持。自 2017 年起（因新冠疫情中断 2 年），开展了 5 个年度的内部质量评价周期，重点围绕目标定义、规划、变革实施、数据收集、分析以及下一学年的目标重新制定。评估数据包括学生的评价结果、通过在线调查和面对面研讨会收集到的导师意见，以及通过问卷调查收集的学生意见。

在每个周期中，基于对上一学年的评估，采取相应措施向 CQI 目标迈进。这种模式让提供评估意见的各方都能够见证变化，并产生主人翁意识。

在这一形成性评估的基础上，结合新一轮外部评估的背景，该校计划于 2025 年推出新的课程设计，采用基于置信决策的 EPAs 评价。

在思考基于 EPA 课程的 PE 和 CQI 时，可能会发现一些挑战，尤其是在开展相关举措所需的时间和资源方面。表 24.2 列出了各机构应当考虑的一些挑战。

表 24.2 基于 EPA 课程的 PE 与 CQI 所面临的特定挑战

关键因素	亟待解决的挑战
资金 / 资源	制定合理的预算（涵盖所有可能的成本，如技术平台、数据分析师费用、支持焦点小组的资金等），将确保有预计数额的资金来完成或支持该项目
专门人员	拥有专门人员或团队（取决于项目规模），将有助于明确职责，并确保有负责人具备执行这些倡议所需的技能与经验
时间期限	规定符合实际情况的时间期限将有助于明确 PE 和 CQI 计划相关工作的责任归属
项目不可持续	必要时，可考虑将计划细分为多个较小的项目或阶段。通过把一项计划拆解为多个小项目，机构能够在逐个推进项目的过程中激发热情与活力，同时还能将每个项目的成果整合到整体计划中
利益相关者的支持	获得各方认同至关重要。要确保利益相关者参与到各项流程中，这样他们才不会抵触相关举措。提供专业发展机会有助于赢得他们的认同
PE 和 CQI 协调一致	要确保 CQI 融入机构的项目规划中，这样机构就能洞察并重视相关成果，进而采取行动
领导力与文化	各机构应确保最高层在各方面给予支持并具备专业知识，如此一来，组织文化便能影响各个层级，而不仅局限于基层
数据采集与可视化	机构可以通过采用有效的数据采集与可视化系统，减轻利益相关者（如临床胜任力委员会整理数据、项目评估委员会以及 CQI 过程相关的行政负担
明确的目的与目标	机构应让利益相关者参与其中，确保共同创建与 EPAs 相关的项目及流程。这不仅能使目标更加清晰明确，还有助于获得利益相关者的认同与支持

结　语

虽然对质量的定义可能具有主观性且不断变化，同时还受众多内外部因素的影响，但它作为推动改进的驱动力以及通过识别和克服所面临的挑战来确保成功的机制，也是至关重要的。机构在制定 CQI 以及 PE 计划时必须深思熟虑，要记住可以综合运用多种工具、方法和流程，并专注于组织的特定需求和目标。这些 CQI 计划应被完全视为课程或评估项目持续发展的一部分，同时也是该体系中担任教师或评估者的教职员工自身持续发展的一部分。

利益冲突

作者声明没有任何利益冲突。

参考文献

1. Yarborough DB, Shulha LM, Hopson RK, Caruthurs FA. *The Program Evaluation Standards*. 3rd ed. Sage Publications; 2011.
2. Frye AW, Hemmer PA. Program evaluation models and related theories: AMEE Guide No. 67. *Med Teach*. 2012;34(5):e288-e299. DOI: https://doi.org/10.3109/01421 59X.2012.668637
3. Adams D. Quality improvement; part 1: instruction and overview. *BJA Education*. 2018;18(3):89–94.
4. Jamieson S. State of the science: Quality improvement of medical curricula—How should we approach it? *Med Educ*. 2023;57(1):49–56. DOI: https://doi.org/10.1111/medu.14912
5. Hedrick JS, Cottrell S, Stark D, et al. A review of continuous quality improvement processes at ten medical schools. *Med Sci Educator*. 2019;29(1):285–290. DOI: https://doi.org/10.1007/s40670-019-00694-5
6. Wong BM, Headrick LA. Application of continuous quality improvement to medical education. *Med Educ*. 2021;55(1):72–81. DOI: https://doi.org/10.1111/medu.14351
7. Bendermacher G, De Grave W, Wolfhagen I, et al. Shaping a culture for continuous quality improvement in undergraduate medical education. *Acad Med*. 2020;95(12):1913–1920. DOI: https://doi.org/10.1097/ACM.0000000000003406
8. Loper AC, Jensen TM, Farley AB, et al. A systematic review of approaches for continuous quality improvement capacity-building. *J Public Health Manag Pract*. 2022;28(2):E354-E361. DOI: https://doi.org/10.1097/PHH.0000000000001412
9. Hall AK, Oswald A, Frank JR, et al. Evaluating competence by design as a large system change initiative: readiness, fidelity, and outcomes. *Perspect Med Educ*. 2024;13(1):95–107. DOI: https://doi.org/10.5334/pme.962
10. Deming WE. *Out of the Crisis*. MIT Press; 2000. Also, see the Deming Institute website at: https://deming.org/explore/pdsa/. Accessed March 5, 2024.
11. Linsenmeyer, M. Curriculum and teacher evaluation. In: Dent J, Harden R, Hunt D, eds. *A Practical Guide for Medical Teachers*. 6th ed. Elsevier; 2021:419–427.
12. Womack JP, Jones DT. *Lean Thinking: Banish Waste and Create Wealth in Your Corporation*. 2nd ed. Free Press; 2003.
13. Smith I, Hicks C, McGovern T. Adapting lean methods to facilitate stakeholder engagement and co-design in healthcare. *BMJ*. 2020;368:m35.

14. Fereday S. *A Guide to Quality Improvement Methods*. Healthcare Quality Improvement Partnership; 2015.
15. Goldie J. AMEE education guide no. 29: evaluating educational programmes. *Med Teach*. 2006;28(3):210–224. DOI: https://doi.org/10.1080/01421590500271282
16. Patton M. *Developmental Evaluation Applying Complexity Concepts to Enhance Innovation and Use*. Guilford Press; 2010.
17. Century J, Rudnick M, Freeman C. A framework for measuring fidelity of implementation: a foundation for shared language and accumulation of knowledge. *Am J Eval*. 2010;31:199–218.
18. Van Melle E, Hall AK, Schumacher DJ, et al. Capturing outcomes of competency-based medical education: the call and the challenge. *Med Teach*. 2021;43(7):794–800. DOI: https://doi.org/10.1080/0142159X.2021.1925640
19. Rudmik L, Drummond M. Health economic evaluation: important principles and methodology. *The Laryngoscope*. 2013;123(6):1341–1347. DOI: https://doi.org/10.1002/lary.23943
20. Gertler PJ, Martinez S, Premand P, Rawlings LB, Vermeersch CM. *Impact Evaluation in Practice*. 2nd ed. World Bank Publications; 2016.
21. Frechtling J. *Logic Modeling Methods in Program Evaluation*. 1st ed. Jossey-Bass/Wiley; 2007.
22. Van Melle E. Using a logic model to assist in the planning, implementation and evaluation of educational programs. *Acad Med*. 2016;91:1464.
23. Kirkpatrick DI. Evaluation of training. In: Craig R, Mittel I, eds. *Training and Development Handbook*. McGraw Hill; 1967:87–112.
24. ten Cate O, Snell L, Carraccio C. Medical competence: The interplay between individual ability and the health care environment. *Med Teach*. 2010;32(3):669–675. DOI: https://doi.org/10.3109/0142159X.2010.500897
25. Gold M, Helms D, Guterman S. The Commonwealth Fund. Identifying, monitoring, and assessing promising innovations: Using evaluation to support rapid-cycle change. https://www.commonwealthfund.org/publications/issue-briefs/2011/jun/identifying-monitoring-and-assessing-promising-innovations-using. Published June 16, 2011. Accessed March 5, 2024.
26. Hall AK, Rich J, Dagnone JD, et al. It's a marathon, not a sprint: rapid evaluation of competency-based medical education program implementation. *Acad Med*. 2020;95(5):786–793.
27. Wong G, Greenhalgh T, Westhorp G, Pawson R. Realist methods in medical education research: what are they and what can they contribute? *Med Educ*. 2012;46:89–96. DOI: https://doi.org/10.1111/j.1365-2923.2011.04045.x
28. Graham AC, McAleer S. An overview of realist evaluation for simulation-based education. *Adv Simul*. 2018;3(13). DOI: https://doi.org/10.1186/s41077-018-0073-6
29. Stufflebeam DL, Shinkfield A. *Evaluation Theory, Models, & Applications*. Jossey Bass/John Wiley & Sons, Inc.; 2007.
30. Barber C, van der Vleuten C, Leppink J, Chahine S. Social accountability frameworks and their implications for medical education and program evaluation: a narrative review. *Acad Med*. 2020;95(12):1945–1954. DOI: https://doi.org/10.1097/ACM.0000000000003731
31. Stufflebeam DL. The CIPP model for evaluation. In: Kellghan T, Stufflebeam DL, eds. *International Handbook of Educational Evaluation*. Springer, Kluwer; 2003.
32. Frank JR, Karpinski J, Sherbino J, et al. Competence by design: a transformational national model of time-variable competency-based postgraduate medical education. *Perspect Med Educ*. 2024;13(1): in press.
33. Van Melle E, Frank JR, Holmboe ES, Dagnone D, Stockley D, Sherbino J; International competency-based medical education collaborators. A core components framework for evaluating implementation of competency-based medical education programs. *Acad Med*. 2019;94(7):1002–1009. DOI: https://doi.org/10.1097/ACM.0000000000002743

第 25 章

支持基于 EPA 教育发展的资源

翻译：张勿扬　校对：李亚平　袁勇翔

本书的一个主要目的是助力教育工作者开发和实施基于 EPA 的教育。这一想法源于自 2018 年起每年多次举办的一门国际课程。该课程大量采用配有表单和其他资源材料的练习的互动式工作坊。本章为教育工作者、学者和师资培训人员提供该课程中的特定资源。此外，还纳入了其他实用工具和参考文献。

在本章中，我们提供以下资源和信息汇总：

- EPA 相关术语词汇表
- 助力教师依据 EPA 框架及基于工作场所的评价，实现教师发展的在线资源
- 2005—2023 年发表的关于 EPAs 及相关概念的大部分文献参考书目
- 用于教师发展工作坊练习的工具及使用说明
- 用于评估 EPAs 适用性效度的 EQual 评价量表

EPA 相关术语词汇表

本书使用了许多特定的，或直接关联基于 EPA 教育的术语。我们将其纳入了该术语表，以帮助可能不熟悉这些术语的读者。然而需要注意的是，即使在本书内，不同作者团队以及不同章节中术语的使用方式有时也会略有差异。在以下概述中，我们给出一个定义，可作为理解和描述 EPA 的起点，用于课程开发与实施、评价、学术研究等方面。我们并不主张这些是唯一准确无误的定义，甚至也不觉得所有定义皆是最为理想的。除了表格下方列出的参考文献外，还针对相关内容给出了进一步阐释，对其中的细微差别也做了详细说明。

表 25.1　与置信职业行为及置信决策相关的术语词汇

临时性置信决策（ad hoc entrustment decision）	因时因地制宜的置信决策，其依据包括对学员执行某项任务的可信度评估、对所处情境风险的预估、待办工作的紧迫性，以及此刻该任务对于这名学员的适合程度。这些决策不一定会成为未来类似决策的先例

本章引用格式：

ten Cate O，Burch VC，Chen HC，Chou FC，Hennus MP.（Eds）. *Entrustable Professional Activities and Entrustment Decision-Making in Health Professions Education*，Chapter 25，pp. 303-314.［2024］London：Ubiquity Press. DOI：https：//doi.org/10.5334/bdc.y

续表

核心置信职业行为（core EPAs）	所有学员要顺利完成一个培训项目就必须掌握的所有“置信职业行为”（该术语指美国医学院校协会提出的院校医学教育“置信职业行为”[1]）
胜任力导向教育（competency-based education，CBE）	一种基于结果的方法，用于医学教育项目的设计、实施、评价与评估，该方法采用以胜任力为架构的组织框架。CBE-HPE 将此与所有卫生专业联系起来；胜任力导向医学教育（CBME）和胜任力导向兽医教育（CBVE）分别是医学和兽医学基于胜任力教育的英文缩写，其他专业可能会使用类似的不同缩写
能力领域（domains of competence）	一个职业所具备的广泛能力范围，这些能力共同构成了该职业的通用描述性能力框架。比如美国毕业后医学教育认证委员会（ACGME）提出的 6 个领域框架[2]，还有加拿大专科医师培训指南模型（CanMEDS）所阐述的 7 种角色[3]
德雷福斯（Dreyfus）阶段	德雷福斯和德雷福斯提出的技能习得的五个阶段：新手—高级新手—胜任—精通—专家，有时候还会加上“大师”阶段
选修 EPAs（elective EPAs）	除了适用于所有毕业生的核心 EPAs 之外，学员还可以选择的其他 EPAs。这些 EPAs 可以用来补充他们个人的 EPA 档案袋，从而在毕业时为他们提供特定的简介
置信决策（entrustment decision）	在教育背景下，置信决策指的是在特定督导级别下，做出信任学员能够执行关键职业任务或其职责的决策
基于置信的讨论（entrustment-based discussion，EBD）	EBD 指的是发生在督导者与学员之间 10 ～ 20 分钟的对话。谈话聚焦于对风险的评价，该风险源自预期要做出的置信决策。它可以在完成一项 EPA 之后即刻进行，也可以在即将执行行为之前进行。这场谈话旨在确认学员对行为及其相关风险有全面的理解，并通过“如果…… 你会怎么做？”这类问题，对学员于陌生情境中付诸行动的准备状态进行评价[5]
置信决定（entrustment determination）	当由于某些原因（如法律原因）无法就临床任务做出实际的置信决策时，有时会用“置信决定”这一说法作为替代。这就好比“我们会信任”与“我们本会信任（…… 如果可以的话）”之间的区别[6]。采用置信决定而非置信决策，会降低 EPAs 的效力
置信职业行为（entrustable professional activity，EPA）	EPA 指的是职业实践单元或学科（专业、专科或亚专科）基本任务。一旦证明学员具备足以胜任的能力，且各方面准备妥当，即信任他们能够在无需直接督导的情况下执行该项任务。由于 EPAs 反映的是专业实践，所以它们不是为了教育目的而设立的，而是教育要围绕 EPAs 来开展
可置信的（entrustable）	这是在描述一种行为的属性，该属性使得该行为适合被委托给某个人。需要注意的是，“可置信的”一词不适用于形容“人”[7]
置信 - 督导量表（entrustment-supervision scale）	督导级别反映了责任与置信程度的逐步提升以及督导程度的逐渐减弱。最初提议的级别范围是 1 ～ 5，但也有人提出了几种变体，通常在这些级别之间划分得更为细致。这些级别构成了一种量表，被称为置信 - 督导量表（ES 量表）[8]。另见督导级别（supervision level）
基于证据的信任（grounded trust）	建立在与学员长期的接触经验，以及充分的观察之上所形成的基本信任。这种信任能促使专家（教育团队或临床胜任力委员会）达成一致的判断[9]
初始信任（initial trust）	初始信任是基于第一印象的信任，有时也被称为“快速信任”或“浅薄信任”[9]

续表

EPAs 的逻辑（logic of EPAs）	在框架中对 EPAs 进行的分类。分类时，人们使用了多种不同逻辑。例如，操作性 EPAs，以及基于疾病种类、所涉服务、功能，乃至这些因素的组合，界定出与之相关的各类 EPA[10]
微评价（micro-assessment）	对一项 EPA、嵌套 EPA 或 EPA 的一部分所进行的简要评价，这种评价方法最早应用于外科手术场景，其实施过程贯穿术前、术中和术后三个阶段，每次评估时长介于 45 ～ 90 秒[11]
嵌套 EPA（nested EPA）	符合 EPA 定义的小型职业实践单元，它是更多内涵 EPA 的一部分，将在后续阶段培训[12]
推定信任（presumptive trust）	单纯建立在资历之上的信任模式。在此情形下，学员与信任授予方之间不存在任何事先的互动交流。学员所凭借的既往资历，涵盖了文凭、学员获取学位的大学所享有的声誉，以及推荐信等多种形式[9]
前瞻性与回顾性评价方法（prospective and retrospective assessment approaches）	大多数基于工作场所的评价是回顾性的，即对所观察到的情况进行报告（如“该学生表现良好”）。而前瞻性评价方法则着眼于未来［如“该学生目前已（或尚未）做好接受间接督导的准备”］[13]
置信的准备度（readiness for entrustment）	准备度是“可信度”的另一种表述（且更为常用），用于描述已达到能力标准、能够执行某项 EPA 的学习者
影响置信决策的“A RICH”因素	包括主动（agency）、可靠（reliability）、诚信（integrity）、能力（capability）和谦逊（humility），以上是基于相关文献进行归纳总结后，提炼出的学员身上的 5 个特征，或者说是特征类别。这些特征使做出“充分周全的”（a rich）置信决策成为可能[14]
被遮蔽的独立性（shaded independence）	描绘的是住院医师达到的一种特定状态，即住院医师能够掌握职业的核心内容和广泛领域，在培训期间能被完全信任在无督导下工作[15]
责任授予声明（state of award responsibility，STAR）	是一种终结性置信决策，通常用于确认学员已具备无督导执行特定 EPA 的资格[16]
终结性置信决策（summative entrustment decision）	由教育项目主任或临床胜任力委员会基于充分观察及评估后做出的置信决策。给予学员认证（STAR），以及赋予学员在特定督导级别下执行特定 EPA 的特定权限
督导（在医学教育领域）（supervision）	从负责任的视角出发，通过观察并指导学员执行任务或行为，为在医疗保健中有效地学习与工作提供引导和支持，确保他们准确且安全地完成[17]

续表

督导级别（1 ~ 5）（supervision level）	临床教师需要对学员临床行为所承担或假定应承担的责任程度，通常以学员的责任等级来表述。在最初的 5 级量表中，学员可能处于以下状态：①仅能观摩；②在直接督导下行动；③在间接督导下行动；④无督导行动；⑤作为低年级学习者的督导者[12] 需要注意的是，只要学员还处于培训阶段，最为关键的第 4 级仍然包含正式的“远程督导”（也称为“临床监督”），直至正式获得专科认证。这也意味着，在极少数情况下，授予的 STAR 4 级仍可能被撤回
一项 EPA 的能力阈值（threshold of competence for an EPA）	学员发展过程中的一个阶段，学员通过首次终结性置信，允许在无督导下执行一项 EPA
跨学科 EPAs（transdisciplinary EPA）	一项可在不同学科或专业领域通用的 EPA。该 EPA 可以被特定专业领域、职业或学科详细阐述、确立与清晰界定，同时也可被一个或多个其他学科或职业所采用。它也可能是一种新确定的、广泛适用的行为，适用于多个相关专业领域[18]
用于支持置信决策的 WBA 信息来源	
1．直接观察	在真实临床环境中的自然患者照护行为过程，对学员展开针对性观察，通常为 10 ~ 20 分钟，随后进行几分钟的针对性反馈
2．对话	与学员进行 5 ~ 20 分钟的一对一讨论，以探究其知识以及理解、推理和（或）决策能力
3．纵向观察	随着时间推移，与学员自然接触的合作者及其他人（包括患者）对学员进行的自然的、非预先安排的观察
4．成果评估	通过学员的产出对其进行评价，即患者照护工作的成果，无需学员本人在场（例如，评估可借鉴电子病历中的出院小结，或口腔科培训中制作的牙冠）

支持基于 EPA 框架和 WBA 教师发展的在线资源

互联网上有大量关于解释和指导 EPAs 和基于工作场所评价的视频片段，其来源极为广泛，源自大学到会议报告，乃至商业资源。以下概述列举了推荐用于教师发展的资源。这些资源由 2020—2023 年国际在线课程《置信职业行为的内涵与外延》（Ins and Outs of Entrustable Professional Activities）的组织者收集整理，是对第 23 章所提供资源的补充。

表 25.2　支持基于 EPA 框架和 WBA 教师发展的在线资源

来源	EPAs 解释	分钟
荷兰医学专家联合会	基于 EPA 的毕业后培训时间个性化调整方法	3'01
加拿大皇家内科医师与外科医师学院	解释置信和 EPAs 的概念，以及它们在住院医师培训中的应用	5'11
爱尔兰实习项目	提供新 EPA 框架的概述，解释项目变革的基本原理及其对实习生与督导者的意义	3'30

续表

来源	EPAs 解释	分钟
荷兰毕业后护理学的 CZO-Flex 等级	荷兰基于工作场所评价的全国性 EPA 项目：解读护士与医疗助理的督导级别及灵活职业发展机遇	2'09
澳大利亚皇家医师学会	提供 EPAs 概述及其在澳大利亚的应用情况	7'35
美国精神病学住院医师培训主任协会	提供 5 个视频，阐述 EPAs 的历史背景、向 CBME 转变的原理与过程、EPAs 的定义，以及 EPAs 和胜任力与里程碑之间的关联	7'02
澳大利亚药剂师协会	解释 EPAs 及它们对药学专业实习生培训的支持	8'47
西班牙 Flamingo 医学教育机构	通过实例解释 EPAs，并阐述 CanMEDS 和 ACGME 的胜任力框架	5'24
女王大学	解释用于评估 EPAs 质量的 EQual 评价量表	17'40
瑞士医院	提供 3 段视频，解释 EPAs 及其评价（Chur、Laufenberg、Locarno）	8'24 8'48 7'57
来源	**特定情境中的 EPAs**	**分钟**
爱尔兰实习项目	描述针对实习阶段的 7 项 EPAs	3'30
HPC 药学团体	描述医院安宁疗护（hospital palliative care，HPC）药学教育中 EPAs 的概念	4'07
多伦多大学毕业后医学教育	内科 EPAs	3'28
多伦多大学毕业后医学教育	解剖病理学 EPAs	4'09
多伦多大学毕业后医学教育	普通内科 EPAs	4'07
多伦多大学毕业后医学教育	精神病学 EPAs	3'59
多伦多大学毕业后医学教育	麻醉学 EPAs	3'47
多伦多大学毕业后医学教育	急诊医学 EPAs	4'59
来源	**EPA 框架内基于工作场所的评价**	**分钟**
美国儿科学会	解释 E/CCCS 决策过程	3'18
瑞士肾脏病学会	阐述借助 prEPAred 移动应用软件开展的基于 EPA 的评价方式	14'57
荷兰毕业后医学教育联盟	解释团队中的置信决策过程	3'35
荷兰 CZO-Flex 等级项目	阐释毕业后护理教育中，如何开展基于工作场所的评价，以及采用督导级别做出置信决策	3'03
荷兰毕业后医学教育培训	从学员角度解释终结性置信决策	2'54
荷兰毕业后医学教育培训	解释儿科培训中的终结性置信决策	9'05
瑞士	解释如何使用已准备就绪的移动应用程序	4'14
爱尔兰实习项目	解释如何进行直接观察，开展反馈交流并记录结果	2'40
爱尔兰实习项目	演示如何对一项操作进行直接观察，并依据督导级别给予反馈	6'12
爱尔兰实习项目	演示如何对一项临床任务进行直接观察，并根据督导等级给予反馈	6'11
爱尔兰实习项目	阐释如何开展基于病例的讨论，开展反馈交流并记录结果	2'38
爱尔兰实习项目	展示如何有效地开展基于病例的讨论，开展反馈交流并记录结果	8'01

续表

来源	EPAs 解释	分钟
爱尔兰实习项目	用动画讲解了如何进行病例汇报，开展反馈交流并记录结果	2'40
爱尔兰实习项目	用视频展示了如何进行病例汇报，并依据督导级别给予反馈	6'02
奈梅亨拉德堡德大学	列举荷兰口腔科 EPAs 示例	3'07
美国兽医医学院校协会	该网站包含多种胜任力导向兽医教育的视频及其他资源（包括 EPAs 相关内容）	—

注：以上内容可在 YouTube 网站搜索。

表 25.3 2024 年国际在线课程《EPAs 的内涵与外延》中所用视频片段

YouTube 视频名称	分钟
1．CBME 和 EPAs 的介绍	15
2． 督导与置信	14
3．EPAs 前沿话题（第一部分）	16
4．EPAs 前沿话题（第二部分）	15
5．EPA 完整描述中的 8 项组成部分	19
6． 为项目构建合理的 EPAs 框架	15
7． 院校医学教育课程开发	11
8． 毕业后医学教育课程开发	13
9． 置信决策的影响因素	13
10． 基于工作场所的评价与 EPAs	14
11． 基于置信的讨论	11
12．EPAs 相关的电子档案袋与移动应用程序	15
13． 团队中的终结性置信决策	17
14． 基于 EPA 教育的教师发展（第一部分）	15
15． 基于 EPA 教育的教师发展（第二部分）	15
补充：EQual 评价量表的使用说明	18

关于 EPAs 及相关概念的大部分文献书目

本节旨在综合介绍相关内容，但这并不代表对所涉文章予以推荐或认同其内容。仅是在 PubMed 数据库中，针对标题或摘要里含有“可置信的”（entrustable）或“置信决策”（entrustment decision）的文章进行检索后，对这些出版物所做的分类整理。需要指出的是，这种方式存在一定局限性。更详尽的系统检索可能会发现更多期刊出版物。同时，大量灰色文献并未被纳入其中。若想获取更多信息，可将出版物标题复制粘贴到搜索引擎（如谷歌学术）中，以查找相应摘要或全文。需特别注意，由于文章是人工分类，不同类别之间可能存在重复情况。

- 概论与介绍性文本
- 文献综述
- 辨识、定义及验证 EPAs
- 医学院校及实习阶段的 EPAs
- 评价、置信决策与反馈
- 置信 - 督导量表及其效度
- 临床胜任力委员会
- EPAs 与胜任力及里程碑的比较
- EPAs、技术、档案袋、应用程序及人工智能
- 督导与自主性
- 置信的一般层面及理论层面
- 时间可变性
- 向见习、住院医师培训、执业、持续专业发展阶段的过渡
- 课程开发；EPA 的实施
- CBME 与 EPA 术语
- 学习者视角
- 争议与讨论
- 教师发展
- EPAs 与跨专业教育
- 医学学科的 EPAs（按专科分类）
- 其他卫生专业的 EPAs（按职业分类）
- 详细阐述的特定 EPAs
- 非医疗保健学科的 EPAs

教师发展工作坊练习工具与指导说明

本节提供了一系列适用于教师发展活动的工具，旨在助力 EPAs 的开发与实施。尽管这些活动与国际在线课程《EPAs 的内涵与外延》中所开展的活动类型相似，然而，它们的顺利实施离不开经验丰富的引导者以及全身心投入的参与群体。对于已参加过该课程的人员，我们特此提供这些材料。在知识共享署名 - 非商业性使用 - 相同方式共享（CC BY-NC-SA）的许可条件下（使用者需明确标注创作者，材料仅限用于非商业用途，且若进行改编，改编后的内容也需遵循相同的许可条件），他们可利用这些材料开展本地的教师发展工作。

若想明晰这些工作坊材料的使用方式，简要回顾该国际课程的内容会大有裨益。该课程包含 8 个模块，分为 4 个部分：①基本概念；②课程开发；③评价与置信决策；④通过同行咨询推动教师发展并为教师提供支持。

确认准备度的测试问题

这里提供了一系列关于 EPAs 及相关概念的单项选择题。这些题目在国际课程中被反复

应用，每一次都能成功激发小组讨论。在讨论时，参与者会深入阐释选择最佳答案的缘由，针对选择题的干扰项，往往还会展开激烈的争辩。需要特别留意的是，这些题目为自愿作答，其核心目的在于在工作坊参与者之间引发上述类型的讨论，而非对单个参与者进行评价或评估。请在参加工作坊之前完成这些测试题。

这些题目可以作为第 25 章附录下载，其中包含了基本概念（16 道）、课程开发（10 道）以及评估 / 置信的准备度确认（10 道）测试题。

工作坊练习：EPAs 101

这项时长 30 分钟的练习以小组（4 ~ 6 人）形式开展，要求参与者依次从以下列表中选取一个概念进行定义或解释；随后其他参与者可对给出的定义或解释进行补充。作为参考，本章的术语表可用于支持并拓展此项练习。

1．你能否用一句话定义“EPA”吗?
2．CBME 的目的是什么？为什么 EPAs 有助于实现这一目的?
3．你能否列出一项 EPA 具有的至少 5 个特点?
4．胜任力（competencies）与 EPAs 之间的区别是什么?
5．临时性置信决策和终结性置信决策有何不同?
6．常用的督导级别有哪些?
7．什么是 STAR ?
8．为什么置信能够扩展米勒金字塔中的“实践”（do）层面?

工作坊练习：教师会议讨论

这项时长 30 分钟的练习以小组形式开展（每组 4 ~ 6 人），将每个小组再分成两队：A 队（由 2 ~ 3 人扮演持批评态度的教师）；B 队（由 2 ~ 3 人扮演 EPA 实施委员会成员）。委员会需要对 3 位持批评态度的教师提出的 3 个典型问题做出回应。

- “胜任力导向教育不过是一阵风。临床医生不能被简单归结为各项胜任力和子胜任力。评价知识和技能就已经够难的了，而且我担心转向基于胜任力的教育以及推行 EPAs 会培养出知识基础更薄弱的毕业生。”
- “你们定义的胜任力导向教育没有固定时长。我们究竟该如何适应这一点呢？”
- “我们专科列出了一份学员应该学习的疾病清单。难道我们不能直接把它们重新标记为 EPAs 吗？”

工作坊可分为 2 个单元，每个单元持续 15 分钟。15 分钟后，两队交换角色。

工作坊练习：运用名义小组技术创建一个 EPA 框架

对大多数参与者而言，直观易懂且不受专业和职业限制的 EPA 开发领域是“育儿”，也就是养育婴儿的日常任务。这个 20 分钟的工作坊练习以小组（4 ~ 6 人）为单位进行，采用改良后的名义小组技术（NGT）。NGT 分为四个阶段：

1．每个人在约 5 分钟内，安静地、尽可能多地列出与育儿相关的事项（任务）。

2．参与者依次围坐桌边（或在屏幕上）逐一发言，每次仅允许一位参与者在小组清单中新增一项内容，这期间其他参与者不得干涉。如此循环轮转，直至轮转一圈后，再无新内容可添加。

3．参与者共同协作，对清单上的事项进行合并与拆分，梳理并明确这份清单。

4．参与者通过投票对清单上的事项进行优先级排序。

工作坊练习：详细阐述一项 EPA

这是一项面向小组（每组 4 ～ 6 人）的 20 分钟练习。小组需确定一个 EPA 的标题，然后使用源自《AMEE 第 140 号指南》[a] 的模板来详细阐述该 EPA。

这项练习可与"运用名义小组技术创建一个 EPA 框架"的工作坊练习相结合，在结合模式下，当名义小组技术流程结束后，从所提出的高优先级推荐 EPAs 中选取一个进行详细阐述。

工作坊练习：基于 EPAs 的课程开发

基于 EPAs 的课程开发，是教师发展的重要议题。课程开发通常需要很长时间，短则数月，长则数年。因此，一场简短的工作坊只能略微涉及开发教育项目这一主题的冰山一角。

这项 45 分钟的练习，重点是在一个 4 ～ 6 人的小组内展开讨论，探讨如何通过教育（教学与评价），让学员在间接督导或无督导的情况下，能够做好执行某项 EPA 任务的准备。该练习采用了 5 个 EPA 示例，均有详细说明：

- 获取知情同意
- 以口头及书面报告的形式记录临床接诊
- 患者交接
- 虚拟病人咨询
- 健康促进与预防保健

该工作坊提供了一份工作单，其中包含一份空白表格，分为 3 列（临床前教育、临床教育、毕业后教育）和 4 行（各阶段所需督导级别、教学内容、教学方法以及评价方法）。可在这 12 个单元格中填写针对某一项 EPA 的课程建议；每个平行小组可从 5 个示例中选取不同的 EPA 进行讨论。

工作坊练习：基于置信的讨论（EBD）

EBD 是一段 10 ～ 20 分钟的对话，重点是在预期做出置信决策时进行风险评价，评价可选择在完成一项 EPA 之后，或即将开展某项活动之前。这段对话会考查学员是否充分理

---

a ten Cate O，Taylor D. The recommended description of an entrustable professional activity，AMEE guide 140. Med Teach. 2021；43（10）：1106-1114.

解该行为及其相关风险，并通过“如果……你会怎么做”这类问题，评价学员在不熟悉的情况下采取行动的准备度。

此练习是为广泛受众而设计，因此采用了日常生活中私人场景下的置信示例（比如，请邻居家孩子帮忙照看自己的孩子，或者请邻居家持有受限驾照的青少年去机场接自己的母亲）。

工作坊练习：临床胜任力委员会会议

临床胜任力委员会负责评估学员，以就其准备度和是否允许在仅有远程督导的情况下执行 EPAs 做出终结性决策。在这个 20 分钟的小组练习中，参与者将扮演委员会成员（5 ~ 6 人）。练习前，会分发 5 ~ 6 个角色介绍（每个角色的介绍不足半页纸），每个角色仅由承担该角色的参与者阅读。所有参与者都要查看同一份学员档案的摘要。这份档案中的住院医师选择了“4 级”终结性置信决策，并附带一份 STAR 报告，表明其准备开始在无督导状态下进行实践操作。在接下来 15 分钟的讨论环节，由一名扮演委员会主席的参与者主持，委员会成员不仅要仔细查阅档案，还要结合自身经验，对该学员的情况进行审议，最终必须做出决策。

工作坊练习：针对特定目标群体的教师发展

这项 30 分钟的练习旨在详细阐述不同利益相关者群体（领导者、一线临床教师、学员、临床胜任力委员会成员、倡导者）在教师发展、培训与指导方面的不同需求、目标、实践方式以及所需资源。参与者将分成 4 ~ 6 人的小组，每个小组负责处理一个目标群体，如果时间充裕，还可以处理第二个目标群体。

工作坊练习：3 人小组同伴咨询[b]

这项 45 分钟的练习要求每位参与者提前准备一个亟待咨询的个人问题。该问题应与 EPAs、置信决策或胜任力导向教育相关。全体人员分成 3 人小组，并分 3 轮进行咨询活动。在每一轮中，一名参与者充当“客户”，提出一个紧迫的问题，并以结构化的形式接受同伴咨询。

EQual 评价量表：用于评估 EPAs 的适用性效度

借助 Microsoft Excel 创建的 EQual 评价量表[c]，为 EPA 开发团队评估单项 EPA 的构建质量，提供了一种可用资源。第 11 章详细描述了如何应用该工具。这个可下载资源包括 14

---

b 这个练习是从 Liberating Structures 网站衍出而来，网址为 https：//www.liberatingstruc tures.com/8-troika-consulting/.

c Taylor DR，Park YS，Egan R，et al. EQual，a novel rubric to evaluate entrustable professional activities for quality and structure. Acad Med. 2017 Nov；92：11：S110-117.

个关于 EPA 的质量问题，每个问题均采用 5 分制评级，并解释了锚定值。它能计算出总分以及评价量表每部分的得分，还会突出显示用户提供评论的情况。该工具还可以适配调查软件，为数据分析提供更多选项。图 25.1 展示了该工具的一个片段。

修订版 EQual 评价量表，用于衡量 EPA 描述的质量（Taylor et al Acad Med. 2017；92：S110-7）。
需要为每项 EPA 的每个项目填入 1 ～ 5 分的分值

EPA 标题		
1. 该 EPA 有明确定义的起点和终点	1	1 行为的起点与终点均未明确定义 3 明确定义起点或终点，但并非两者都有明确定义 5 明确定义了起点和终点
2. 该 EPA 可以独立执行，以实现确定的临床结局	1	1 通常依赖多个其他相关任务 / 行为 2 通常依赖另外一个相关任务 / 行为 3 能够独立执行，但通常依赖其他任务 / 行为来实现其临床结果 4 通常独立执行，但偶尔依赖其他任务 / 行为来实现其临床结果 5 独立于其他任务 / 行为来实现其临床结果
3. 该 EPA 是具体且有针对性的	1	1 描述出宽泛的总体实践领域或能力领域 2 服务于广泛目的的一般性工作类别 3 服务于明确且有针对性目的的一般性工作类别 4 包含几个紧密相关的工作单元，服务于一个共同、明确且有针对性的目的 5 服务于明确且有针对性目的的具体工作
4. 该 EPA 的过程可观察	1	1 该行为无法被观察或监测 2 行为的部分内容能够被监测，但只能间接进行 3 行为的某些部分可以被直接观察到 4 行为的大部分能够被直接观察到，但并非整个行为都能如此 5 该行为从始至终的各个方面都能被观察到
5. 该 EPA 的结果可测量	1	1 工作成果无法被描述或测量 2 工作成果的某些方面可以通过间接评价推断出来，但无法直接测量 3 工作成果可以推断，但不能直接描述或测量 4 工作成果大部分可以直接描述和（或）测量 5 工作成果可以完全直接描述和（或）测量
6. 该框架中，EPA 明显区别于其他 EPA	1	1 无法与一个或多个其他 EPAs 有意义地区分 2 与一个或多个其他 EPAs 有明显的相似性或重叠 3 与框架内的其他 EPAs 有相似之处，但也有一些明显的区别特征 4 与框架内的一个或多个 EPAs 有一定相似性，但存在明显且重要的区别特征

总分
14,00

平均分
1,00（建议标准分＞4.0）

EPAs 作为离散工作单元的得分
1,00（条目 1 ～ 6）

可置信的、必要的和重要的职业任务得分
1,00（条目 7 ～ 10）

EPAs 的课程角色得分
1,00（条目 11 ～ 14）

下方是否附带评论？
否

表格是否填写完整？
是

图 25.1　EQual 评价量表的 Excel（部分）

第 25 章附录

参考文献

1. Englander R, Flynn T, Call S, et al. Toward defining the foundation of the MD degree: core entrustable professional activities for entering residency. *Acad Med*. 2016;91(10):1352–1358. DOI: https://doi.org/10.1097/ACM.0000000000001204
2. Englander R, Cameron T, Ballard AJ, Dodge J, Bull J, Aschenbrener CA. Toward a common taxonomy of competency domains for the health professions and competencies for physicians.

Acad Med. 2013;88(8):1088–1094. DOI: https://doi.org/10.1097/ACM.0b013e31829a3b2b
3. Sherbino J, Frank JR, Flynn L, Snell L. 'Intrinsic roles' rather than 'armour': renaming the 'non-medical expert roles' of the CanMEDS framework to match their intent. *Adv Health Sci Educ Theory Pract.* 2011;16(5):695–697. DOI: https://doi.org/10.1007/s10459-011-9318-z
4. Dreyfus SE. The five-stage model of adult skill acquisition. *Bull Sci Technol Soc.* 2004;24(3): 177–181. DOI: https://doi.org/10.1177/0270467604264992
5. ten Cate O, Hoff RG. From case-based to entrustment-based discussions. *Clin Teach.* 2017;14(6):385–389. DOI: https://doi.org/10.1111/tct.12710
6. ten Cate O, Jarrett JB. Would I trust or will I trust? The gap between entrustment determinations and entrustment decisions for trainees in pharmacy and other health professions. *Pharmacy (Basel).* 2023;11(3). DOI: https://doi.org/10.3390/pharmacy11030107
7. ten Cate O. When I say … entrustability. *Med Educ.* 2020;54(2):103–104. DOI: https://doi.org/10.1111/medu.14005
8. ten Cate O, Schwartz A, Chen HC. Assessing trainees and making entrustment decisions: on the nature and use of entrustment-supervision scales. *Acad Med.* 2020;95(11):1662–1669. DOI: https://doi.org/10.1097/ACM.0000000000003427
9. ten Cate O, Hart D, Ankel F, et al. Entrustment decision making in clinical training. *Acad Med.* 2016;91(2):191–198. DOI: https://doi.org/10.1097/ACM.0000000000001044
10. Hennus MP, van Dam M, Gauthier S, Taylor DR, ten Cate O. The logic behind entrustable professional activity frameworks: a scoping review of the literature. *Med Educ.* 2022;56(9): 881–891. DOI: https://doi.org/10.1111/medu.14806
11. Montgomery KB, Mellinger JD, McLeod MC, et al. Decision-making confidence of clinical competency committees for entrustable professional activities. *JAMA Surg.* May 8, 2024. DOI: https://doi.org/10.1001/jamasurg.2024.0809
12. ten Cate O, Chen HC, Hoff RG, Peters H, Bok H, van der Schaaf M. Curriculum development for the workplace using entrustable professional activities (EPAs): AMEE guide no. 99. *Med Teach.* 2015;37(11):983–1002. DOI: https://doi.org/10.3109/0142159X.2015.1060308
13. Schumacher DJ, Michelson C, Winn AS, Turner DA, Martini A, Kinnear B. A realist synthesis of prospective entrustment decision making by entrustment or clinical competency committees. *Med Educ.* December 13, 2023. DOI: https://doi.org/10.1111/medu.15296
14. ten Cate O, Chen HC. The ingredients of a rich entrustment decision. *Med Teach.* 2020;42(12):1413–1420. DOI: https://doi.org/10.1080/0142159X.2020.1817348
15. Goldhamer MEJ, Pusic MV, Nadel ES, Co JPT, Weinstein DF. Promotion in place: a model for competency-based, time-variable graduate medical education. *Acad Med.* 2024;99(5): 518–523. DOI: https://doi.org/10.1097/ACM.0000000000005652
16. ten Cate O, Scheele F. Competency-based postgraduate training: can we bridge the gap between theory and clinical practice? *Acad Med.* 2007;82(6):542–547. DOI: https://doi.org/10.1097/ACM.0b013e31805559c7
17. ten Cate O. Supervision and entrustment in clinical training: protecting patients, protecting trainees. WebM&M Case Studies. https://psnet.ahrq.gov/webmm/case/461. November 9, 2018:1.
18. Pool I, Hofstra S, van der Horst M, ten Cate O. Transdisciplinary entrustable professional activities. *Med Teach.* 2023;45(9):1019–1024. DOI: https://doi.org/10.1080/0142159X.2023.2170778

主译跋

胜任力导向医学教育已经成为我国医学教育改革的核心方向。回首近半个世纪的胜任力演进之路，其概念仍在不断具象化的过程中。十余年前，北京大学第一医院在时任教学副院长李海潮教授的前瞻带领下，率先引入了加拿大皇家内科和外科医师学院的CanMEDS模型，从培养结果的视角，将胜任力转化为不同的角色予以实践，我院得以成为国内最先践行国际医学胜任力模型的机构。这一模型无疑有助于临床教师的理解与应用，但是当时笔者作为一名临床医师，对于胜任力从理念理解上依然懵懵懂懂，总感觉隔着层纱，从实践上也有些无从下手。现在身为大外科教研室主任，常常需要给当初的“我们”进行胜任力培训，即使讲台上可以侃侃而谈各种模型和理论，但实践中仍会有些许无力感。

大约在2017年，我院时任大外科教学主任李岩老师在院内首次提到了置信职业行为（EPAs）的理念，笔者当时眼前一亮，能够借助EPAs如此简单明了地将胜任力阐释清楚，终于不用大费周章地向其他人传输一个自己尚且不甚明晰的概念了。很快，由全国医学教育发展中心担任学术指导的医学教育理论与实践系列丛书的经典著作中或多或少都提到了EPAs，但仍略感不过瘾，又携手乐于此业的小伙伴们将EPAs理念介绍给国内医学教育同仁，在将这一全球化的概念本土化的过程中，王维民主任给予了大量的指导和帮助。同时借助“北大医学”的平台力量，参考国外权威文献，制定出国内通用的住院医师核心EPAs指标和与此对应的里程碑。

历经实践的磨练和时间的检验，从最开始的“无知无畏”，到教学过程中遇到的诸多挑战，到愈发觉得EPAs理念“简约而不简单”——例如为什么EPAs具有胜任力特征？很多临床教师的第一感觉是，当学生的时候我们就学这些临床行为，熬成了老师，不过是教同样的临床行为，为什么却说它是胜任力导向的教育？——这时就不得不感叹ten Cate教授的慧眼识珠，将临床实践中的日常赋权决定，从潜意识过程转化为显性理论，并赋予临床行为以明确的胜任力，使之具备了胜任力属性，这无疑大大提高了胜任力导向教育的实践可行性。其实对于国人来说，可能不难理解俗语所讲的“做事先做人”，胜任力其实就是“人”，而EPAs就是那个“事”。当然这个比喻可能不甚贴切，但是二者关系大体如此，胜任力是EPAs的基础，EPAs是胜任力的表征，这也是《左传》中“皮之不存，毛将焉附”的现实版解读。

如同SARS之后限缩了医学生的实践空间，新冠病毒感染疫情之后，同样改变了临床教学，如何实现临床教学与患者安全之间的平衡（如原著中所述的“sweet spot”），显然是国内外共同面对的难题。吕兆丰校长曾多次耳提面命，在临床实习中应用 EPAs 需要谨慎，本书作者专门就 EPAs 应用过程中可能遇到的法律法规风险进行了论述，长者的教诲确实也是未来 EPAs 教学中需要重点关注的内容。不得不再次强调临床教师需要“放手不放眼”，这可能是临床教学中亘古不变的原则。

EPAs 本质上是胜任力导向教育的一种范式，需要遵循其教育规律，由此而知 EPAs 不是单纯的评价工具，需要建设与之配套的课程，学评融合，相辅相成，共同促进学习者临床行为的逐步改进和核心胜任力的渐进达成。本书的后三篇分别是课程、评价和实施，重点介绍了如何将 EPAs 应用于临床教学。难能可贵的是，原著第 25 章罗列出了 EPAs 相关术语以及国外相关教学视频的链接，读者可对应观看。

最后，感谢 ten Cate 教授带领的国际 EPAs 团队编著本书，使我们能够更深入地理解并实践 EPAs。也感谢各位读者，能够关心 EPAs，具有推动胜任力导向医学教育的内驱力，共同践行之。还要感谢吴红斌、周金懿、嵇艳、陈韶华、李亚平老师团队的鼎力配合，加速了翻译过程，使文字更具可读性和易明性。由于国内外医学体制的差异，其中很多用语难以翻译为合适的中文，此外，不同作者之间对 EPA/EPAs 的应用略有差异，文字方面难免会出现不当之处，恳请读者不吝赐教。翻译出版过程中，北京大学医学出版社的赵欣老师对文字方面给予了强有力的支持，在此一并致谢。

总之，希望本译本的出版，能够将 EPAs 理念系统性地推介到国内，并加速我国 EPAs 和胜任力导向医学教育的实践，最终惠及患者、医疗体系乃至整个社会。

齐　心

中英文对照专业术语

1 分钟导师（one-minute preceptor）

B

报告者 - 解释者 - 管理者 - 教育者模型［reporter-interpreter-manager-educator（RIME）model］

毕业后培训（postgraduate training）

C

程序性评价（programmatic assessment，PA）

持续职业发展（continuing professional development）

持续质量改进（continuous quality improvement，CQI）

初始信任（initial trust）

D

档案袋（portfolio）

德尔菲法（Delphi method）

定级（grading）

督导（supervision）

督导者（supervisor）

独立实践（independent practice）

多源反馈（multisource feedback，MSF）

E

EPA 框架（EPA framework）

EQual 评价量表（EQual rubric tool）

F

法律约束（legal constraint）

G

改良版陈氏 ES 量表（Chen-modified ES scale）

个人能力（personalized competence）

个性化课程（individualized curriculum）

共识方法（consensus method）

观察者身份（observership）

规范能力（canonical competence）

H

核心置信职业行为 (core EPAs）

徽章（badge）

回顾性评价（retrospective assessment）

J

基于病例的讨论（case-based discussion，CBD）

基于工作场所的评价（workplace-based assessment，WBA）

基于证据的信任（grounded trust）

基于置信的讨论（entrustment-based discussion，EBD）

监管限制（regulatory constraint）

见习（clerkship）

建设性摩擦（constructive friction）

教练法（coaching）

教师发展（faculty development）

K

Kane 效度框架（Kane’s validity framework）

Kotter 八步改变模型（Kotter’s eight step change model）

可观察的实践行为（observable practice activity，OPA）

可信度（trustworthiness）

课程（curriculum）

课堂教育（classroom-based education）

跨学科 EPAs（transdisciplinary EPAs）

跨专业 EPAs（transprofessional EPAs）

快速评估（rapid evaluation）

L

里程碑（milestone）
临床督导（clinical supervision）
临床教学（clinical education）
临床胜任力委员会（Clinical Competency Committee，CCC）
临时性置信决策（ad hoc entrustment decision）
逻辑模型（logic model）

M

Messick 效度框架（Messick’s validity framework）
美国毕业后医学教育认证委员会（Accreditation Committee for Graduate Medical Education，ACGME）
美国医学院校协会（Association of American Medical Colleges，AAMC）
米勒金字塔（Miller’s pyramid）

N

能力（competence）
能力领域（domain of competence）
能力源于设计模型［competence by design（CBD）model］

P

PDSA 循环（PDSA cycle）
评价（assessment）
评价程序（program of assessment，PofA）
评价偏倚（bias in assessment）

Q

谦逊（humility）
前瞻性评价（prospective assessment）
嵌套 EPAs（nested EPAs）
情境能力（contextual competence）
情境学习理论（situated learning theory）
情境意识（situation awareness）

R

认知学徒制（cognitive apprenticeships）
入职住院医师的核心置信职业行为（core EPAs for entering residency，CEPAERs）

S

善意（benevolence）
胜任力（competency）
胜任力导向教育（competency-based education，CBE）
胜任力框架（competency framework）
实践行为（practice activity）
世界卫生组织实践行为［World Health Organization（WHO）practice activities］
试点测试（pilot testing）
数据可视化（visualization of data）
数字徽章（digital badge）

T

推定信任（presumptive trust）

W

微评价（micro-assessment）
微证书（microcredential）

X

项目评估（program evaluation，PE）
项目主任（program director）
信度（reliability）
信任（trust）
形成性评价（formative assessments）
叙述性评论（narrative comments）
选修 EPAs（elective EPAs）
学习导向的教学模式（learning-oriented teaching model）

Y

医院特定权限（hospital privilege）
原位晋级（promotion in place，PiP）

Z

责任授予声明（statements of awarded responsibility，STAR）
知识、技能、态度（knowledge，skill and attitude，KSA）
执业前（pre-licensure）
执照（licensure）
直接观察（direct observation）
职业（profession）
职业认同形成（professional identity formation）
职业素养（professionalism）
置信（entrustment）
置信 - 监督量表［entrustment-supervision（ES）scale］
置信决策（entrustment decision）
置信决定（entrustment determination）

置信委员会（Entrustment Committee）
置信职业行为（entrustable professional activities，EPAs）
终结性置信决策（summative entrustment decision）
住院医师培训（residency）
准备度（readiness）
自我决定理论（self-determination theory）
自主权（autonomy）
纵向观察（longitudinal observation）
纵向课程（longitudinal curriculum）
纵向整合式见习（longitudinal integrated clerkship，LIC）